Terapia ocupacional en pediatría

Proyecto editorial
TERAPIA OCUPACIONAL

Serie
Guía práctica

Coordinador:
Pedro Moruno Miralles

Terapia ocupacional en pediatría

María Ángeles Domingo Sanz

EDITORIAL
SINTESIS

Consulte nuestra página web: **www.sintesis.com**
En ella encontrará el catálogo completo y comentado

Vallehermoso, 34. 28015 Madrid
Teléfono 91 593 20 98
http://www.sintesis.com

ISBN: 978-84-9077-066-5
Depósito Legal: M. 29.702-2015

Impreso en España - Printed in Spain

Índice

PARTE II

MÉTODO DE EVALUACIÓN E INTERVENCIÓN DE TERAPIA OCUPACIONAL PEDIÁTRICA

Parte III
Áreas y programas de intervención en terapia ocupacional pediátrica

PARTE IV
DISPOSITIVOS DE LA TERAPIA OCUPACIONAL EN PEDIATRÍA

PARTE V
CASOS PRÁCTICOS

Introducción

La terapia ocupacional en pediatría y su desarrollo en España ha ido evolucionando a través de los años. Desde sus inicios en el año 1961, cuando se constituye la primera Escuela Nacional de Terapia Ocupacional (ENTO), y el año siguiente con la primera promoción de terapeutas ocupacionales titulados en España, ha cambiado tanto en la variedad como en la calidad de las intervenciones terapéuticas, así como los aspectos teóricos de las mismas, lo que exige una formación especializada de la disciplina en la actualidad. Desde los comienzos de ENTO, ya en el primer programa que diseñó doña Mercedes Abella, figuraba la asignatura de Terapia Ocupacional en Pediatría, y la misma Abella fue la primera terapeuta ocupacional en nuestro país que trató a niños discapacitados con alteraciones en el desempeño ocupacional. Desde entonces hasta nuestros días, se ha trabajado en tres vertientes principales: salud mental, rehabilitación física y educación infantil, con la formación cada vez más específica y especializada en cada uno de estos campos de actuación.

Es un hecho que existen muy pocas publicaciones específicas de terapia ocupacional pediátrica en castellano y esta es una continua demanda de los profesionales que trabajan en este campo. Este libro, aunque de forma más específica describe los campos profesionales de actuación de España, puede ser una referencia para otros profesionales de habla hispana en otros países.

Cuando Pedro Moruno, hace aproximadamente un año, me propuso la publicación de esta obra, me complació mucho la idea, ya que era la oportunidad de plasmar y conceptualizar la parte teórica con la práctica clínica entrelazándolas de manera fácil y sencilla, pudiendo hacer realidad un pensamiento que he tenido durante toda mi vida profesional, que es proporcionar un instrumento documental riguroso y coherente que ayude a los profesionales terapeutas ocupacionales pediátricos en la toma de decisiones en su quehacer diario y que contribuya a la mejora de la calidad de los servicios de esta disciplina.

De este modo, en el texto se establecen las bases metodológicas para llevar a cabo una forma de trabajo dinámica e integradora entre el terapeuta ocupacional, las personas que trata y el resto de profesionales con los que se relaciona durante la intervención. En este sentido, se ha tenido muy en cuenta en el proceso de la terapia ocupacional pediátrica tanto la colaboración de las familias, haciéndolas partícipes desde el primer momento del proceso de intervención en el desempeño ocupacional, como la coordinación con los distintos profesionales de salud, educación y de otros contextos de participación de la red social del infante. Se ha pretendido enriquecer y proporcionar una metodología de trabajo estructurada que, a su vez, aporte seguridad y credibilidad comunicativa durante la intervención terapéutica a los niños tratados, a sus familias y a los profesionales con los que se trabaje.

Se trata de un texto dirigido fundamentalmente a terapeutas ocupacionales tanto de la docencia universitaria como para los profesionales que se dedican a esta especialidad. Está pensado para que resulte asequible y útil en los distintos campos de intervención pediátrica, principalmente en salud mental, rehabilitación física y educación infantil, llegando a profundizar en trastornos específicos, con ejemplos prácticos de actuación clínica.

El contenido del libro está dividido en cinco partes. La primera, denominada "Principios conceptuales de la terapia ocupacional en niños y adolescentes", en la que se ha recogido un extracto de investigación de la historia de la terapia ocupacional pediátrica en España, así como los marcos y modelos teóricos que más se utilizan es esta especialidad. La segunda parte, denominada "Método de evaluación e intervención de terapia ocupacional pediátrica", profundiza en la metodología que se ha de seguir desde la perspectiva del *Marco de trabajo para la práctica de terapia ocupacional: dominio y proceso,* 2.ª edición (2010), de la Asociación Americana de Terapia Ocupacional (AOTA), llevado a la población infantil y las distintas herramientas de evaluación clasificadas según las áreas ocupacionales, destrezas, funciones mentales y desarrollo. La tercera parte, "Áreas y programas de intervención en terapia ocupacional pediátrica", incide en el conocimiento del desarrollo evolutivo desde la perspectiva de la terapia ocupacional y las distintas áreas de estudio, como el desarrollo psicomotor y cognitivo, las áreas ocupacionales y las habilidades del juego de la infancia, para tenerlos en cuenta en el diseño de los programas específicos en las áreas de desempeño y el trabajo con las familias. Además, profundiza en los conocimientos de los productos de apoyo y tecnológicos para el desempeño y la participación desde la clasificación de la movilidad funcional, la comunicación y el esparcimiento. La cuarta parte, "Dispositivos de la terapia ocupacional en pediatría", describe los principales servicios de atención en salud mental, rehabilitación física y educación infantil en España, y el papel del terapeuta ocupacional en los mismos. Y, por último, en la parte quinta se presentan unos casos prácticos con la descripción de cinco casos clínicos que recogen los aspectos teórico-conceptuales desde la visión metodológica que se plantea en los anteriores bloques del libro.

Espero que el proceso metodológico teórico-práctico que se describe en este libro sirva como herramienta de trabajo profesional y sea útil en la práctica clínica como modelo estructural, organizativo y terminológico común para el terapeuta ocupacional pediátrico.

* * *

Por otro lado, quisiera agradecer a las personas que a lo largo de mi vida profesional me han aportado sus conocimientos, no solo en el plano profesional, sino también en el humano y que han hecho que hoy en día tenga la visión de la terapia ocupacional que se muestra en este libro. Agradezco a los profesionales sanitarios me han mostrado una forma única de prestar servicios, cuidados y bienestar a los niños discapacitados, así como a todos los niños y padres que he tenido la oportunidad de conocer durante mi experiencia profesional y me han proporcionado una enseñanza única de fuerza, valor y perseverancia ante las adversidades de la vida.

Deseo expresar un especial agradecimiento al coordinador de esta publicación, Pedro Moruno Miralles, por la confianza depositada en mí para llevar a cabo el texto de este libro como autora.

Agradezco la colaboración de Montserrat Santamaría Vázquez como coautora de los capítulos 5, 9, 13, 14 y 15, y a Nuria La Hoz Grañena, del capítulo 11. Además, agradezco a Manuela Estévez Fernández sus aportaciones de material clínico y a Juan Salazar Kester por su ayuda en las traducciones.

Gracias a las compañeras terapeutas ocupacionales que me han aportado tan amablemente la información relativa de la historia de la terapia ocupacional pediátrica en España, en especial a María José Román, Isabel Tocino, Concepción Rico Hebrero, Rosa Hornero Sánchez, Carmen Martínez Madrid, María Ángeles Gómez Sanz y Emilia Navarrón Cuevas.

Agradezco la disposición de los niños que han hecho de modelos en los documentos fotográficos, Mar, Andrea, María Xiau, Ismael, Mario, Héctor, Blanca P., Blanca V. y María C., así como a sus madres y padres (Vicky y Santiago, Alicia y Juan, Lourdes y Mohamed, Mar y Grego, Ani y Juan Carlos, Maite y Adrián, María Jesús y Nacho), por la generosidad a la hora de ofrecerme su ayuda y formar parte de este proyecto.

Gracias a mi compañero de vida, mi marido Johnny, que me ha ayudado incondicionalmente con la parte técnica del libro y en la moral durante su realización; y a mi princesa, mi hija María, ellos me han dado el cariño, las fuerzas y el valor suficientes para hacer realidad este sueño.

Por último, gracias a mi familia y amigos. A mi padre, madre y hermanos, Ani y Grego, por su cariño y paciencia en todas las etapas de mi vida, así como su transmisión de valores que han hecho que sea la persona que soy.

Se lo dedico a mis padres, a mis hermanos, a mi hija María y a mi marido Johnny, por estar siempre ahí.

PRIMERA PARTE

Principios conceptuales de la terapia ocupacional en niños y adolescentes

1
Visión general de la terapia ocupacional en pediatría

El objetivo del presente capítulo es conocer la figura del terapeuta ocupacional en pediatría en los diferentes contextos claves e históricos y su importancia en este ámbito. Se incide en la importancia del tratamiento de la terapia ocupacional (TO) en la población infantil, las definiciones de algunos conceptos que explican su visión terapéutica y la evolución histórica en España de esta disciplina sociosanitaria en el ámbito pediátrico.

Este enfoque de recorrido histórico nos ayudará a conocer la importancia de la TO pediátrica y su historia en nuestro país.

1.1. Introducción a la terapia ocupacional pediátrica

Etimológicamente, la palabra *infantil* proviene del término latín *infantilis*, que significa el comportamiento y sensibilidad propia de un niño, relativo a la infancia. También es sinónimo de inocente, cándido o inofensivo. Por otro lado, niño, es la persona que tiene pocos años de vida y que está en la niñez.

La vida es un continuo proceso de adaptación para el ser humano y, por tanto, del niño. El niño y el adolescente son seres activos por naturaleza que ocupan su tiempo con actividades propias de su edad y madurez, como son el juego, el ocio, la educación o las actividades de la vida diaria, todas dentro de su contexto y su grupo social. Estas son las llamadas *actividades con intención o con propósito,* ya que están encaminadas a responder las necesidades y deseos de los individuos.

Sin embargo, existen circunstancias en que estas actividades se ven comprometidas bien sea por factores biológicos, psicológicos o ambientales, y pueden interrumpir el proceso de desarrollo normal en cualquier momento de la vida de un infante. La actividad con propósito, desde el punto de vista de la TO, facilita y ayuda en el proceso de adaptación de las disfunciones que puedan ocasionar estas limitaciones.

Se entiende desde el punto de vista de la TO que las *actividades con propósito* son aquellas en las que la persona está vinculada y participa activamente. Cuando se realizan, se ponen en compromiso aspectos individuales y personales de la persona (aspectos físicos, cognitivos, afectivos y emocionales), así como aspectos del entorno (cultural, social, familiar).

Cuando una situación es normalizada varias actividades con propósito conforman "una ocupación". Se entiende por ocupación el grupo de actividades a través de las cuales las personas dan sentido personal y significado a sus vidas. Este hace que tengan *un plan de vida,* una estructura y una organización de su tiempo en su contexto social, con un significado propio e individual. Normalmente dicha ocupación está influida por la cultura y promueve que el individuo, en este caso los niños, participen en la sociedad en la que viven, su entorno.

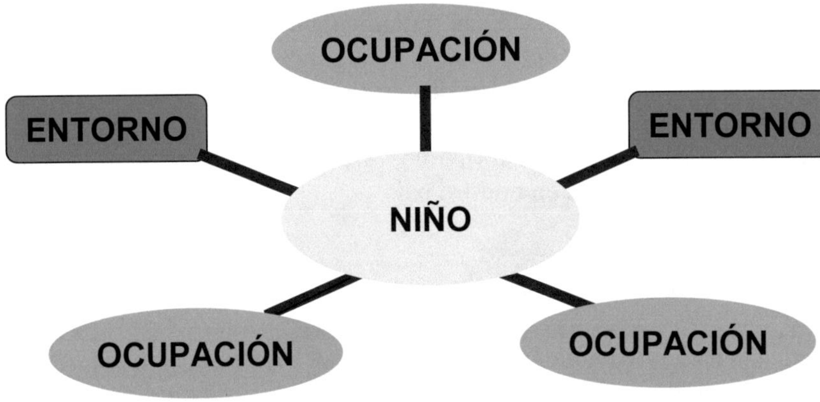

Figura 1.1. La ocupación: herramienta terapéutica de la terapia ocupacional.

Los terapeutas ocupacionales utilizan la *ocupación con significado* como herramienta terapéutica, como medio o como fin terapéuticos, cuando los individuos pierden las facultades necesarias para un pleno desempeño de su vida ocupacional. Utiliza las actividades que componen una ocupación significativa para que las mismas sirvan de estímulo y motivación y el individuo se sienta "capaz" y "realizado". Para la TO, la "ocupación" es la herramienta con la que va a modificar el estado de salud de la persona, en este caso en la etapa infantil, y es lo que nos distingue del resto de profesiones rehabilitadores (figura 1.1).

El niño y el adolescente de hoy en día se desarrollan y crecen de forma muy diferente en comparación con lo que ocurría años e incluso siglos atrás. Es más, si comparamos diferentes países, en la actualidad, los conceptos de las *acciones significativas para los niños* son distintas. Las creencias, las costumbres y el ámbito social cambiante han ido influyendo en el *ser* y el *hacer* de la población infantil. Actualmente, como en todas las épocas históricas, el niño experimenta y aprende patrones de comportamiento efectivos para interaccionar en su grupo social. Según el país o cultura donde se halle, se esperará una respuesta u otra a un mismo estímulo que se le presente al niño, según sus creencias y cultura. Este punto de vista es muy importante a tener en cuenta al iniciar los tratamientos integrales de TO en la población infantil.

Sin embargo, existen patrones comunes de desarrollo en las áreas madurativas que deberían aparecer en ciertas edades, para pensar que existe un *desarrollo normal* y, en consecuencia, un *desempeño ocupacional normal*. En caso de que exista una inmadurez en las áreas del desarrollo infantil, el terapeuta ocupacional entrará en juego para ayudar tanto al niño como a sus padres a que su desarrollo se integre en sus vidas al ritmo que permita la discapacidad, educando, entrenando y asesorando para la adquisición de las habilidades que intervienen en el desempeño ocupacional, así como modificando las conductas inadecuadas.

En el proceso de la TO pediátrica se tiene en cuenta *el desarrollo infantil* como una sucesión de fases o etapas en las que la persona va evolucionando y obteniendo cambios físicos y psicológicos que van a influir en su crecimiento y que el desarrollo del niño está influenciado además por el ambiente en el que vive, su familia, su cultura y los factores biológicos. Por ejemplo, Piaget (1952, 1971), Wallon (1987) y Vigotsky (1978) presentan el desarrollo psíquico como una construcción progresiva que se produce por interacción entre el individuo y su medio ambiente. Wallon coincide con Vygotsky al afirmar que el niño es un ser social desde que nace y que en la interacción con los demás va a residir la clave de su desarrollo.

Por otro lado, como referencia bibliográfica, el marco de trabajo para la práctica de la terapia ocupacional (AOTA, 2008) ofrece una visión del "dominio y proceso" de la profesión de TO que es considerada en general para todos los terapeutas ocupacionales y que en este libro se va a considerar particularmente en el trabajo con la población pediátrica. Desde esta perspectiva, el terapeuta ocupacional evalúa, interviene y obtiene resultados del niño que le llega a la consulta manejando todos los aspectos del desempeño ocupacional. Desde este punto de vista, durante el proceso metodológico en la práctica de la TO, se desarrollan las siguientes fases: el proceso de evaluación, a través del perfil ocupacional y el análisis del desempeño ocupacional; el proceso de intervención, con el desarrollo del plan o programa de tratamiento, su implementación y su revisión; y el proceso de resultados, en el que se plantea continuar el tratamiento o dar de alta al niño. Todo ello en colaboración entre el profesional, el niño y sus padres, apoyando la salud y la participación en la vida a través del compromiso en la ocupación.

Son varios los aspectos del dominio o aspectos en los que incide el trabajo de la TO pediátrica en este proceso, entre ellos se incluyen: las áreas de ocupación, como las actividades básicas e instrumentales de la vida diaria, el descanso, el sueño, la educación, el juego, el ocio o tiempo libre y la participación social; las características del cliente, como los valores, las creencias, la espiritualidad, las estructuras y las funciones del cuerpo; las destrezas de ejecución, como las sensoriales/perceptuales, las motoras y la praxis, la regulación emocional y las cognitivas, de comunicación y sociales. Los patrones de ejecución, como los hábitos, las rutinas, los roles y los rituales; el contexto y el entorno, como el cultural, el personal, el físico, el social, el temporal y el virtual; y las demandas de la actividad, como los objetos utilizados y sus propiedades, el espacio, lo social, la secuencia y el tiempo, las acciones, las funciones y las estructuras del cuerpo requeridas.

Con lo anteriormente expuesto se concluye que, durante el proceso de evaluación e intervención, el terapeuta ocupacional tiene en cuenta el enfoque integral del infante atendiendo a los aspectos alterados que puedan dificultar el desempeño ocupacional, los no alterados, así como la edad de desarrollo y la norma que debería cumplir según este. A su vez, la propia evolución del niño según crece durante el tiempo de intervención también es un aspecto que hay que tener en cuenta.

Por ejemplo, para que un niño desempeñe una tarea funcional adecuada en las áreas de ocupación según su edad madurativa, como puede ser comer, vestirse, escribir o jugar con los demás niños, el terapeuta ocupacional evalúa si ha adquirido los prerrequisitos o habilidades de desarrollo madurativo anteriores a esa edad madurativa. Estos prerrequisitos se observan en las *destrezas de ejecución,* comprobando que dichas destrezas están en el nivel de desarrollo óptimo para la realización exitosa de dichas actividades. Además, otros aspectos que hay que evaluar son la existencia de alguna alteración en las características del cliente, los patrones de ejecución, el contexto, el entorno y las demandas de la actividad que pudieran estar interfiriendo en el desarrollo normalizado del desempeño ocupacional.

Es decir, por ejemplo, un niño, para poder escribir correctamente, debe tener adquiridos los prerrequisitos, basados en las etapas de desarrollo, referentes a las habilidades de destreza motoras y praxis, como el control postural global, de coordinación gruesa y fina, visomotriz, la planificación y organización motriz, además de la madurez cognitiva adecuada, el hábito adquirido, el entorno adecuado y una demanda de la actividad acorde con su madurez. En ningún caso se pedirá al niño habilidades en el desempeño ocupacional que no estén incluidas en su edad madurativa. Los prerrequisitos o la madurez previa necesaria para escribir adecuadamente deben estar instaurados para asegurarnos el éxito de la ejecución del desempeño de la tarea (figura 1.2).

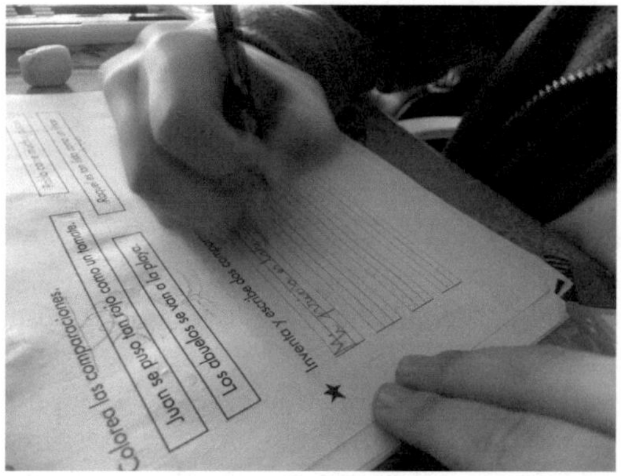

Figura 1.2. Uso de habilidades o componentes de desempeño ocupacional cuando un menor está escribiendo.

Los aspectos del dominio de la TO están interconectados e interactúan unos con otros de tal manera que si uno o más factores de las mismas están afectados, pueden alterar el desarrollo de las demás. Así, las destrezas de ejecución pueden influir en las áreas ocupacionales, estas en los factores de la persona, estas en los patrones de ejecución, estas a su vez en el contexto o en las demandas de la actividad y así sucesivamente.

El terapeuta ocupacional pediátrico proporciona las herramientas necesarias para mejorar el desarrollo de los niños y adolescentes y alcanzar un nivel óptimo de funcionamiento en su entorno (hogar, áreas de esparcimiento, juego, escuela y comunidad) a través de la integración y la función normalizada del desempeño ocupacional.

La intervención del terapeuta ocupacional es necesaria cuando un infante, por cualquier causa, se encuentra en una situación que lo inhabilita para desempeñar sus tareas u ocupaciones diarias, bien sea por causas relacionadas con él mismo, con otros o con su entorno. Por ejemplo, niños que tienen dificultades de relacionarse o ejecutar sus actividades escolares adecuadamente por una lesión o trastorno y pueden tener problemas de aprendizaje, inatención, hiperactividad o dificultad en concentrarse. Esta sintomatología, si no es tratada a tiempo, puede desembocar en que este niño tenga dificultades en las relaciones con los demás, una baja autoestima y muchas veces fracaso escolar.. El terapeuta ocupacional evalúa e identifica los indicadores de las causas donde puede existir el problema. Estas causas, que dificultan el desempeño ocupacional en las áreas ocupacionales, se identifican a través de las destrezas de ejecución, los factores de la persona, los patrones de ejecución o en su contexto habitual. Después de identificar las causas del problema y establecer las hipótesis y el diagnóstico ocupacional, el terapeuta ocupacional planifica y ejecuta el tratamiento de acuerdo con unos resultados esperados.

Como se ha establecido a lo largo del capítulo, a la hora de tratar niños con disfunciones del desempeño ocupacional no solamente se debe tener en cuenta la disfunción del órgano, físico, psíquico o sensorial a la hora de evaluar, sino también la edad del sujeto y el grado de desarrollo en todas las áreas funcionales. El terapeuta ocupacional debe hacer una valoración exhaustiva, utilizando las herramientas de evaluación más adecuadas, donde aprecie la sintomatología funcional que provoca la lesión o discapacidad en ese momento. Además, debe valorar la etapa evolutiva normal del infante comparándola con la cronológica y, desde estos parámetros, partir como base de tratamiento. Se trazará entonces un *plan de tratamiento integral*, teniendo en cuenta como pilar fundamental el entorno del niño, es decir, sus padres y la familia que lo rodean, así como el contexto en el que vive y sus necesidades.

La importancia de la TO parte de la realidad cotidiana, cuando incorpora en la vida de los niños discapacitados la posibilidad de que la disfunción ocupacional se transforme en función ocupacional permitiéndole en todo momento ser partícipe en la toma de sus propias decisiones, junto con su familia, y facilitar sus propias inquietudes ocupacionales para llevar a cabo sus desempeños.

1.1.1. Conceptos que influyen en la práctica de la terapia ocupacional con los niños

En la práctica clínica de la TO existen varios conceptos que hay que tener en cuenta en la intervención con la población infantil, ya que estos pueden influir en el desempeño ocupacional, estos son: el desarrollo, el medio ambiente, el riesgo y la resiliencia (capacidad de recuperación) y el servicio centrado en la familia (Case-Smith y O'Brien, 2010). A continuación se resume cada uno.

A) El desarrollo

Las perspectivas del desarrollo y la ocupación han cambiado a lo largo del siglo pasado con los cambios en nuestro conocimiento acerca de los niños, los factores que afectan a su desarrollo y su necesidad básica para la participación en las tareas y actividades con propósito. Las teorías del desarrollo se centran en la explicación de los procesos por los que los niños maduran y adquieren habilidades para convertirse en adultos en pleno funcionamiento. En el núcleo de las teorías del desarrollo, es una explicación de la relación entre la capacidad biológica humana, la maduración y la influencia del entorno sobre el comportamiento y el rendimiento del individuo. De hecho, las teorías del desarrollo tienden a distinguirse entre sí por el peso que se le da a estos dos factores, la función biológica humana o el ambiente. Las teorías de Gesell (1945) destacan los determinantes genéticos y biológicos de desarrollo; sin embargo, las teorías más recientes, como las teorías de Piaget, se centran en interacción de aspectos biológicos y ambientales determinantes de la conducta. En los tiempos actuales, los teóricos del desarrollo en general están de acuerdo en que el desarrollo humano es el proceso y el producto de la maduración biológica y las experiencias ambientales. El desarrollo se puede definir como los cambios secuenciales en la función que se produce con la maduración de las especies individuales. La evolución de las teorías de desarrollo ha dado lugar a dar menos énfasis a las etapas y componentes de desarrollo y más a la persona en su conjunto y su desarrollo en relación con el medio ambiente, las funciones y las ocupaciones (Humphry, 2002). Las teorías emergentes de las relaciones persona-ambiente y otros sistemas complejos han influido también en estos cambios.

B) La participación en ocupaciones

La participación en las ocupaciones responde a una necesidad humana básica, según la Asociación Canadiense de Terapeutas Ocupacionales (CAOT) (1997). También Dunton (1919) expresó su creencia de que la ocupación es tan necesaria para vivir como la comida y la bebida. La ocupación es un determinante importante de la salud, por lo que esta puede estar influenciada por ella. La ocupación sirve como un medio de organizar el tiempo, el espacio y los objetos con los que nos relacionamos. Según Kielfhofner (2006), los patrones, hábitos y roles evolucionan a través de la organización de la ocupación. Las ocupaciones cambian con el tiempo, lo que representa el desarrollo evolutivo ocupacional. En este sentido, en la etapa infantil y adolescente se tienen determinadas ocupaciones, en las que se ocupa más tiempo, y, por lo tanto, tienen más importancia en la intervención de la TO. Estas son, por ejemplo, el juego, la participación social, la educación o el ocio y tiempo libre. La TO presta más atención en estas áreas en su evaluación e intervención con la población infantil. Por ejemplo, el área del juego, que es considerada la primera ocupación de los niños, según Parham (2008), es utilizada tanto como medio como fin terapéutico y, según Linder (2008), su observación se utiliza para determinar el nivel de rendimiento de los mismos. Otra área de intervención es la educación, por ejemplo, en el caso de un niño con síndrome de Asperger que va al colegio y tiene limitado su desempeño ocupacional académico y su participación social, el terapeuta ocupacional evalúa las ocupaciones en la escuela en las que el niño participa y determina los factores personales y ambientales que influyen en su rendimiento. Estas ocupaciones se convierten en el foco de la intervención; por un lado, el terapeuta ocupacional ayuda al profesor a hacer adaptaciones para el ambiente de la clase; por ejemplo, para mejorar su concentración en clase, y por otro lado ayuda al estudiante a interpretar las señales sociales, emitir gestos y respuestas sociales apropiadas, además de crear oportunidades para interactuar con sus compañeros. La participación del niño en actividades sociales con sus compañeros en la escuela es el medio por el que va a desarrollar habilidades, generalizarlas y obtener la posibilidad de tener otras oportunidades de participación social. Este ejemplo ilustra los principios de intervención que permiten la participación infantil en las ocupaciones cotidianas, que son los siguientes, según Law (2002):

1. Se basan en la evidencia y se centran en el cliente.
2. Se centran en las ocupaciones (actividades) importantes para cada persona dentro de su entorno.
3. Reconocen el poder de la participación en la ocupación.
4. Reconocen la fuerza del medio ambiente como medio de intervención.
5. Tienen un enfoque amplio de intervención.
6. Miden los resultados de la participación.
7. Se centran en el trabajo (profesional o de estudio) importantes para cada persona dentro de su entorno.

C) El medio ambiente

La ecología humana es el estudio de los seres humanos y sus relaciones con sus entornos. Los entornos son los contextos y situaciones que se producen fuera de los individuos y provocan respuestas en ellos. Se incluyen factores personales, sociales, institucionales y físicos. Los factores ambientales pueden facilitar o limitar la participación en la ocupación. Un concepto prevalente en la literatura sobre el desarrollo humano y, más recientemente, en el cuidado de la salud es la coherencia entre persona y entorno, o "ajuste ambiental", que describe la congruencia entre los individuos y sus ambientes (Stewart y Law, 2003). En las últimas dos décadas, los terapeutas ocupacionales han subrayado la importancia de la interacción entre el individuo y el medio ambiente. Los modelos específicos de la práctica se han desarrollado con un enfoque en el medio ambiente (persona-medio-ocupación) (Law, 1996; Dunn *et al.*, 1994).

La teoría de sistemas hace hincapié en la relación de interdependencia entre el individuo y el medio ambiente. Según esta teoría, la base de los conceptos que definen la terapia y los modelos de práctica profesional abordan el medio ambiente en términos de sus dimensiones culturales, sociales, institucionales y físicas, así como la relación entre las personas y los entornos en los que viven, trabajan y juegan (Rigby y Letts, 2003; Yerxa *et al.*, 1989). Otras teorías que han influido en la TO en relación con el medio ambiente son las teorías ecológicas. Bronfenbrenner (1977) explica "los niveles del entorno" que se definen por su proximidad a la persona y la interdependencia entre ellos. El terapeuta ocupacional amplia con esta influencia las estrategias de intervención incluyendo a la familia y la comunidad. De igual manera, las teorías de E. Gibson (1979) y J. Gibson (1988) influyen en la intervención de la TO cuando se pone de manifiesto la relación entre "la acción y la percepción" en el desarrollo cognitivo de los niños (los niños exploran su entorno y este los motiva a seguir explorando, lo que potencia su desarrollo).

D) El riesgo y la resiliencia (capacidad de recuperación)

Varias teorías y programas de investigación se han desarrollado para explicar las formas en que el medio ambiente influye en los resultados de desarrollo de los niños y adolescentes. La resiliencia se puede definir como la característica de una persona que logra un resultado positivo en un contexto de riesgo, o factores que se sabe que están asociados con resultados negativos. La investigación sobre el riesgo y la capacidad de recuperación ha intentado explicar por qué algunos niños tienen mejores resultados que otros que fueron criados en circunstancias similares. El estudio de la resiliencia tiene implicaciones en la mejora y el entendimiento del desarrollo del infante, así como para mejorar los resultados de nuevas intervenciones con niños en situación de riesgo. Cuando se estudió por primera vez el concepto de resiliencia, se creía que era una característica estable de la personalidad, como el temperamento. En la actualidad, se cree que es un proceso dinámico en el que la persona interactúa a través del tiempo consigo misma y el medio ambiente que lo rodea, por lo que influyen tanto factores internos como externos. Por otro lado, los *factores de riesgo* son las circunstancias que aumentan las probabilidades de tener efectos negativos en la salud. En los niños que tratan los terapeutas ocupacionales no suele ser en primer lugar la propia discapacidad, sino factores como la desventaja socioeconómica, las relaciones parentales negativas, la enfermedad mental o física en los padres o la falta de apoyo de la familia cercana. Así mismo, los *factores de protección* son las circunstancias que disminuyen las probabilidades de tener efectos negativos en la salud. Por ejemplo, un entorno familiar de cuidado y afectivo suele ser un factor de protección en la primera infancia, aunque este deja de serlo en la adolescencia, ya que, en esta edad influyen más los compañeros y los amigos. Otros factores secundarios que se asocian con resultados positivos de protección son la inteligencia, la regulación de las emociones, el temperamento, las estrategias de afrontamiento y la atención. Los factores de protección en la comunidad también contribuyen al desarrollo del niño. La calidad del vecindario, las organizaciones comunitarias de jóvenes, la calidad de los programas escolares y actividades extraescolares pueden influir en la capacidad del niño para hacer frente a los factores de riesgo y superar la adversidad (Vanderbilt-Adriance y Shaw, 2008). Otros factores ambientales, como una prestación de servicios centrados en la familia, el apoyo en el hogar y la tutoría con los adultos, han demostrado que tienen una influencia positiva en el desarrollo del niño (Richmond y Beardslee, 1988).

E) El servicio centrado en la familia

Durante los últimos veinte años, las familias de niños con discapacidades han aumentado su papel en la determinación e implementación de los servicios para sus hijos. Las familias han sido líderes en la promoción de servicios centrados en la propia familia con una filosofía que enfatiza el papel de las mismas en la toma de decisiones acerca de la atención que reciben sus hijos. Tres conceptos importantes definen el servicio centrado en la familia: el primero es que los padres conocen a sus hijos mejor que nadie y quieren lo mejor para ellos; el segundo, que las familias son diferentes y únicas; y el tercero, que el funcionamiento óptimo del niño se produce en un contexto familiar y comunitario de apoyo. El servicio centrado en la familia se basa en el derecho de tomar decisiones autónomas ellas mismas y en la relación entre la familia y los profesionales como una asociación en la que la familia define las prioridades para la intervención y los proveedores de servicios ayudan directamente al proceso de intervención. En el trabajo con las familias, los proveedores de servicios hacen hincapié en la educación para que los padres puedan tomar decisiones informadas sobre las necesidades terapéuticas de sus hijos. Así, Degrace (2003) explica que la intervención de terapia ocupacional tiene que encajar siendo partícipe de la rutina diaria familiar. Los terapeutas ocupacionales que trabajan con niños mejoran la efectividad de sus servicios cuando practican desde una perspectiva centrada en la familia.

1.1.2. Definiciones

A modo histórico, según describen Case-Smith y O'Brien (2010), el enfoque de la terapia ocupacional fue el desarrollo desde la idea de trabajo u ocupación como una cura para la enfermedad y la discapacidad a lo largo de la década de 1920 y la de 1930. Entonces las ocupaciones más adecuadas para "curar" se identificaron con problemas médicos específicos. Dunton, en 1919, lideró un esfuerzo para analizar ocupaciones sistemáticas en las que los terapeutas ocupacionales utilizaban los principios de la actividad graduada con propósito y un equilibrio entre el trabajo, el descanso y el juego como base de los métodos de tratamiento (McColl, Law, Stewart, Doubt, Pollock y Krupa, 2003).

En la década de 1940, los cambios en el campo médico, como el descubrimiento de los antibióticos y el avance de las técnicas médicas y quirúrgicas específicas, tuvieron una enorme influencia en la manera en que los terapeutas ocupacionales utilizaron la ocupación en el tratamiento. El desarrollo de técnicas específicas aumentó y se centró más en la atención de programas que abordaban las actividades de la vida diaria con tratamientos de TO centrados en la prescripción de actividades con objetivos específicos (Hyatt, 1946). Por ejemplo, la flexión-extensión-pronación-supinación en telares que fue desarrollada para asegurar los rangos de movimiento en la muñeca. Así, el enfoque de la TO se convirtió en una serie de actividades técnicas en lugar de la ocupación con propósito. La influencia del modelo médico, mecanicista, en la profesión dominó durante tres décadas el modo de intervención y, en algunos casos, sigue siendo una influencia predominante en la actualidad.

Durante este tiempo, Reilly, en 1969, describió el modelo del comportamiento ocupacional, en el que el individuo se esfuerza por desarrollar las habilidades y competencias el comportamiento ocupacional a través de un contínuum de desarrollo en tres etapas: la exploración, la competencia y el logro. En esta organización, el juego, el trabajo y los roles ocupaciones se ven como contextos en los que se desarrollan estas habilidades y competencias. Fidler y Fidler, en 1978, se centraron en la importancia de la actividad con un fin, o "hacer", en el desarrollo de uno mismo y la prevención de la disfunción. Kielhofner y Burke, en 1980, basándose en el trabajo Reilly, describieron el modelo de ocupación humana que incorpora un sistema de visión teórica de la naturaleza de la ocupación. Este modelo amplió la comprensión de los roles de la vida y la poderosa influencia que tienen sobre las actividades de la vida diaria y la salud. Yerxa *et al.*, en 1989, describieron una disciplina académica específica llamada *la ciencia de la ocupación* que se convirtió en una de las bases de la TO hasta la actualidad. El estudio del ser humano como un ser ocupacional es esencial para la comprensión de la complejidad de la participación en la ocupación y la relación entre la ocupación y la salud humana. Parhan, en 2008, señaló que "una comprensión completa de la ocupación requiere la integración de los conocimientos de muchas disciplinas, como la filosofía, la biología, la psicología, la sociología y la antropología".

Así, a medida que el estudio de la ocupación se ha ido desarrollando, los estudiosos de TO han propuesto definiciones de ocupación. Wilcock, en 1993, enfatizó la ocupación como actividad con propósito y explicó que los seres humanos tienen que usar el tiempo de manera intencionada con el fin de desarrollarse y florecer. Clark y sus colegas (1991) definen ocupaciones como "trozos de actividad diaria que pueden ser nombradas en el léxico de la cultura". Christiansen, Clark, Kielhofner y Rogers (1995) definen la ocupación como "las cosas ordinarias y familiares que la gente hace todos los días". La definición adoptada por la Asociación Canadiense de Terapeutas Ocupacionales (CAOT) (1997) afirma que "la ocupación se refiere a un conjunto de actividades y tareas de la vida cotidiana, nombradas, organizadas, y con un valor dado y el significado que los individuos de una cultura les den". Cada definición se refiere a actividades diarias o "trozos" de la actividad, debido a que las referencias de la ocupación o actividad diaria se consideran a menudo simples, es decir, son las actividades básicas que las personas realizan cada día para cuidar de sí mismos, para ser productivos y para disfrutar de la vida. La definición de la ocupación se vuelve más compleja con la inclusión de *su significado o propósito*. El significado de una ocupación para una persona o el valor de una ocupación determinada para una cultura muestra la importancia y la complejidad que tiene para el ser humano.

Existen muchas y muy variadas definiciones para describir la TO. A continuación se muestran las adoptadas en este capítulo:

a) Según la Organización Mundial de la Salud (OMS), es el conjunto de técnicas, métodos y actuaciones que, a través de actividades aplicadas con fines terapéuticos, previene y mantiene la salud, favorece la restauración de la función, suple los déficits invalidantes y valora los supuestos comportamentales y su significación profunda para conseguir la mayor independencia y reinserción posible del individuo en todos sus aspectos: laboral, mental, físico y social.
b) Según la Federación Mundial de Terapeutas Ocupacionales (WFOT), la terapia ocupacional es una profesión que se ocupa de la promoción de la salud y el bienestar a través de la ocupación. El principal objetivo de la terapia ocupacional es capacitar a las personas para participar en las actividades de la vida diaria. Los terapeutas logran este resultado mediante la habilitación de los individuos para realizar aquellas tareas que optimizarán su capacidad para participar, o mediante la modificación del entorno para que este refuerce la participación.

Definimos a continuación la clasificación de los *niveles asistenciales* que utiliza el terapeuta ocupacional en los abordajes de intervención terapéutica, según lo establecido en la AOTA (2008):

a) *Promoción de la salud.* No existe presencia de discapacidad u otro factor que suponga una disfunción en el desempeño. Son acciones asociadas a actividades en el contexto, destinadas a mejorar el desempeño de las personas en su entorno habitual.
b) *Prevención.* Es el enfoque diseñado para personas con o sin discapacidad que están en riesgo de padecer problemas de desempeño ocupacional. Son las acciones destinadas a aportar los servicios de intervención a las *causas de riesgo* que podrían propiciar la disfunción ocupacional. Son acciones

que impiden o evitan que una discapacidad o minusvalía se instauren de forma permanente. El fin de este tipo de intervenciones es ayudar a que los elementos de riesgo que pueden producir una limitación se atenúen o desaparezcan de forma efectiva. Las acciones pueden dirigirse a la persona, al contexto o las variables de la actividad.

Por ejemplo, en relación con un niño con hipotonía generalizada que está aprendiendo a escribir y en el que se observan algunos factores de riesgo, como una mala postura corporal, una prensión incorrecta del lápiz, etc., podemos intuir que este niño puede tener problemas en un futuro que le impidan una adecuada realización de la actividad. El terapeuta ocupacional observa los primeros signos de alarma y, sin que exista aún el problema instaurado, aborda las causas de riesgo mediante un plan de prevención que incluye el entrenamiento en los prerrequisitos de desarrollo y las habilidades de desempeño ocupacional comprometidos con el fin de *evitar* que el niño tenga dificultades o problemas en el futuro.

c) *Restablecimiento o recuperación.* Son las acciones destinadas a aportar los servicios de intervención en las *destrezas o capacidades que han sido alteradas,* limitaciones ya instauradas causadas por una deficiencia o una discapacidad susceptibles de mejora *o instaurar destrezas o capacidades* que aún no se han desarrollado. Estas se dirigen a mejorar y desarrollar las habilidades de desempeño que aún no se han desarrollado y a mejorar la competencia del desempeño ocupacional efectivo en el entorno en que viven.

Por ejemplo, se establecerá la destreza o capacidad en los aspectos del desarrollo psicomotor de un niño de un año de edad con hemiparesia que no haya adquirido el control postural para la sedestación sin apoyo y la manipulación de objetos.

d) *Mantenimiento.* Es el enfoque diseñado para proporcionar apoyos que permitan a los sujetos preservar la capacidad de desempeño que han recuperado y satisfacer sus necesidades ocupacionales. Son las acciones habilitadoras y rehabilitadoras destinadas a aportar los servicios de intervención en las *limitaciones ya instauradas* causadas por una deficiencia o una discapacidad, pero donde no hay posibilidad de mejora del comportamiento ocupacional. Sin embargo, si existe una necesidad de mantener, conservar, lo que se ha conseguido y evitar el deterioro. Esta intervención continuada de mantenimiento asegura que desempeño ocupacional no empeore, previniendo así posibles complicaciones de salud y mejorando la calidad de vida.

En enfermedades crónicas, como las lesiones medulares infantiles, se mantendrán las capacidades adquiridas relacionadas, por ejemplo, con las transferencias desde la silla de ruedas a la cama o al baño.

e) *Modificación, adaptación, compensación.* Dirigido a "encontrar la forma de revisar el contexto actual o las demandas de la actividad para apoyar el desempeño en el entorno natural del individuo" (Dunn, 1998). En este abordaje se incluyen técnicas compensatorias, adaptación del entorno y ayudas técnicas. Son las adaptaciones de apoyo diseñadas en los colegios, el hogar, etc.

Por otro lado, Moruno (2004) considera la ocupación como método terapéutico con las siguientes modalidades: la ocupación como "fin en sí misma", que favorece la participación e integración social a través de la adquisición, el mantenimiento, la mejora o la recuperación del desempeño de actividades ligadas al automantenimiento y el autocuidado, la educación, la productividad, el ocio y el juego. La ocupación como "medio" para el desarrollo y recuperación posibilita el desarrollo y recuperación de las funciones y estructuras psicológicas y corporales, en la medida en que estas funciones y estructuras están implicadas en las ocupaciones que un sujeto realiza, y la ocupación como "agente" para la promoción de la salud y la prevención de la enfermedad promueve el adecuado funcionamiento de las estructuras y funciones corporales y el bienestar psicológico previniendo la aparición de enfermedades y de condiciones de discapacidad.

Así mismo, Moruno (2012) concluye que la ocupación es intencional, con un resultado, fin o propósito último, que la TO es una disciplina de las ciencias de las salud que emplea la ocupación como método terapéutico y que la ocupación constituye una forma de dar significado a la vida de las personas, posibilita que los sujetos participen como ciudadanos en su entorno, vehiculiza la adaptación al medio y su transformación y promueve el desarrollo, el mantenimiento y la recuperación del funcionamiento individual.

Teniendo en cuenta lo expuesto hasta ahora, concluimos que los terapeutas ocupacionales pediátricos trabajan *a través de la actividad con sentido y significativa el desempeño en las áreas ocupacionales del niño y adolescente* (las actividades de la vida diaria básicas, instrumentales, las actividades educacionales tanto regladas como no regladas, el juego, las actividades de participación social, el ocio y tiempo libre), utilizando como pilar de tratamiento su entorno físico, familiar y social, siendo la familia en –especial los padres– coterapeutas en el proceso de la intervención.

El terapeuta ocupacional, a través de la valoración funcional, define los déficits funcionales, y mediante el diagnóstico ocupacional y los objetivos terapéuticos diseña un plan de intervención con programas individualizados de tratamiento. Con el diseño de los programas de tratamiento se entrenan las capacidades funcionales y se potencian sus facultades individuales, para que el niño discapacitado pueda manejarse en las áreas ocupacionales que han sido alteradas. El terapeuta ocupacional utiliza técnicas propias de la disciplina para conseguir los objetivos terapéuticos, así como la adaptación de las tareas o el ambiente para lograr la máxima independencia y mejorar la calidad de vida del niño y su familia, en su entorno físico, familiar y social, entre otras.

Las discapacidades en los niños, por su estado dinámico de desarrollo, pueden ser modificadas mediante las intervenciones terapéuticas tempranas, y pueden llegar a minimizarse o incluso desaparecer.

El objetivo final que se ha de conseguir en los tratamientos es que el niño y el adolescente puedan desenvolverse funcionalmente en su entorno desempeñando las actividades ocupacionales, de relación y participación social según lo esperado en el grupo de edad al que pertenecen y en su medio social.

En conclusión, tras la revisión conceptual y las definiciones expuestas, podemos definir la terapia ocupacional pediátrica como el uso de la actividad con sentido significativo y terapéutico para el niño o adolescente que tenga algún tipo de limitación: física, cognitiva, sensorial, conductual o alguna variedad de ellas, y esta le impida realizar adecuadamente sus funciones y participación en todas o algunas de las áreas de su desempeño ocupacional. La evaluación, el diagnóstico ocupacional, los objetivos terapéuticos consensuados y el trabajo centrado en la familia serán imprescindibles como base metodológica del proceso de intervención para que el niño consiga el mayor grado posible de autonomía y lograr la participación de su desempeño ocupacional en las actividades de la vida diaria, la educación, el juego, el ocio/tiempo libre, el sueño/descanso y la participación social, así como mejorar su desarrollo integral. El terapeuta ocupacional pediátrico utiliza la ocupación como método terapéutico, y como abordaje de intervención: la promoción y prevención de la salud, la recuperación en las destrezas o capacidades que han sido alteradas, el mantenimiento en las limitaciones ya instauradas y la adaptación o compensación del niño y su entorno, desarrollando sus capacidades con diferentes técnicas y métodos terapéuticos para conseguir el objetivo principal, que es lograr el desempeño ocupacional autónomo para sí mismo, y su participación como miembro activo en la sociedad donde vive.

Los *trastornos* más comunes que aborda el terapeuta ocupacional en el ámbito de la infancia y adolescencia se pueden clasificar en tres grandes grupos:

- Trastornos relacionados con la *rehabilitación física* (incluida la atención temprana).
- Trastornos relacionados con la *salud mental.*
- Trastornos relacionados con la *educación.*

A menudo, algunos trastornos se van a ver en dos o más grupos de clasificación, aunque se tratarán desde distintos puntos de vista e intervención para lograr el mismo fin.

Las *intervenciones,* a modo general, que se realizan principalmente en niños y adolescentes pueden ser de los siguientes tipos:

- Intervención individual (figura 1.3).
- Intervención grupal.
- Asesoramiento a los padres y familiares.
- Asesoramiento a los docentes y a otros profesionales.
- Adaptación al entorno.

Se debe tener en cuenta que no siempre se realizan todos los tipos de intervenciones en un mismo paciente, algo que dependerá de las necesidades y demandas de los mismos.

En conclusión, el tratamiento de la TO con niños y adolescentes tiene como principal objetivo facilitar el bienestar global y la calidad de vida de los mismos, además de capacitar para la participación en actividades significativas tanto grupales como individuales. Independientemente de la patología u objetivos terapéuticos que nos ocupe, en todos los casos, deberemos tener en cuenta el *vínculo o adhesión terapéutica* que establezcamos con ellos y con los padres desde el principio. Este punto será esencial para obtener un buen resultado terapéutico. El terapeuta ocupacional se encontrará con niños que lo eviten, que lo ignoren, que lo rechacen, que lo desafíen o simplemente que no colaboren. Para afrontar estos casos se contará con el conocimiento de herramientas metodológicas, técnicas y métodos que serán el vehículo para entrar en su mundo como alguien que le aporta "ayuda" en el desarrollo de su vida y no como una amenaza. Es primordial, por lo tanto, conseguir empatizar con los niños desde el primer momento para asegurarnos su adhesión al tratamiento y su colaboración en las terapias.

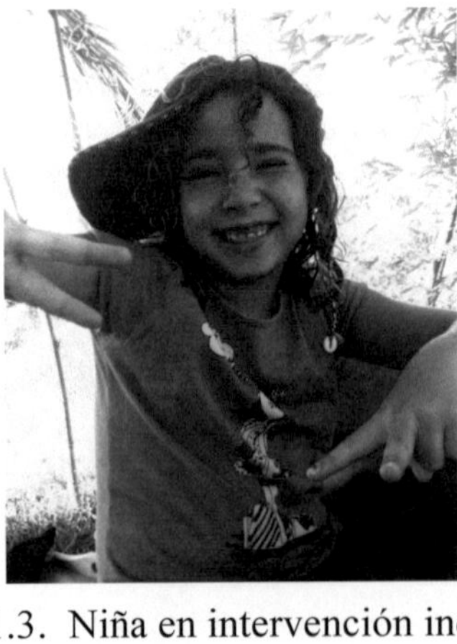

Figura 1.3. Niña en intervención individual.

- *La CIF y el marco de trabajo para la práctica de la terapia ocupacional*

La Clasificación Internacional del Funcionamiento, la Discapacidad y la Salud (CIF) y la Clasificación Internacional del Funcionamiento, de la Discapacidad la Salud para la Infancia y la Adolescencia (CIF-IA) son dos documentos que los terapeutas ocupacionales pediátricos deben conocer y manejar. La Clasificación Internacional de Deficiencias, Discapacidades y Minusvalías (CIDDM) se desarrolló y se publicó por primera vez en 1980. El sistema de clasificación fue revisado y se publicó como Clasificación Internacional del Funcionamiento, la Discapacidad y la Salud (CIF, 2001).

La CIF-2001 considera el funcionamiento humano en tres niveles: el cuerpo (estructura y función), la persona (actividades) y la sociedad (participación). También incluye el dominio de los factores ambientales, que pueden tener una influencia significativa en una persona en relación con el funcionamiento y la salud. El modelo de la CIF de funcionamiento, discapacidad y salud representa la interacción dinámica entre una persona y su entorno en todos los niveles de funcionamiento. Así, la discapacidad tiene un carácter más genérico que incluye las deficiencias de función y de estructuras, las limitaciones en las actividades (llamadas antes discapacidades) y las limitaciones en la participación (llamadas antes minusvalías) y los factores ambientales. Una reciente ampliación de la CIF ha sido la Clasificación Internacional del Funcionamiento, de la Discapacidad y la Salud para la Infancia y Adolescencia (CIF-IA, 2011), que se ha diseñado para registrar las características del desarrollo infantil y las influencias de su entorno, así como para responder a las preocupaciones específicas en la infancia y la adolescencia aplicada a los diversos aspectos de la salud. Este es un documento que el terapeuta ocupacional pediátrico tiene como referencia en el proceso metodológico cuando establece el diagnostico ocupacional.

La CIF-2001 influyó en la estructura del marco de trabajo para la práctica de la terapia ocupacional (AOTA, 2008) y se ha utilizado para orientar la estructura de evaluación de la TO. La AOTA ha reconocido la fuerte conexión entre su marco de la práctica y la CIF al establecer el dominio de la profesión como "apoyo a la salud y la participación en la vida a través de la participación en la ocupación".

En conclusión, la salud y la ocupación o actividad están vinculadas de tal modo que la *pérdida de salud normalmente disminuye la capacidad de realizar actividades o las limita.* Igualmente, cuando un infante está en una condición de *discapacidad o dependencia,* necesita cuidados profesionales especializados y no profesionales de su entorno para prevenir, establecer y mantener sus capacidades y adaptarse al entorno lo más autónomamente posible, así como desarrollar su desempeño ocupacional tanto para sí mismo como para la sociedad en la que vive. El terapeuta ocupacional entiende la ocupación, según lo definió Humphry en 2009, como "patrones de acción que surgen a través de la interacción entre el niño y el medio ambiente, son las cosas que el niño quiere hacer o se espera que lo haga". Como profesionales especializados, los terapeutas ocupacionales, a través de la ocupación, previenen, establecen, recuperan y mantienen la función en el desempeño ocupacional y adaptan o compensan el entorno del niño para que desarrolle su desempeño y su autonomía en su vida diaria.

1.2. La historia y evolución de la terapia ocupacional pediátrica en España

La historia de la TO pediátrica en España, es poco conocida y existe escasa bibliografía al respecto. Para elaborar este apartado del libro, la autora ha entrevistado a algunas personas clave que vivieron esa época para ir esclareciendo los inicios de la TO infantil y de la adolescencia en España. El conocimiento de los acontecimientos históricos más relevantes que han ido desarrollándose hasta el momento actual son claves para valorar la propia historia de la TO pediátrica en nuestro país.

Cabe destacar que la historia de la TO pediátrica está vinculada y surge en paralelo con los comienzos de las intervenciones con adultos, ya que los primeros departamentos de TO, en rehabilitación física, se crearon con dos unidades: una para adultos y otra para niños en la mayoría de los hospitales. Sin embargo, en otros se creó un solo servicio para tratar a adultos y niños en el mismo espacio, aunque posteriormente se separaron los adultos de la población infantil.

Se van a resumir a continuación, brevemente, algunos aspectos históricos relevantes de la historia de la TO en general de nuestro país, para más tarde hablar concretamente de la historia de la TO pediátrica.

Los primeros departamentos de TO se inauguran en distintos ámbitos e instituciones españolas. Con la reforma asistencial de los años 50 es con la que se crean a nivel nacional varios recursos comunitarios en los campos de atención psiquiátrica, física y social, en los que a lo largo de la historia se incorpora la figura del terapeuta ocupacional como parte del equipo multidisciplinar.

El movimiento asistencial se despliega fundamentalmente en dos frentes: por un lado, la *rehabilitación física,* y, por otro, en el ámbito de la *psiquiatría.* En el año 1964 se crea la red de hospitales del sistema sanitario. En 1969, la rehabilitación se reconoce como especialidad médica. Casi paralelamente, en el año 1961, el Ministerio de la Gobernación español solicita a la Organización Mundial de la Salud su supervisión para iniciar el desarrollo de la terapia ocupacional en España. En el año 1961 (1 de diciembre), se constituye la primera Escuela Nacional de Terapia Ocupacional (ENTO), situada en el Dispensario Central de Rehabilitación, en el número 32 de la calle Maudes en Madrid, dirigida y fundada por el doctor Heliodoro Ruiz García, y se elabora el primer plan de estudios para la enseñanza de la TO en España, en el que intervienen el doctor Cecilio González Sánchez, el doctor Manuel Oñorbe Garbayo y Mercedes Abella. Entre los años

1961 y 1963, Mercedes Abella inicia y desarrolla los estudios de TO y es en el año 1962 (4 de julio) cuando tiene lugar el acto de clausura de la primera promoción de terapeutas ocupacionales titulados en España.

A nivel hospitalario, los terapeutas ocupacionales se incorporan desde los inicios de su formación a los servicios de rehabilitación de hospitales generales y monográficos primeramente, y más tarde en los servicios de psiquiatría. La asistencia sanitaria ha sido el principal ámbito de actuación del terapeuta ocupacional, aunque no el único, y donde desde sus inicios ha ejercido su labor profesional en dos niveles asistenciales, atención primaria y especializada, tanto en rehabilitación física como en salud mental.

De este modo comienzan a tratarse en nuestro país la TO desde la perspectiva de la prevención y la rehabilitación de las habilidades y destrezas funcionales que requieren tratamiento en el desempeño ocupacional infantil. Con el tiempo, el campo de la TO en pediatría se ha ido especializando más y más, especialmente el tipo de orientaciones teóricas en las que se basan las intervenciones y los modelos de práctica.

Cabe mencionar que el primer programa que diseñó Mercedes Abella para el primer curso de TO en España ya tenía, entre otras, la asignatura de Terapia Ocupacional en Pediatría, y ella misma trató a los primeros niños con poliomielitis de nuestro país.

1.2.1. Primeros departamentos de terapia ocupacional infantil en España

Este ha sido el resultado de una investigación llevada por la autora indagando en la memoria de algunos profesionales que vivieron aquella época. Se agradece la colaboración de todas las terapeutas ocupacionales que han aportado sus vivencias, lo que permite ofrecer el inicio de una búsqueda documental en relación con la historia de la terapia ocupacional infantil en España.

Se es consciente de que esta recopilación está incompleta, y que algunos centros en los que comenzó el desarrollo de la TO infantil no se han podido incorporar por falta de información sobre ellos. No obstante, en esta recopilación queda reflejado el recorrido de esta especialidad en nuestro país, y es un inicio para seguir ampliándola.

A continuación se desarrolla la información relativa a estos primeros departamentos de TO que se abrieron en España y que trataron por primera vez a niños con algún tipo de trastorno.

A) Rehabilitación física, pionera en terapia ocupacional infantil

La gran mayoría de estos departamentos fueron abiertos en los primeros hospitales de traumatología y rehabilitación que se construyeron en España hacia los años 60 y es ahí donde comenzaron a trabajar los primeros terapeutas ocupacionales con titulación española.

Después de la apertura de la primera escuela de TO (diciembre 1961) tiene lugar la *apertura del primer departamento de TO en España* en la calle Maudes (sede de la antigua escuela). Allí se abrieron dos departamentos, uno para tratar a adultos y otro para niños. Las primeras terapeutas que trabajaron en él fueron Carmen Lacasa, Alicia Chapinal Jiménez y Ana Fons Gibert, que realizaron sus estudios de TO en Francia. En la antigua escuela fueron profesoras y en el departamento de TO recibían a los alumnos de prácticas. *De las tres las dos primeras, (Carmen Lacasa y Alicia Chapinal) se dedicaron a la rehabilitación infantil y fueron las primeras terapeutas ocupacionales que trabajaron en España con niños.*

Más tarde, en la calle Francisco Silvela, en el Centro Nacional de Rehabilitación (CNR), actualmente Instituto Provincial de Rehabilitación (IPR), se instaló la escuela en el año 1972. Cuando se inauguró dicho centro, comenzó a funcionar con turnos de mañana y tarde, adultos e infantil, el departamento de TO. En el departamento de infantil fueron María José Román Torres (jefa de estudios de la ENTO desde el año 1972 hasta 1997) y Celia Rodil las que comenzaron. En mayo de 1972 se convocaron nuevas plazas y, por tanto, hubo cambios en la plantilla, quedando en el turno de mañana infantil Carmen Lacasa, María José Román y Celia Rodil, y en la tarde Pilar Sánchez, María José Orduña y María del Carmen Picarzo. También trabajó en el hospital Isabel Tocino entre los años 1975 y 1982.

Con sucesivas incorporaciones y jubilaciones, en el servicio en TO infantil del citado hospital queda el siguiente turno en la actualidad: en la mañana, Marta García, María Isabel Rodríguez y Concepción Rico Hebrero y, en la tarde, Paloma de Prada. En este hospital las terapeutas ocupacionales han conformado siempre un papel relevante y reconocido como profesionales de la rehabilitación.

Poco a poco se van incrementando las plantillas de los departamentos de rehabilitación física de los hospitales públicos y se comienza a incluir la figura del terapeuta ocupacional dentro del equipo multidisciplinar. El equipo lo conformaría el médico rehabilitador, el traumatólogo, los fisioterapeutas, los logopedas, los terapeutas ocupacionales, los auxiliares de enfermería y los celadores.

Algunos de los hospitales públicos pioneros con departamentos de TO son los siguientes:

- El *Hospital de Traumatología y Rehabilitación del Hospital Universitario La Paz* de la Comunidad de Madrid, con Ángel Alonso como terapeuta ocupacional procedente de la primera promoción del año 1961, que inaugura el segundo departamento de TO en España, con dos vertientes, una para adultos y otra para infantil. Ángel Alonso llegó a ser jefe del departamento de TO, pero además en su trayectoria profesional puso en funcionamiento numerosos departamentos de TO en otros hospitales de España y colaboró activamente con otras disciplinas.

- En el Sistema Sanitario Público de Andalucía se abrieron varios hospitales con importantes servicios de rehabilitación. En el *Hospital Universitario Virgen del Rocío* de Sevilla, el 16 de junio de 1968 se inaugura el Hospital de Rehabilitación y Traumatología, en el que se abrió el departamento de TO para adultos y para niños independientes. Entre las primeras profesionales terapeutas ocupacionales que trataron infantil se encuentran Ana Petrye (inglesa), Josefa Rosado, Maria del Carmen Aguilar y Ana McNulty (escocesa), y en el año 1985 entra María Ángeles Gómez Sanz. Las patologías que se comenzaron a tratar, entre otras, fueron la parálisis cerebral infantil, parálisis braquiales y del plexo braquial y hemiplejías, y actualmente se siguen tratando.

  El servicio de rehabilitación infantil en el Hospital Virgen del Rocío funciona para los niños con parálisis cerebral infantil con un equipo que incluye a dos terapeutas ocupacionales, cuatro fisioterapeutas, un logopeda y un maestro. La idea de este tipo de servicio corresponde a los doctores Pastrana y Toledo (el jefe de este servicio).
- En el *Hospital Universitario Virgen de las Nieves*, ubicado en Granada, se abrió en el año 1976 el departamento de TO a manos de María del Ángel Gamarra y Ángela López del Río, y desde el principio fue una única unidad tanto para adultos como para niños con parálisis cerebral infantil fundamentalmente. En el año 1978 se independizaron las unidades, y fueron Rosa Martínez Lallana y posteriormente Beatriz Alcalde Briales (1984) quienes se dedicaron al tratamiento con niños.
- En Huelva, en *el Hospital Juan Ramón Jiménez,* se abre en el 1982 el departamento de TO con las terapeutas ocupacionales Isabel Tocino, María José Martín Saco y Begoña Crespo Pérez, en el que se tratan tanto adultos como niños con un sistema de rotación entre las profesionales. Se trataban niños con parálisis cerebral infantil, mielomeningocele, retraso psicomotor, quemados, trauma, enfermedades raras, parálisis braquial, lesiones de nervios periféricos y artrogriposis, entre otras.
- En el *Hospital Materno-Infantil Teresa Herrera del Complejo Hospitalario Juan Canalejo*, de A Coruña, Ángeles López Olívez, en el año 1973, y Cecilia Ruiz, más tarde, comenzaron a trabajar en el primer departamento de TO infantil de A Coruña. En el año 1978, y consensuado por todos los médicos rehabilitadores del servicio de rehabilitación, se comprometen a crear una unidad de rehabilitación infantil con una unidad de atención temprana en la que permanece la terapeuta ocupacional entre los miembros del equipo. Esta es una unidad de referencia por la variedad de inter-

venciones de distintos profesionales, la intervención temprana del niño y el seguimiento de los casos hasta los 16 años.

- El *Hospital Materno-Infantil del Gregorio Marañón,* abierto en el año 2003, nace de la fusión de la antigua maternidad de O'Donnell (1956) y el Hospital Infantil (1969). El actual hospital se ubica en la zona centro-este de Madrid. El 1 de junio de 2005, con la apertura del gimnasio infantil, con dos fisioterapeutas y posteriormente una terapeuta ocupacional, hace realidad el proyecto de la creación de una unidad específica de rehabilitación infantil. Actualmente, su equipo multidisciplinar consta de un médico rehabilitador, tres fisioterapeutas, cuatro terapeutas ocupacionales, dos auxiliares de clínica y equipo de apoyo (foniatra, logopeda, psiquiatra y psicólogo). Atienden la patología infantil perteneciente al grupo de riesgos neurológicos de la prematuridad o patología neuromotriz establecida, patología neurológica periférica y sindrómica. El terapeuta ocupacional realiza la confección de órtesis y ayudas técnicas.

Las afecciones más comunes en el campo de la rehabilitación física desde sus inicios han sido de tipo neurológico, traumatológico, sensoriales y otras afecciones físicas que desde una perspectiva funcional impedían al niño tener un desempeño normalizado en el ámbito ocupacional. Así, patologías como la parálisis cerebral infantil, lesiones de nacimiento como la poliomielitis de los años 50 y 60 que afectaron a muchos niños por no tener acceso a las vacunaciones, hemiparesias, hidrocefalia, malformaciones congénitas, malformaciones a causa de la talidomida (tratamiento que recetaban a las embarazadas para los síntomas normales del embarazo, como la fatiga y el malestar), etc., fueron los primeros casos que recibieron tratamiento de TO en España.

Los tratamientos iban enfocados a entrenar, habilitar y rehabilitar las áreas de desempeño ocupacional como actividades de la vida diaria básica, actividades de vida diaria instrumentales, juego, educación, ocio/tiempo libre y la adaptación de ayudas técnicas, prótesis y órtesis, eso sí, desde un punto de vista más "mecanicista", que era el que destacaba en aquellos entonces.

Es así como la figura del terapeuta ocupacional emerge dando respuesta al campo sanitario que hasta entonces no lo ejercía ningún otro profesional.

B) Psiquiatría infantil, segundo campo de atención de terapia ocupacional

La TO infantil, toma interés en otros ámbitos de actuación, como en la salud mental. Como se ha visto, sus inicios comienzan cuando, en el año 1972, queda libre el antiguo Dispensario de Rehabilitación en la calle Maudes de Madrid y se *abre el Servicio de Salud Mental* en *Madrid (Centro Nacional de Psiquiatría),* en el que también hay una unidad de psiquiatría infantil. Allí ejerce como terapeuta ocupacional Carmen Martínez Madrid (de 1972 a 2010) como especialista en psiquiatría infantil.

Este es el primer centro de tratamiento para psiquiatría infantil en España y el germen de todos los posteriores. Se llamó *Centro de Trastorno de Conducta* y lo formaba un equipo multidisciplinar con psiquiatras, psicólogos, trabajador social, terapeuta ocupacional y auxiliares de clínica. La directora fue María Esther Sánchez Moiso (psiquiatra). Las tres plantas se organizaron de la siguiente manera: en la planta baja había oficinas, despachos, salas de reuniones y hospital de día de adultos. En la primera planta había solo salas para infantil, con espléndidos espacios, una sala de psicomotricidad, despachos para los distintos profesionales, sala de reunión de equipo y seguimiento de cada caso, sala para las reuniones de padres, profesores y formación continuada, tres salas de terapia, con espejos unidireccionales para la observación de las sesiones para formación y evaluación, una sala especial para técnicas de "catarsis", pintura, modelado, expresión corporal y relajación. En el equipo original había incluso una especialista en psicomotricidad formada por el equipo del doctor Ajuriaguerra en Ginebra. La formación continuada estaba garantizada en el ámbito intraequipo con sesiones clínicas y seguimiento de cada caso, y a través de cursos, seminarios, actualizaciones de técnicas, etc., impartidos por los más relevantes expertos del momento, sin costo económico alguno para los profesionales.

Entonces pertenecía a Patronato Nacional de Asistencia Psiquiatra (PANAP), luego paso a pertenecer al Ministerio de Interior y más tarde a la Comunidad de Madrid (Área de Salud Mental). Allí se trató a niños con trastorno generalizado del desarrollo y otras patologías, como los trastornos de conducta, y se comenzó a trabajar con orientaciones, en aquel momento muy novedosas, como la integración sensorial. Estas orientaciones tienen origen cuando en el año 1975 (y hasta el año 1993) Carmen Martínez Madrid abre un centro privado llamado Taure en el que trata fundamentalmente trastornos del espectro autista y al que llegó una terapeuta ocupacional de Israel, la cual introdujo a los profesionales en las teorías de la integración sensorial como modelo de práctica para tratamientos con niños.

Pero es en el último cuarto de siglo y, sobre todo, con la reforma psiquiátrica de los 80, cuando empiezan a surgir iniciativas de carácter público y privado en la atención de salud mental infantil y de la adolescencia. En Madrid y en otras comunidades se abren centros públicos y privados con consultas ambulatorias y hospital de día para niños y adolescentes incluyendo al terapeuta ocupacional como parte del equipo multidisciplinar.

En el año 1974, el Servicio de Psiquiatría del *Hospital de la Cruz Roja de Madrid* (en la calle Reina Sofía), hospital de día pionero en la asistencia psiquiátrica en España, incorpora entre sus profesionales a los terapeutas ocupacionales, y sobre los años 80 se abre una unidad de psiquiatría infantil con el doctor Gonzalo Moréndez como jefe de servicio. Esta unidad se especializa en anorexias y es la primera con tratamientos más avanzados de la época.

A finales de 1981 se inician los cambios de mayor impacto en la atención psiquiátrica y de salud mental contemporánea de Madrid. Se crea el *Instituto de la Salud Mental (INSAM)* por la Diputación de Madrid, con las funciones de coordinación, gestión y planificación de los servicios psiquiátricos de la provincia. Esto supone un importante cambio dentro del panorama general de la asistencia psiquiátrica. En 1988, la Comunidad de Madrid inicia la suscripción de dos convenios interinstitucionales, uno con el Ayuntamiento de Madrid y otro con el Insalud.

Con estos cambios, abre sus puertas *el Instituto Psiquiátrico Montreal* en el año 1988, e inicia la apertura de unidades de hospitalización de día, diferenciando los servicios por edades. Disponen de unidad de Adultos, unidad de jóvenes, unidad de adolescentes de entre 12 y 18 años, y unidad de niños de entre 6 y 12 años. En estas unidades participa el terapeuta ocupacional como parte del equipo multidisciplinar.

En otras comunidades, como en Andalucía, el sistema sanitario público amplía la cobertura de las *unidades de salud mental infantojuvenil,* para dar atención a la población infantil independientemente de la adulta a través de programas especializados de atención a la población infantil y adolescente con edades no superiores a 18 años. Es en el año 2002, a partir del Decreto 137/2002, de 30 de abril, de Apoyo a las Familias Andaluzas, cuando se modifican y amplían los programas en estas unidades con algunas mejoras hasta ahora sin precedente en el sistema público español en la población infantil de salud mental, incorporándose a las funciones de consultas ambulatorias, las funciones de hospital de día y hospitalización completa, y ampliando la edad de cobertura hasta los 17 años inclusive, siendo tercer nivel asistencial. Es en este momento cuando se incluye la figura del terapeuta ocupacional en el equipo multidisciplinar de estas unidades, dando cobertura a la programación del hospital de día. Son las ocho provincias de Andalucía las que comenzaron con este tipo de servicio y continúan hoy en día con los mismos.

A continuación, se detallan los hospitales andaluces y los terapeutas ocupacionales que comenzaron en las unidades de salud mental infantojuvenil-hospitales de día:

- En Sevilla: Hospital Universitario Virgen del Rocío (Manuel Espejo González), Hospital Universitario Virgen de Valme (Manuela Estévez Fernández), Hospital Universitario Virgen de la Macarena (Aurelio Romero Barrientos).
- En la provincia de Cádiz: Hospital Universitario de Jerez de la Frontera (Ángel Manuel Granados Balsera), Hospital Punta de Europa de Algeciras

(María Teresa Llorca Román), Hospital Universitario Puerto Real (María Ángeles Domingo Sanz).

- En Jaén: Complejo Hospitalario de Jaén (Lucía Morales Molina).
- En Málaga: Hospital Regional de Málaga Carlos Haya (María Luz Escribano Delgado), Hospital Virgen de la Victoria (Esther Villanueva Calvero).
- En Córdoba: Hospital Reina Sofía (Sara Beatriz Ávila Jiménez).
- En Huelva: Hospital Juan Ramón Jiménez (Beatriz Moreno Miranda).
- En Granada: Hospital Virgen de las Nieves (Concepción Sánchez Sáez).
- En Almería: Complejo Hospitalario Torrecárdenas (Nuria Lahoz Grañena).

C) Educación, tercer campo de actuación del terapeuta ocupacional

La Ley Orgánica General del Sistema Educativo (LOGSE, 1990), la Ley Orgánica de Calidad de la Educación (LOCE, 2002), la Ley Orgánica de Educación (LOE, 2006) y la actual la Ley Orgánica para la mejora de la calidad educativa (LOMCE, 2013) hacen referencia a la prestación de recursos y apoyos para los alumnos con necesidades educativas especiales (ANEE). El fin último de estas leyes a lo largo del tiempo ha sido que de forma inclusiva se facilite la posibilidad de conseguir los logros educativos que se establecen para todos los alumnos en general.

Las enseñanzas que ofrece el sistema educativo español son las siguientes: educación infantil, educación primaria, educación secundaria obligatoria, bachillerato, formación profesional, formación universitaria, enseñanza para adultos, enseñanza de idiomas, artística y deportiva.

Los alumnos considerados con necesidades educativas especiales se escolarizan en centros que reúnan los recursos necesarios, que pueden presentarse de la siguientes formas: integración en grupos ordinarios, aulas especializadas en centros ordinarios, centros de educación especial o escolarización combinada.

Los ámbitos donde se desarrolla la atención a los ANEE en el ámbito educativo son los siguientes:

- Equipos de atención temprana.
- Centros ordinarios de integración.
- Centros de educación especial para niños que no cubren sus necesidades en los centros ordinarios de educación.

Las patologías más frecuentes en educación especial son la parálisis cerebral infantil, el síndrome de Down, los trastornos del espectro autista, el trastorno por déficit de atención e hiperactividad, el retraso mental y psicomotor, los trastornos del aprendizaje y los trastornos sensoriales, entre otras.

- *Centros de educación especial e integración*

En Madrid se ofertó a convocatoria pública dos plazas de TO en el año 1984 (orden de convocatoria de oposición de diciembre de 1983), publicada por el Instituto Nacional de Educación Especial (INEE), adscrito al Ministerio de Educación y Ciencia, para centros de educación especial.

Una plaza fue adjudicada a Rosa Hornero Sánchez, que se incorporó en el centro de educación especial Centro Piloto de Lucha contra la Polio, en la actualidad Colegio Público de Educación Especial Infanta Elena, dependiente de la Consejería de Educación de la Comunidad de Madrid. Por otro lado, María del Carmen Pérez Alonso se incorporó en el Instituto Nacional de Rehabilitación de Inválidos (INRI), actualmente Colegio María Soriano. Este centro era un hospital y colegio en uno, al que acudían los niños con necesidades educativas especiales y dependencia a nivel nacional, es decir, acudían niños de toda España a tratarse. Las patologías más frecuentes eran la polio y la parálisis cerebral, entre otras.

Estas dos plazas de educación en centros especiales fueron de las primeras a las que tuvieron acceso los terapeutas ocupacionales y hoy en día continúan. Estos centros actualmente son colegios de educación especial, los alumnos que atienden son los que están matriculados en el centro escolar después de que se haya admitido el informe favorable del servicio de inspección educativa.

En el País Vasco, con el Decreto 15/2001, se crean los centros de apoyo a la formación e innovación educativa con carácter de servicios de apoyo a la educación, los *berritzegunes*. Sus objetivos de trabajo son dinamizar las circunscripciones escolares, innovar y mejorar la intervención educativa, trabajar en torno a la actualización permanente del profesorado y favorecer la respuesta educativa al alumnado con discapacidad y necesidades educativas especiales.

Los profesionales que incluye son personal docente de todos los niveles educativos, pero con el Decreto 207/2006, de 17 de octubre, se aprueba la relación de puestos de trabajo del personal laboral no docente de apoyo al alumnado de educación especial en centros docentes de la comunidad autónoma, y crea tres puestos de trabajo de terapeutas ocupacionales.

Estos centros suelen funcionar con un equipo interdisciplinar en la evaluación del niño con necesidades educativas especiales en el que se incluye al terapeuta ocupacional para dar un tratamiento integral.

- *Centros de atención temprana*

La TO está presente en algunas comunidades de España en los centros o unidades de atención temprana, pero el profesional no siempre figura como terapeuta ocupacional, sino como psicomotricista o estimulador. En la actualidad se está luchando por conseguir que la figura del terapeuta ocupacional se incorpore en el equipo multidisciplinar de los centros o unidades de atención temprana, pues es uno de los tratamientos más importantes en el desarrollo del desempeño ocupacional del niño, ya demostrado en los centros donde se incluye de una u otra manera. La Unidad de Atención Temprana y Rehabilitación Infantil del Complejo Hospitalario Juan Canalejo de A Coruña, en Galicia, que se constituyó en 1979, es uno de los ejemplos en los que figura el terapeuta ocupacional desde sus inicios, como parte del equipo multidisciplinar.

Los motivos diagnósticos más comunes que se reciben en este tipo de unidades son los siguientes: recién nacidos prematuros o recién nacidos a término de riesgo, retrasos en el desarrollo infantil, dificultades de aprendizaje (escritura, atención, concentración), trastorno generalizado del desarrollo (trastorno del espectro autista, Asperger), síndromes genéticos (síndrome X frágil, síndrome de Down), parálisis cerebral infantil, déficit de atención con o sin hiperactividad, traumatismo craneoencefálico infantil, disfunciones del miembro superior, malformaciones congénitas, disfunción en la integración sensorial.

Así mismo, los terapeutas ocupacionales pediátricos se incorporan en clínicas, asociaciones de enfermos, en centros de seguros médicos o en centros privados exclusivos de TO. Estos últimos están proliferando mucho últimamente y son cada vez más los terapeutas ocupacionales quienes abren su propia clínica en el ámbito privado. Algunos ejemplos de estos dispositivos son los siguientes:

- UPACE, Federación de Parálisis Cerebral en San Fernando (Cádiz).
- ATAM, Asociación Telefónica de Asistencia al Minusválido.
- ASPACE, Federación de Personas con Parálisis Cerebral en España.
- ASPAYM, Asociación de Lesión Medular, que incluye a los niños con mielomeningocele.
- Asociaciones de síndrome de Down.
- Centro Bobath en Madrid.
- Kulunka, centro de integración sensorial en Vitoria.
- Stoy, centro de TO de integración sensorial en Jerez (Cádiz).
- Clínica de TO pediátrica Beaudry-Bellefeuille, en Oviedo. Certificada en integración sensorial por la Universidad del Sur de California.
- Centro de terapia infantil Siente y Mueve, en Badajoz.
- Centro de integración sensorial El Nido de Ariadna, en Sevilla.
- Centro de Terapia Ocupacional Pediátrica Alejandra Rivas, en Gijón.
- Candela, Centro de Terapia Ocupacional, en La Línea de la Concepción (Cádiz).

Preguntas de autoevaluación

1. Según la definición de la TO en la población infantil ofrecida por la autora, ¿cuál es la base metodológica para la intervención terapéutica para el niño tratado?

2. ¿Dónde se abrió el primer departamento de TO en España y cuáles fueron las primeras terapeutas ocupacionales que trataron a niños?

3. Denomina las patologías más frecuentes que se comenzaron a tratar en salud mental infantil en España.

4. Define la clasificación a nivel asistencial de lo establecido por la AOTA (2008) respecto a los abordajes de la intervención de la TO.

5. ¿En qué centros de educación se ofertaron plazas de TO en España y cuándo?

2
Marcos de referencia teóricos en terapia ocupacional pediátrica

Los distintos marcos de referencia teóricos que influyen en la práctica de la terapia ocupacional (TO) infantil provienen de muchos campos de estudio como ciencias biológicas, sociales y humanidades. Estas teorías sirven de guía básica en el proceso de intervención, de tal manera que cuantos más enfoques teóricos domine el profesional mejor formado estará a la hora de trabajar con el niño y su familia. Por lo tanto, es necesario conocer, según Case-Smith (2010), por un lado, las *teorías fundamentales del desarrollo,* como la de Piaget (1952) del desarrollo cognitivo, la de Vygostsky (1978) del énfasis de la importancia de la participación del niño para su desarrollo en su cultura y la definición de la "zona de desarrollo próximo", la de Maslow (1968) de la pirámide de las necesidades básicas, y la de Erikson (1963) con su teoría psicosocial; y, por otro lado, las *teorías fundamentales del aprendizaje,* como las de Thorndike (1903), el padre de la psicología educativa moderna, Skinner (1953), con su estudio del comportamiento humano y las respuestas al azar ante los estímulos ambientales, Bandura (1993, 1996, 1997), con la introducción de la idea de que los niños pueden aprender a través de la observación de otros y la influencia de la motivación/autoeficacia en el aprendizaje, y, por último, Bernstein (1967), con la teoría dinámica de sistemas. Todas estas teorías, forman parte de la base de los enfoques de intervención de la TO infantil y se aconseja su estudio en profundidad a los terapeutas ocupacionales pediátricos.

Este capítulo se centra en los marcos de referencia teóricos aplicados en los distintos campos de intervención que más se utilizan en TO infantil y son relevantes teniendo en cuenta la naturaleza compleja de la perspectiva de *persona-ambiente-ocupación* y el *desempeño ocupacional.* En algunos de estos marcos de referencia se verá claramente la influencia de las teorías antes mencionadas.

2.1. Principales marcos de referencia teóricos en terapia ocupacional pediátrica

Los *marcos de referencia teóricos* se estudian con el propósito de sustentar la metodología que configura la práctica profesional. Los conceptos teóricos definen y delimitan la disciplina conceptualmente y dan el apoyo teórico explicativo en la práctica clínica durante el ejercicio profesional. El objetivo último de los marcos es dar sostenibilidad y justificación a la buena práctica clínica que se utiliza en las distintas afecciones pediátricas en los distintos campos de atención tanto físicos como en salud mental. El marco de referencia teórico elegido guía al profesional con el tipo de abordaje o estrategia concreta para la intervención o tratamiento que se vaya a realizar, así como las técnicas, métodos y procedimientos de evaluación que se utilizan al trazar un plan de tratamiento en TO. Esto no significa que no se puedan utilizar varios enfoques teóricos a la vez, ya que esto incluso enriquecería la intervención.

Según Moruno (2003), el marco de referencia teórico que se aplica en el ámbito de la TO se clasifica en dos marcos de referencia teóricos aplicados: el *marco de referencia teórico aplicado a la discapacidad física* y el *marco de referencia teórico aplicado a la discapacidad psicosocial,* cada uno de los cuales da lugar a distintos marcos de referencia aplicados a problemas concretos y a un tipo particular de tratamiento. A continuación se describen los más utilizados en la TO pediátrica.

2.1.1. Marcos de referencia aplicados a la discapacidad física

También llamado *marco fisiológico* y compartido con otras ciencias de la salud, este marco se centra en los aspectos biológicos de la persona que pueden estar alterados ante una enfermedad, lesión o trastorno. El grado de función o disfunción de la persona se basa en los índices de valoración de los signos objetivos y síntomas que presenta la misma.

A continuación, se desarrollan algunos de los marcos de referencia aplicados a la discapacidad física que más se utilizan con la población infantil: el marco de referencia de la integración sensorial, el marco de referencia biomecánico, el marco de referencia rehabilitador y la teoría del control motor y el aprendizaje motor, la teoría dinámica de sistemas y el modelo motor orientado a la tarea (cuadro 2.1).

A) Marco de referencia del neurodesarrollo

Se basa en la neurofisiología, es decir, el desarrollo normal del sujeto y la progresión fisiológica madurativa. Este ha sido para los terapeutas ocupacionales un marco en el que se han desarrollado una serie de métodos de tratamiento aplicados a niños con retraso del desarrollo madurativo de origen neurológico. En la población infantil se aplica además en los trastornos del desarrollo y trastornos del aprendizaje, entre otros. Estas técnicas y métodos de tratamiento se basan en lograr un cambio en la organización del sistema nervioso central para mejorar el funcionamiento del sujeto con disfunción. Está basado en los principios de control motor y facilitación neuromuscular. Tiene influencia en lo que se refiere al desarrollo individual del sujeto.

Cuadro 2.1. Marcos de referencia aplicados en la discapacidad física en terapia ocupacional más habituales en la población infantil

Marcos de referencia aplicados	*Bases de intervención*	*Autores*
Neurodesarrollo	Inhibe o excita los mecanismos neurales. Se basa en la facilitación de patrones motores funcionales.	Bobath, Kabat, Rood, Brunnstrom, Perfetti
Integración sensorial	Organiza las sensaciones corporales de los sistemas sensoriales en el ámbito del sistema nervioso y nos permite responder exitosamente a las demandas ambientales.	Ayres, Mulligan, Parham, Mailloux, Miller, Dunn
Biomecánico	Reduce las deficiencias a través del tratamiento directo de causa-efecto (ejercicio y actividad).	Trombly, Pedretti
Rehabilitador	Compensa la discapacidad aprendiendo a vivir con las propias capacidades (adaptación ambiental) para conseguir la independencia.	Spackman, Trombly, Pedretti
Teoría sobre el control motor y aprendizaje motor	Busca soluciones motoras que emerjan de la interacción entre la persona, la tarea y el medio ambiente.	Fitts y Posner, Schmidt, Bernstein, Thelen
Teoría dinámica de sistemas	Las funciones de control y coordinación motoras se distribuyen entre muchos elementos del sistema y no tanto por un único nivel jerárquico del SNC.	Bernstein, Thelen
Modelo motor orientado a la tarea	El SNC se organiza jerárquicamente después del daño en el SNC.	Horak

SNC: sistema nervioso central.

Mediante la utilización de diferentes técnicas, tiene como objetivo, el restablecimiento de una respuesta adecuada del sistema nervioso central (SNC) a los estímulos y demandas ambientales proporcionados, de modo que los *patrones de movimiento normales* se recuperen progresivamente y desaparezcan los patológicos. Históricamente el concepto de terapia del neurodesarrollo se basa en el reconocimiento de la importancia de que las reacciones de postura normales son necesarias para el movimiento normal, y que estas reacciones de postura son en su mayor parte automáticas. Así, cuando una lesión del cerebro provoca un retraso o detención de la función de alguna o todas las áreas del desarrollo, este genera la aparición de actividad refleja y patrones de postura y movimiento anormales que hacen no tener reacciones de postura normales.

A pesar de que este enfoque de intervención continúa fijándose en problemas de control de postura y coordinación motora, como ocurre en patologías como la parálisis cerebral, los principios subyacentes del enfoque de tratamiento se han expandido hasta incluir el aprendizaje motor y teorías de sistemas dinámicos. A su vez, los principios de la terapia del neurodesarrollo han pasado a reconocer la importancia del medio ambiente y a poner mayor énfasis en actividades que son claramente funcionales y significativas para el individuo.

En la evaluación, el terapeuta analiza los movimientos del niño e identifica los elementos musculoesqueléticos atípicos que crean limitaciones funcionales. Estos elementos pasan a ser un foco de intervención utilizados para seleccionar el nivel de desarrollo de las actividades terapéuticas. El enfoque terapéutico es integral y es utilizado para facilitar el control de postura y las sinergias de movimientos, de esta manera se inhiben o reprimen los patrones motores que pueden dar lugar a deformidades y disfunciones secundarias. El terapeuta utiliza estrategias para cambiar patrones de movimiento y alcanzar el rendimiento de energía más eficiente para el individuo en el contexto de las tareas según la edad. El terapeuta guía y maneja manipulando al niño en el contexto de una actividad contando con la participación activa del mismo. La práctica de secuencias de movimientos en maneras ligeramente distintas refuerza el aprendizaje de la tarea. Esta práctica es importante para hacer que una estrategia de movimientos sea funcional y automática. Los terapeutas valoran la calidad del movimiento según su exactitud, rapidez, adaptabilidad y fluidez.

En el siguiente apartado se desarrolla el enfoque o método Bobath, ya que es uno de los que más se utiliza en tratamientos de la población infantil por terapeutas ocupacionales.

- *Enfoque o método Bobath*

El concepto Bobath es una aproximación para la resolución de problemas del reconocimiento y tratamiento de personas con un trastorno de tono, movimiento y función debido a una lesión del sistema nervioso central (SNC). El objetivo del tratamiento es la optimización de todas las funciones a través de la mejora del control postural y de movimientos selectivos a través de la facilitación (Asociación Internacional de Formación de Instructores Bobath –International Bobath Instructors Training Association, IBITA–, 1996).

Fue el matrimonio Bobath, Karel Bobath (neuropsiquiatra) y Berta Bobath (fisioterapeuta), de origen alemán, quienes en la década de los 40 comenzaron a dar a conocer el resultado de sus estudios en torno a la creación del concepto Bobath para tratar pacientes con daño en el SNC. En enero de 1948, Berta publica su primer artículo. Destacaron el concepto de habilitación, prevención de contracturas y deformidades, la enseñanza de habilidades funcionales y de la vida diaria y utilizaron adaptaciones llevando el tratamiento a los hospitales, el hogar y la escuela. Este fue y es un concepto "vivo" que se ha ido enriqueciendo con la aparición de la nueva información en las ciencias del movimiento y el neurodesarrollo. Se interesaron en los niños con discapacidad física e idearon un método de tratamiento basado en el neurodesarrollo y los patrones motores básicos.

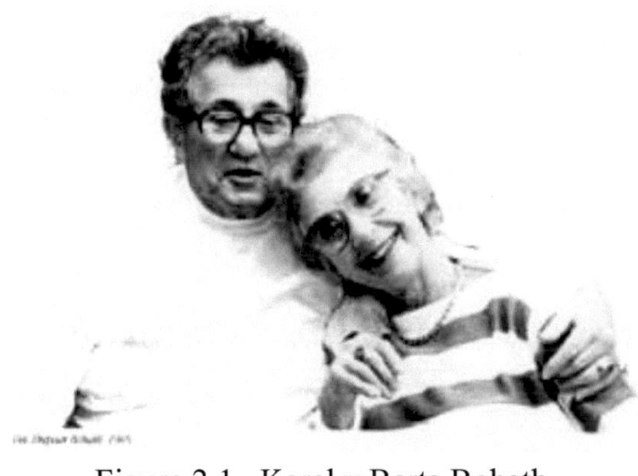

Figura 2.1. Karel y Berta Bobath.

El concepto Bobath es una terapia aplicada para tratar las alteraciones motoras y de la postura derivadas de lesiones del SNC. El concepto está basado en el hecho de que una lesión cerebral produce una *hiperreactividad de los sistemas reflejos* por pérdida de la inhibición central. Con el tiempo, fue transformándose y pasó a ser un concepto de terapia. El método Bobath se basa en el estudio y la comprensión del movimiento normal que, comparándolo con el anormal, define patrones motores de movimiento que se pueden modificar. Utiliza todos los canales perceptivos para facilitar los movimientos y a su vez las posturas selectivas aumentarán la calidad de la función. Su enfoque se basa en desarrollar habilidades *antigravitatorias* mediante la facilitación de conductas motoras funcionales. Es decir, el principal objetivo del enfoque Bobath es el *control del tono postural;* para ello, cuando se inhiben los patrones de la actividad refleja anormal, provoca la facilitación de la adquisición de *patrones motores normales, que optimizarán la función.* Esta facilitación o inhibición se realiza con manipulaciones específicas que serán distintas según el grado de desarrollo del niño.

Partimos de la base de que el niño "normal" con un SNC intacto desarrolla las habilidades funcionales que se requieren para lograr un desempeño ocupacional "normal". El niño con un desarrollo normal adquiere los patrones motores básicos durante sus tres primeros años de vida. Sin embargo, un niño con una disfunción o daño neurológico, por ejemplo, una parálisis cerebral, adquiere patrones motores básicos anormales de coordinación y de movimiento que le dificultan realizar las actividades de cada día (actividades de la vida diaria, AVD). Con el tratamiento del método Bobath, se incide en la inhibición de actividades reactivas anormales, ya que su principal enfoque es la inhibición de toda la actividad refleja anormal o patológica que se presenta o que permanece durante el tiempo, lo que indica inmadurez. Este método, en realidad, utiliza el *aprendizaje y reaprendizaje* de movimientos normales utilizando la manipulación y la facilitación de los llamados *puntos clave, llaves o puntos gatillo.* Por lo tanto, es un método de reeducación motriz que permite mejorar la función motriz próximo-distal por medio de inhibición neuromuscular y estimulación. La evaluación es parte integrante del tratamiento. Las ideas básicas del enfoque de los Bobath se recogen en el cuadro 2.2.

Cuadro 2.2. Ideas básicas del enfoque Bobath

Se aprenden las sensaciones del movimiento, no los movimientos *per se* o en sí mismos.
Con la lesión cerebral se desarrollan patrones anormales de postura y movimientos no útiles para las actividades de la vida diaria. Los patrones normales se recuperan devolviendo el control perdido o no desarrollado sobre la actividad en una secuencia de desarrollo.
El tratamiento incide en inhibir las posturas y tonos anormales y se fomenta o estimula el *siguiente nivel de control motor.* Estos se controlan en *puntos clave* empleando movimientos inhibidores de los reflejos o patrones llamados patrones inhibidores de reflejos (PIR).
Los patrones básicos de posturas y movimientos se transforman en *habilidades funcionales con control postural.*
Cada actividad específica se realiza en un patrón básico de control postural.

El terapeuta ocupacional utiliza fundamentalmente este método en la población infantil con daño cerebral, como medio preparatorio de control postural y movimientos que son necesarios para el desarrollo de la adquisición del desempeño ocupacional. Se busca, en este sentido, una mayor variedad de habilidades funcionales, que aumenta la capacidad del paciente para moverse y funcionar de la manera más normal posible para el manejo de las actividades de la vida diaria.

Para ampliar esta información se aconseja la lectura de Knox y Lloyd (2002) sobre la evaluación de los efectos funcionales: *Curso de la terapia Bobath en niños con parálisis cerebral: un estudio preliminar.*

Por último, hay que señalar que el método Bobath acoge la plasticidad y la restauración neurológica en sus principios. Según Brown y Hardmann (1987), la plasticidad es la capacidad de las células, en cada fase de su desarrollo, de cambiar su fenotipo como respuesta a un cambio de su estado o entorno, y la neuroplasticidad es la capacidad del SNC de adaptarse y cambiarse como respuesta a un cambio interno, normalmente una lesión, o de la demanda del entorno. Así pues, uno de los factores importantes es aprovechar la plasticidad y, por lo tanto, la restauración neurológica que tiene el cerebro en los primeros años de la vida o los primeros momentos después de una lesión. En este sentido, el método Bobath defiende que, si se influye en el proceso de maduración creando patrones de movimiento normal, se evitará la adquisición y habituación de patrones anormales. En conclusión, *el inicio de la terapia, cuanto más temprano sea, mejor.*

B) Marco de referencia de integración sensorial (Ayres)

El marco de referencia de integración sensorial de Jean Ayres (1960-1970), licenciada en TO y doctorada en Psicología Educacional en Estados Unidos, está basado en las teorías de las neurociencias, la neurofisiología, la neuropsicología y el desarrollo. Ayres desarrolló su teoría en un esfuerzo para explicar comportamientos observados en niños con dificultades de aprendizaje basadas en el funcionamiento neuronal. Ella creó la hipótesis de que algunos niños con dificultades de aprendizaje experimentan problemas al "organizar información sensorial para usarla", y llamó a este proceso neuronal "integración sensorial". Adicionalmente, Ayres y sus colegas desarrollaron una serie de herramientas de evaluación que identifican problemas de integración sensorial; el resultado de este trabajo son los exámenes de integración y práctica sensorial (SIPT).

El concepto de integración sensorial se basa en la capacidad que posee el SNC de procesar, interpretar y organizar en el cerebro la información sensorial captada por los diversos órganos sensoriales del cuerpo. De esta manera, las informaciones recibidas por el cerebro son procesadas y analizadas por él y nos permiten entrar en contacto con nuestro ambiente respondiendo así adecuadamente, es decir, dando una respuesta adaptada. Este sistema complejo se basa en la información recibida a través de los sistemas sensoriales. La doctora Ayres logró descubrir que ciertos trastornos infantiles tenían un desorden neurológico causado por una desorganización en la recepción sensorial captada por el sistema nervioso, los cuales producían sintomatología o problemas de origen sensorial, trastornos de aprendizaje u otros. Por lo que, cuando existe una disfunción de integración sensorial, esta se debe a la incapacidad del cerebro para organizarse y procesar la información sensorial. El eficiente uso de la información sensorial nos permite funcionar armónica y organizadamente en las actividades de nuestra vida diaria. El concepto de integración sensorial es descrito por Jean Ayres de la siguiente forma:

> Un proceso neurológico que organiza las sensaciones corporales de nuestros sistemas sensoriales a nivel del sistema nervioso, permitiéndonos responder exitosamente a las demandas ambientales (Ayres, 1999).

La integración sensorial se basa en los sistemas sensoriales. Estos sistemas empiezan a funcionar en las etapas más tempranas de la vida, incluso antes del nacimiento, y continúan desarrollándose a medida que la persona madura e interactúa con su medio ambiente. Estos sentidos básicos están íntimamente conectados entre ellos y forman conexiones con otros sistemas del cerebro. La interrelación entre sentidos es compleja, pero básicamente nos permiten experimentar, interpretar y responder a diferentes estímulos del medio ambiente. Los niños se mueven en el entorno según está determinada la forma en que funcionan los siete sistemas sensoriales (cuadro 2.3).

Cuadro 2.3. Los sistemas sensoriales

Sistema vestibular
Sistema táctil
Sistema visual
Sistema gustativo
Sistema propioceptivo
Sistema auditivo
Sistema olfativo

Se entiende por *modulación* el proceso neurológico mediante el cual el sistema nervioso adapta sus respuestas a un ambiente interno y externo en constante cambio.

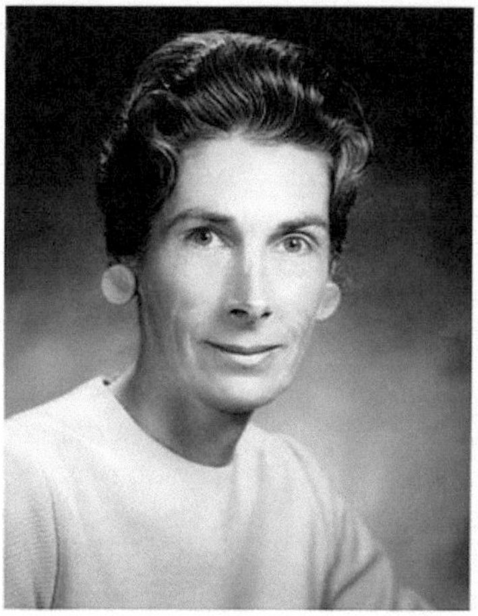

Figura 2.2. Doctora Jean Ayres.

> La modulación sensorial es la capacidad para regular y organizar la intensidad y la naturaleza de las respuestas al estímulo sensorial dentro de una forma graduada y adaptativa (Miller y Lane, 2000).

Este permite a la persona, en primer lugar, organizar las reacciones a los estímulos de un modo graduado o adaptativo; en segundo lugar, permite la autorregulación o el autocontrol de emociones y conductas para lograr adaptación social; y, en tercer lugar, nos dispone para involucrarnos en actividades significativas y con propósito. Cuando estas respuestas conductuales no son graduadas ni adaptativas se produce un *desorden de modulación sensorial y de praxis.*

Miller *et al.* (2007) describieron más ampliamente el proceso de integración sensorial y categorizaron los desórdenes en tres patrones de "desorden de proceso sensorial", descritos en el cuadro 2.4.

Cualquiera de estos desórdenes afecta al desarrollo emocional y social del niño y limita la capacidad de autorregulación y funcionamiento en un nivel óptimo de alerta. Un *nivel óptimo de alerta* es requisito fundamental para acceder a conductas de aprendizaje, afectividad positiva y procesamiento sensorial óptimo. Es decir, un niño con trastorno de modulación, discriminación o motor sensorial no está en condiciones biológicas para aprender y relacionarse adaptativamente en su medio. Ayres (1972, 1980, 1981) y Miller (2007), en sus investigaciones, evalúan el proceso de la integración sensorial y determinan la eficacia de la intervención de la misma. En el estudio de Parham, Cohn, Spitzer, Koomar y Miller del 2007, se examinó la literatura de investigación en integración sensorial para desarrollar una medida de fidelidad para la intervención. Este estudio incluyó un resumen comprensivo de investigación, y una definición de los elementos principales de intervención que es útil para futuros ensayos (cuadro 2.5).

Cuadro 2.4. Categorías de desórdenes de procesamiento sensorial

Patrón	*Subtipos*	*Definición*
Desorden o trastorno de modulación sensorial	Las respuestas pueden ser las siguientes: hiperrespuesta o hiperresponsividad, hiporrespuesta o hiporresponsividad y búsqueda sensorial.	El niño tiene dificultad para responder al estímulo sensorial con comportamiento graduado en relación con el grado, naturaleza o intensidad de la información sensorial. Las respuestas emocionales o de atención al estímulo sensorial no coinciden con las respuestas típicas de adaptación.
Desorden o trastorno de discriminación sensorial	Visual, auditiva, vestibular, propiocepción, sabor/olor.	El niño tiene dificultades para interpretar las calidades de los estímulos sensoriales, las similitudes y las diferencias entre los estímulos. El énfasis está en la discriminación de sistemas táctiles, propioceptivos y vestibulares.
Desorden o trastorno motor de base sensorial	Desorden postural. Dispraxia.	El niño tiene mala estabilidad postural, con mal balance (estabilización) y tono muscular hipotónico. Los niños con dispraxia no tienen planificación motora (por ejemplo, no tienen habilidad para concebir, planear, secuenciar y ejecutar acciones).

Fuente: adaptado de Miller *et al.* (2007; cit. en Case-Smith y O'Brien, 2010). (Trad. por la autora).

A pesar de que la investigación de la integración sensorial ha demostrado pequeños efectos positivos, se practica comúnmente en el campo de pediatría por terapeutas ocupacionales y da fuerza en el razonamiento clínico de dicho campo. Otras investigaciones de Vargas y Camilli (1999) también han incluido las percepciones de los padres en los cambios en sus niños y de los terapeutas ocupacionales que los trataban. Los resultados de los padres se inclinaron hacia cambios positivos en la participación social, la competencia percibida y la autorregulación de sus hijos. A su vez, valoraron el nuevo entendimiento del comportamiento del niño y usaron esta perspectiva para apoyar y ayudarle de manera más efectiva. En definitiva, el trabajo de Ayres ha tenido un impacto significativo en la práctica de la TO pediátrica y un aumento de rigor en el trabajo académico logrado en la profesión.

Cuadro 2.5. Elementos básicos de la intervención de integración sensorial

Elemento básico	*Explicación*
Proveer oportunidades sensoriales	El terapeuta provee oportunidades para que el niño tenga intensas experiencias sensoriales, incluyendo aportes táctiles, vestibulares y/o propioceptivos, generalmente en combinación.
Proveer retos/desafíos "en su punto"	Las actividades son apropiadas desde el punto de vista del desarrollo y desafían al niño a exhibir un nivel de habilidad más alto que el comportamiento típico. El desafío presentado evoca una respuesta adaptiva para el niño.
Colaborar en la elección de actividades y guiar la autoorganización	El niño es un colaborador activo en la sesión de terapia. El niño selecciona actividades y se le alienta a iniciar actividades. El terapeuta apoya o guía al niño en la organización de su comportamiento, haciendo elecciones y planeando actividades.
Apoyar la activación óptima y organizar el espacio para involucrar (hacer partícipe) al niño	Durante la sesión, el terapeuta apoya la atención, estado de activación, compromiso y comodidad del niño. El espacio terapéutico está adaptado para comprometer la atención del niño y ayudarle a modular respuestas sensoriales.
Crear contexto de juego	El terapeuta crea un contexto de juego, construyendo sobre la motivación intrínseca del niño el uso de actividades que el niño disfruta.
Maximizar el éxito del niño	El terapeuta presenta y modifica actividades de manera que la respuesta adaptiva del niño sea exitosa.
Asegurar la seguridad física	El terapeuta se asegura de que el niño esté físicamente seguro utilizando equipo protector y manteniendo la proximidad física con él.
Fomentar la alianza terapéutica	El terapeuta transmite una consideración positiva hacia el niño y hace esfuerzos para construir su confianza.

Fuente: adaptado de Parham *et al.*, 2007 (traducido por la autora).

C) Marco de referencia biomecánico

El marco biomecánico-cinesiológico se ocupa principalmente del *aparato locomotor y del movimiento funcional,* así como de los problemas de la persona relacionados con el funcionamiento físico.

La biomecánica es el estudio de las leyes mecánicas y su aplicación al cuerpo humano y su sistema locomotor. El marco biomecánico tiene como objetivo el incremento de la movilidad, la fuerza muscular, la estabilidad y la resistencia, y en su conjunto la mejora de la función y el desenvolvimiento del individuo en su vida cotidiana. La intervención es como un entrenamiento a través de ejercicios isotónicos e isométricos que aumentan la fuerza, la tolerancia al trabajo, la masa muscular, y mediante movimientos de carácter repetitivo con los que se consigue el aumento del rango de movimiento articular; el terapeuta ocupacional, en adición, realiza las intervenciones con actividades propositivas para mejorar el funcionamiento del desempeño ocupacional en la vida cotidiana.

> El tratamiento se centra en prevenir o disminuir el deterioro a través del uso de la actividad y ejercicio, que pueden ser de propósito o de rutina (Kielhofner, 1997).

Se utiliza para tratar a niños y adolescentes con limitaciones en la actividad causadas por deterioros como consecuencia del daño de estructuras y funciones corporales biomecánicas, como la inestabilidad estructural, la disminución de la fuerza, la limitación de la amplitud y la escasa resistencia. Es, por lo tanto, un marco de referencia orientado a tratar lesiones del sistema nervioso periférico, musculoesquelético, tegumentario o cardiopulmonar.

El análisis de la actividad nos permite seleccionar la actividad más apropiada para la reeducación funcional de un determinado músculo o articulación. Se realizan valoraciones previas para medir el movimiento de las articulaciones (el rango o arco articular), el balance muscular (el tono muscular) y la resistencia.

Los objetivos terapéuticos, desde el punto de vista del terapeuta ocupacional, deben estar ligados a las actividades seleccionadas.

La intervención se basa en las formas de abordaje que relacionamos a continuación y que el terapeuta ocupacional utiliza para la población pediátrica desde la perspectiva biomecánica:

1. Se utilizan actividades graduadas con fines específicos para ejercitar grupos musculares o articulaciones y que a través de una serie de repeticiones mejoran la función en las actividades de la vida diaria.
2. Para ejecutar las tareas los infantes tienen que tener el control voluntario de movimientos específicos y de patrones motrices.
3. El terapeuta ocupacional, dentro de este marco, se encarga de que el niño recupere la funcionalidad como sujeto que se interrelaciona con su ambiente por medio de una actividad propositiva. Es decir, se pueden utilizar actividades lúdicas específicas como medio para lograr un fin en el desempeño de las áreas ocupacionales.
4. Se pueden utilizar otras técnicas de tratamiento dentro de este marco, como las *órtesis estáticas,* que aumentan la estabilidad articular o colocan una articulación en la posición adecuada para evitar la deformidad, o las *órtesis dinámicas,* que pueden aumentar la amplitud de movimiento en una articulación (Coppard y Lynn, 2001).

> El tratamiento está dirigido a reducir el déficit biomecánico; sin embargo, los objetivos deben reflejar las mejorías esperadas en el desempeño ocupacional (Trombly, 1995).

El terapeuta ocupacional que trata a niños bajo este marco, trabaja lo más cerca posible de los límites del mismo sin provocar fatiga y aumentando progresivamente la función. Para este fin, adapta las actividades con juegos lúdicos que persigan este objetivo. Las actividades se hacen graduadas, aumentando o disminuyendo el grado de resistencia, y se alternará el número de repeticiones, la velocidad y la duración. Además, se tienen en cuenta las siguientes premisas:

1. Administrar y organizar del tiempo empleado en las actividades. En niños debemos considerar sesiones cortas y repetidas a lo largo del día.
2. Conservar la energía y entrenar al niño en utilizar la parte lesionada sin fatigarla. Manejar los descansos cuando sean necesarios.
3. Tener en cuenta la economía articular. Entrenar al niño en realizar actividades sin forzar la articulación o musculatura afectada.
4. Planificar el estilo de vida, entrenar al niño en hábitos y rutinas útiles, adaptados a su edad y adecuados a su lesión, y contando en todo momento con la colaboración de los padres.

D) Marco de referencia rehabilitador

El marco de referencia rehabilitador tiene como objeto enseñar a la persona a compensar los déficits subyacentes con adaptaciones diseñadas en sí mismos o en el ambiente donde se desenvuelven. Este es un enfoque apropiado para los pacientes que necesitan vivir con una incapacidad temporal o permanente, e intenta a través de la compensación, lograr el mayor grado de independencia en las actividades de la vida diaria.

La teoría rehabilitadora se centra en el uso de las *habilidades* remanentes de una persona para lograr el nivel más alto de independencia posible en el desempeño de sus tareas ocupacionales. Tiene en cuenta la discapacidad de la persona, así como las dificultades que se le presenten a la hora de llevar una vida normalizada a la hora de diseñar el plan de tratamiento adecuado y sus adaptaciones.

Se incluye en la intervención el manejo de todos aquellos dispositivos que favorezcan la independencia, como ayudas técnicas o tecnologías de apoyo y adaptaciones, que el terapeuta ocupacional proporciona a la persona después de valorar sus necesidades individuales. Combina, por lo tanto, las adaptaciones externas con los propios recursos de la persona para que la rehabilitación resulte eficaz.

En este marco se pretende que la disfunción, la discapacidad y la dependencia de la persona afectada se transformen en función, capacidad e independencia en la ejecución del desempeño ocupacional.

Se entrenan y capacitan los patrones de ejecución (hábitos y rutinas), destrezas de ejecución (motoras, sensitivas, cognitivas...) y el entorno de la persona para conseguir la autonomía en las áreas de desempeño, tales como las actividades de la vida diaria e instrumentales, el trabajo o la educación, el ocio y el tiempo libre, el juego y la participación social.

El objetivo de este marco en la población infantil es el retorno al seno de la familia y el hogar, la educación y la participación en la comunidad compensando los déficits que pueda provocar el estado de desventaja por la incapacidad que se tenga.

Los principios básicos en la población infantil son los siguientes:

- El rol del niño es intrínseco a sus tareas ocupacionales y su necesidad de desarrollarse e involucrarse en las actividades diarias.
- El niño discapacitado con pérdida de capacidad puede recuperar esta mediante métodos alternativos de compensación y adaptación.
- Utiliza las capacidades residuales que pueden auxiliarse con ayudas externas para favorecer la función.
- Se necesita la implicación del niño y de la familia para conseguir la mejoría mediante las técnicas que se le proporcionen.
- Se necesita la conservación de las destrezas cognitivas y emocionales para lograr los objetivos terapéuticos y la autonomía del niño en las actividades de la vida diaria.

El terapeuta ocupacional utiliza los métodos de tratamiento propios del marco rehabilitador para la intervención de niños, según los siguientes abordajes:

a) *La adaptación de tareas*. Se entrenará a los niños en la realización de las tareas con recursos de adaptación. Por ejemplo, simplificar las tareas en pequeños pasos.

b) *La adaptación del entorno*. Se entrenará al niño en el manejo de las adaptaciones del entorno necesarias para compensar sus limitaciones en las actividades. Por ejemplo, adaptar el hogar y hacer recomendaciones necesarias. Se indicarán *recomendaciones internas del hogar*: acceso a la vivienda, teniendo en cuenta las puertas, obstáculos, desplazamiento en la casa, tipos de suelo; acceso a la televisión, la radio, el ordenador, los enchufes, las llaves de luz, las ventanas; altura de váter, el lavabo, los grifos, las mesas, la silla de ruedas; accesibilidad a los armarios, el fregadero, el frigorífico, el calentador, etc. Y *recomendaciones externas del hogar*: su localización, la disponibilidad de transporte público, el acceso a la vivienda (escaleras, ascensores, rampas), los tipos de puertas (anchura para silla de ruedas, peso, tipo de cerradura), etc.

c) La provisión de adaptaciones, ayudas técnicas o productos de apoyo. Se hacen prescripciones, diseños, entrenamientos y recomendaciones de adaptaciones de productos o tecnología de apoyo. Estos incluyen: las órtesis, las prótesis, la adaptación de mobiliario (interior y exterior) así como la adaptación de los medios de transporte necesarios para realizar las actividades de la vida diaria y de participación social.

Con este marco, el terapeuta ocupacional ayuda al niño a compensar sus carencias, adaptar sus habilidades y afrontar las situaciones limitantes en su entorno.

En relación con las intervenciones del *modelo de adaptación y compensación,* según señala Case-Smith en sus últimas publicaciones (Case-Smith y O'Brien, 2010), el desempeño ocupacional tiene éxito cuando las exigencias de la tarea, las habilidades del niño y las características del entorno son congruentes. Cuando las habilidades de la persona no se ajustan a las exigencias de la tarea en el medio ambiente, el desempeño ocupacional se vuelve menos exitoso. La mayoría de los modelos de práctica en la TO, en especial con los niños que aún están en desarrollo, se centran en el aumento de las habilidades del mismo. El modelo de adaptación y compensación consiste en equilibrar las exigencias de la tarea o modificación el entorno, de modo que sea congruente el nivel de la capacidad del niño con el nivel de exigencia de la tarea. Para ello se utilizan los dispositivos de ayudas técnicas, o el cambio del entorno físico o social (Crepeau y Schell, 2008). A menudo, cuando los niños tienen deficiencias ocupacionales en la realización de las actividades de la vida diaria, se requiere la modificación de las tareas para maximizar su participación. Por ejemplo, un niño con parálisis cerebral puede requerir una silla adaptada o un bipedestador para jugar con su familia, o un niño con autismo puede requerir un tablero de comunicación para comunicarse con su profesora y sus compañeros. De este modo, el equipo de adaptación o ayuda técnica, se utiliza para modificar o adaptar la tarea. Campbell, Milbourne y Wilcox (2008) ven la tecnología de asistencia como un puente o mediador entre las habilidades que un niño puede llevar a cabo en la actualidad y los requisitos de la tarea. Las ayudas técnicas o productos de apoyo pueden ser simples como cepillos, cubiertos o lápices adaptados, o más complicadas, como sistemas de comunicación o dispositivos de movilidad. Existe una amplia variedad de dispositivos tecnológicos y ayudas técnicas que permiten a los niños con deficiencias motoras acceder mejor a su entorno, como las sillas de ruedas, los ordenadores adaptados, las tablas de comunicación aumentativa, etc. El enfoque compensatorio a menudo complementa otros enfoques que se centran en el desarrollo de habilidades. Se seleccionan métodos para adaptar las tareas no solo para que el niño tenga éxito en una tarea en particular, sino también para promover las habilidades en tareas similares y en otros entornos.

E) Teorías del control motor y aprendizaje motor

El *control motor* es el proceso por el cual el sistema nervioso recibe, asimila e integra la información sensorial que recibe del medio ambiente, tanto del presente como del pasado, para planear y ejecutar respuestas motoras y posturas apropiadas ante una tarea. El *aprendizaje motor* es el proceso a través del cual se estudian los cambios en la ejecución de los movimientos y del desarrollo motor que se produce como resultado de la práctica y la repetición. Este aprendizaje depende de la maduración de los sistemas, la práctica, la motivación y la experiencia que se tenga de la actividad concreta. Así mismo, implica varios grupos de ideas distintas sobre la adquisición y la modificación del movimiento, así como la intención de realizar la tarea, su práctica y su retroalimentación.

> El aprendizaje motor es un conjunto de procesos asociados con la práctica o la experiencia que provoca cambios relativamente permanentes en la capacidad para realizar actividades motoras de forma habilidosa. El aprendizaje no se puede medir directamente, sino que es inferido a través de la observación de la conducta (Schmidt, 2011).

Las diferentes teorías que conforman las teorías del aprendizaje motor son la teoría del asa cerrada del aprendizaje de Adam (1971), la teorías del esquema de Schmidt (1975), las teorías basadas en el procesamiento de la información (Glass y Holyoak, 1986) y los sistemas y la teoría del control motor del aprendizaje como exploración de base ecológica de Newell (1991). Por ejemplo, la teoría de Adam se basa en el control en bucle o asa cerrada en la que se afirma que el individuo, de acuerdo con las huellas perceptivas (referencias), y comparándolas con la imagen modelo, realiza los ajustes para adoptar su ejecución al modelo inicial. Describe a su vez dos fases: *fase verbal*, donde el control de la información se ejecuta de forma consciente, y *fase motriz*, donde, apoyándose en experiencias anteriores, cada vez necesita menos control consciente, llegando a automatizarse.

Además, otras teorías explican las etapas del aprendizaje, donde se detallan: el proceso de aprendizaje, en qué modo la persona se involucra en la tarea y el ambiente donde se desarrollan. Por ejemplo, la teoría de Gentile (1992) propone dos etapas del proceso de adquisición de las habilidades motoras. Una primera etapa, donde el objetivo es comprender la dinámica de la tarea, y en la que la persona obtiene la idea del movimiento, desarrolla estrategias significativas del mismo, reconoce y comprende las características críticas del ambiente para organizar los movimientos. En la segunda etapa, perfecciona dichos movimientos. Y la teoría de Fitts y Posner (1997), que explica el aprendizaje motor en su modelo de los tres estadios, donde el paciente pasa de una fase de inexperto a experto y donde se involucra en el proceso. Se describen los tres estadios a continuación:

1. *Verbal-cognitiva.* La persona entiende la tarea y desarrolla las posibles estrategias para su realización. El rendimiento es muy variable, se requiere esfuerzo y repeticiones verbales. Es cuando una persona aprende una nueva destreza o reaprende una antigua.
2. *Asociativa.* Se selecciona la mejor estrategia para la realización de la tarea y se perfecciona la habilidad. Se necesitan menos verbalizaciones y aspectos cognitivos. La persona se centra en refinar un patrón, consiguiendo dirigir el programa dentro de restricciones ambientales específicas. Dependiendo del tiempo que se dedique a la práctica, esta se aprende en más o menos tiempo.
3. *Autónoma.* Se ha aprendido la habilidad motora y se requiere poco esfuerzo cognitivo para realizarla. La tarea se "automatiza", es decir, la persona convierte en involuntarios determinados movimientos corporales y actos mentales, y puede atender o participar en otras tareas al mismo tiempo. La persona consigue moverse dentro de una variedad de ambientes, y tiene la capacidad de retener la destreza y realizarla en todos los contextos.

Las teorías contemporáneas sobre el aprendizaje motor se basan en un modelo de sistemas del individuo, la tarea y el ambiente, así como en un modelo distribuido de control motor. Por ejemplo, la teoría de Schmidt y Lee (1999) defiende que la práctica determina un cambio acumulativo en el comportamiento, y con ella se desarrolla una representación más apropiada de la acción. Sin embargo, Newell (1991) destaca que el aprendizaje motor es un proceso de mayor coordinación entre la percepción y la acción, compatible con la tarea y con el ambiente. De este modo, la práctica se convierte en una búsqueda de las estrategias más eficaces para resolver la tarea, con las limitaciones de aprendizaje y el ambiente.

Todas estas teorías proporcionan diferentes explicaciones de los procesos y factores importantes para el aprendizaje motor, pero todas ellas destacan en la importancia de que la persona se involucre activamente en el proceso y la interacción con el ambiente.

Según Case-Smith y O'Brien (2010), el *aprendizaje motor* como modelo de práctica se enfoca en ayudar al niño a adquirir acciones funcionales dirigidas a alcanzar una meta. Inicialmente podría dar la impresión de que enfatiza en la construcción de habilidades, porque el enfoque está en la adquisición de habilidades involucradas en el movimiento y equilibrio. Sin embargo, el énfasis del aprendizaje motor tiene como base la ocupación, pues está dirigido hacia la búsqueda de una solución motora que emerja de la interacción del niño con la tarea y el medio ambiente.

Cuando un niño aprende una nueva tarea funcional, adopta una estructura de movimientos general que toma en cuenta la relación que involucra las capacidades de movimiento del niño, las condiciones medioambientales y la meta de la acción. Cuando la tarea se hace repetidamente, estas correspondencias se vuelven más refinadas, y la meta se alcanza con mayor éxito. Algunos procesos específicos, tales como los patrones de contracción muscular, la estabilización, el posicionamiento de articulaciones, la respuesta a la gravedad y la fuerza muscular, al principio están desorganizadas; sin embargo, con la práctica continua, estas se vuelven más organizadas y finamente sintonizadas. Estos patrones son llamados *sinergias de movimiento*, o *estructuras coordinadoras*, y representan la estrategia preferida del niño para resolver una tarea de la manera más eficiente.

Los niños con déficits de programación motora y control motor con frecuencia tienen dificultades para establecer los tiempos y secuencias de las sinergias funcionales. Así mismo, las demandas de las tareas y actividades pueden variar, y cada una de estas dimensiones es relevante a la hora de aprender las tareas.

Existen distintos tipos de información que contribuyen al proceso de aprendizaje motor; por un lado, la información *intrínseca* cuando la producen los sistemas sensores del niño y es inherente en una tarea, por ejemplo, la información que recibe de la visión, la propiocepción, la sensación o la kinestesia; y, por otro lado, la información *extrínseca*, que es la proporcionada al niño a través de una fuente externa, como un terapeuta, o al observar las acciones de él mismo.

Por lo tanto, un terapeuta utiliza el *modelo de práctica de aprendizaje motor* cuando analiza las sinergias de movimiento que el niño utiliza para alcanzar la meta de acción funcional; considera el nivel de aprendizaje del niño y determina la mejor manera de facilitar la provisión de información tanto extrínseca como intrínseca para mejorar la eficiencia del movimiento; provee oportunidades para la práctica óptima de la meta y apoya la práctica en el medio ambiente natural; promueve el rendimiento y la toma de decisiones independiente tan pronto como sea posible, y evalúa si el aprendizaje motor ha sido adquirido, transferido y generalizado.

Otras teorías del control motor son la *teoría refleja*, que se basa en que un estímulo desencadena una respuesta, y esta a su vez se transforma en el estímulo de la siguiente respuesta; la *teoría de programación motora,* donde el movimiento es posible en ausencia de una acción refleja y existen generadores de patrones centrales que son capaces de producir movimientos por sí mismos, como caminar y correr; la *teoría jerárquica,* que sostiene que el SNC se organiza de forma jerárquica y cada nivel ejerce control sobre el nivel menor; la *teoría ecológica,* que se basa en la forma en la que nuestro organismo utiliza la información recibida del entorno para controlar nuestros movimientos, y la *teoría dinámica de sistemas*, que se explica a continuación por su interés en la TO.

F) La teoría dinámica de sistemas

Según Case-Smith y O'Brien (2010), la teoría dinámica de sistemas propone un modelo flexible de organización neuronal en el cual las funciones de control y coordinación motoras son distribuidas entre muchos elementos del sistema, más que por un único nivel jerárquico del SNC. Bernstein (1967) usó conceptos de la física relacionados con el movimiento y aplicó estas ideas al desarrollo motor. Propuso que el SNC controla grupos de músculos (no músculos individuales) y que estos grupos pueden cambiar el comportamiento motor por sí mismos sin el control del SNC. Es decir, el sistema motor se organiza a sí mismo o se autoorganiza.

Un sistema dinámico es simplemente algo que cambia con el tiempo. Los teóricos de los sistemas dinámicos enfatizan que el aprendizaje no ocurre solo en el cerebro y que el cuerpo y el entorno están cambiando constantemente y simultáneamente influyendo unos en otros. En este enfoque teórico, en lugar de ver el comportamiento como predeterminado por el SNC, se ve el comportamiento motor como la aparición de la cooperación dinámica de muchos subsistemas en un contexto de "tarea específica". Esto implica que todos los factores que contribuyen en el comportamiento motor son importantes y ejercen una influencia en el resultado, tanto facilitando su desempeño como restringiéndolo. De acuerdo con este enfoque, el terapeuta observa los periodos de estabilidad en el aprendizaje y supervisa señales en las que el niño ya está preparado para cambiar cualitativamente a un tipo de comportamiento diferente. La identificación de las variables del sistema que conduce la transición de un nivel a otro facilita el aprendizaje. Estas variables pueden estar relacionadas *con el niño, la tarea o el ambiente.*

Thelen (1995) sugirió que variables como el crecimiento físico y la biomecánica pueden ser más importantes para el aprendizaje motor en la infancia (niños más pequeños), mientras que factores como la experiencia, la práctica y la motivación pueden ser más influyentes en el aprendizaje de actividades motoras en niños más mayores.

La teoría dinámica de sistemas es un enfoque ecológico que asume que el rendimiento funcional de un niño depende, por un lado, de las *interacciones entre las habilidades inherentes del niño y las que este manifiesta o habilidades emergentes;* y, por otro lado, de las *características de la tarea o actividad deseada y el entorno en el cual se realiza la actividad.* La autoorganización es óptima en una tarea funcional cuando tiene un objetivo y un resultado. La mayoría de las tareas funcionales, como comer y beber, obtienen un patrón de movimiento predecible;

por lo tanto, estas tareas en sí mismas pueden autoorganizarse. Estas cualidades sugieren que la teoría dinámica de sistemas se vincula perfectamente con la TO.

G) Modelo motor orientado a la tarea

Horak (1991) describe el *modelo de sistemas de control del motor* que se ve influido por el aprendizaje motor del desarrollo y las teorías de adquisición de habilidades. Este modelo se basa en la suposición de que el SNC se organiza jerárquicamente después del daño en el SNC; a su vez, los comportamientos de las personas manifiestan intentos de compensar el daño, por lo que logran un desempeño funcional con dichos intentos de compensación. Es decir, la recuperación de la lesión del SNC es un proceso de descubrimiento de la función que queda para lograr la ejecución de tareas por parte de la persona. Debido a las características personales de cada individuo y los contextos de desempeño que son únicos, la secuencia de recuperación variará. Hay múltiples factores que pueden explicar los cambios de comportamiento observados después del daño en el SNC, como las características personales (psicológicas, sensoriomotrices y cognitivas) o la interacción con sus contextos de desempeño (físicos, socioculturales y económicos). Por otra parte, las tareas funcionales y de desempeño en el contexto se ponen de manifiesto para ayudar a organizar el comportamiento (Kamm *et al.,* 1990). Por lo tanto, la práctica variada se utiliza para ayudar a las personas a descubrir las estrategias óptimas y lograr un rendimiento funcional (Higgins, 1991). Hay algunas limitaciones a este enfoque, debido a que aún está en desarrollo; por ejemplo, las estrategias de evaluación e intervención todavía se están estudiando, así como su eficacia. Este modelo trata de reproducir ambientes naturales que simulen los entornos de la persona, pero esto a veces es difícil en la clínica. Sin embargo, en un futuro estas consideraciones se pueden tener en cuenta al remodelar o abrir nuevas clínicas o servicios de TO hospitalarios. En la población infantil sería útil reproducir ambientes de ocio y colegio, por ejemplo. Lo ideal para este modelo es que las intervenciones de TO se realicen también en el hogar de los niños, su propia escuela, sus lugares de ocio y sus entornos de participación social. En realidad, el aumento de la presión para acortar las estancias hospitalarias y el aumento en el desarrollo de programas de tratamiento basados en la comunidad debería apoyar esta tendencia.

2.1.2. Marcos de referencia primaria aplicados a la discapacidad psicosocial

El terapeuta ocupacional utiliza una variedad de enfoques psicosociales cuando trabaja con niños y adolescentes que experimentan problemas en el desempeño ocupacional debido a problemas sociales, emocionales, de conducta o dificultades con las relaciones. Varios de estos enfoques se basan en teorías que se centran en el desarrollo de uno mismo, en las relaciones familiares y con los compañeros, y sobre los aspectos del entorno social y cultural que influyen en cada una de ellas.

Los terapeutas ocupacionales que trabajan en pediatría usan los conceptos de desarrollo psicológico y social de manera implícita, ya que el desarrollo de la capacidad de mantener relaciones con sus compañeros y otras personas significativas es parte esencial del desempeño ocupacional de la niñez y la adolescencia.

También se consideran determinantes importantes de la actividad saludable atributos personales, como el temperamento, la autoestima, la autoeficacia, la capacidad de resolución de problemas y las habilidades sociales. Las influencias ambientales sobre el comportamiento y el desarrollo social sugieren la necesidad de considerar las expectativas y los elementos sociales de los hogares, las escuelas y los entornos comunitarios y reconocer la importancia de los amigos en la vida de una persona joven. El terapeuta ocupacional guía la intervención con la díada padre-hijo y, por lo tanto, es conocedor de la conducta normal, las vulnerabilidades asociadas a discapacidades concretas, el apego, las habilidades de afrontamiento y la compatibilidad de los temperamentos.

A continuación se resumen los marcos de referencia aplicados a la discapacidad más utilizados en TO infantil (cuadro 2.6).

Cuadro 2.6. Marcos de referencia primarios aplicados a la discapacidad psicosocial pediátrica más utilizados en TO

Marco de referencia	*Intervención*	*Autores*
Conductual	Proporciona a la persona oportunidades de *aprendizaje* de los comportamientos o conductas adecuadas y específicas necesarias para estar adaptado al medio.	Watson, Giles y Clark-Wilson, Kazdin, Bandura
Cognitivo	Reemplaza los pensamientos negativos e irracionales por pensamientos realistas y positivos.	Beck, Rush, Shaw, Emery, Ellis, Meichenbaum y Dobson
Marco psiconalítico o psicodinámico	Se centra en el estudio inconsciente de la persona.	Freud, Adler, Jung, Melanie Klein, Winnicott, Erikson, Bowlby y Lacan
Marco humanista	Se centra en la persona, sus intereses y necesidades.	Maslow, Rogers

A) Marco de referencia conductual

El marco de referencia conductual se basa en el comportamiento observable, evaluable y cuantificable de las personas. El conductismo se considera una orientación general del trabajo experimental clínico (Giles y Clark-Wilson, 1999). Según Kazdin (1994), se usa con frecuencia la *teoría del aprendizaje* para describir sus fundamentos filosóficos. Los enfoques de intervención conductual pueden ser la modificación de conductas o comportamientos o el análisis conductual aplicado. Su metodología se desarrolla a través de la observación con la realización y el uso de la entrevista, el autorregistro o los autoinformes, entre otros.

El terapeuta ocupacional utiliza este marco para proporcionar a la persona oportunidades de *aprendizaje* de los comportamientos o conductas adecuadas y específicas necesarias para estar adaptado al medio o ambiente en el que vive y maximizar su independencia funcional.

Es Watson (1913) el autor de las bases del conductismo. Estudió la conducta observable y consideró el estudio del comportamiento según las variables del estímulo y el efecto o respuesta que este podía producir en el comportamiento. Se comenzó a aplicar en los años 50 en personas con problemas mentales. Los principios en los que se basa el marco conductual que provienen de la teoría del aprendizaje son los siguientes:

1. Un comportamiento aparece más o menos frecuentemente según sus contingencias o posibilidades de refuerzo, es decir, el comportamiento es seleccionado por sus consecuencias (Skinner, 1938).
2. Otros factores influyen en el comportamiento, como los ambientales, los hábitos y la propia historia del refuerzo de la persona.
3. Desde la terapia conductual se organizan los factores que influyen en el comportamiento de la persona, sin que este quede a disposición del azar, y contribuye, de esta manera, al aprendizaje y al mantenimiento de un comportamiento adaptativo (Giles y Clark-Wilson, 1999).

En 1898, Thorndike propuso los principios teóricos del conductismo definiendo la *ley del efecto*, que establece el fundamento para el conocimiento del comportamiento. Esta ley señala que si, ante un estímulo dado, a la respuesta le sigue un acontecimiento placentero, la asociación entre el estímulo y la respuesta se fortalece y esta se repite. Sin embargo, si le sigue un acontecimiento adverso, la asociación se debilita e incluso se extingue la respuesta.

Se diferencian tres tipos de aprendizaje que corresponden a clases distintas de comportamiento: condicionamiento clásico, condicionamiento operante, aprendizaje vicario o aprendizaje de la teoría social:

1. El *condicionamiento clásico* (de Pavlov) se basa en que una serie de estímulos producen unas respuestas o reacciones. Las personas aprenden nuevas respuestas asociando un conjunto de estímulos, que previamente no originaban una reacción, con otro conjunto de estímulos que sí producen la reacción y que dan como resultado una respuesta condicionada. Responde a la fórmula E-R (donde E representa los estímulos del ambiente, y R, la respuesta observable del individuo). A través del condicionamiento clásico, las respuestas no condicionadas (RNC) pueden quedar bajo la influencia de nuevos estímulos, los llamados estímulos condicionados (EC), y conducir a una nueva respuesta, la respuesta condicionada (RC) (figura 2.3).

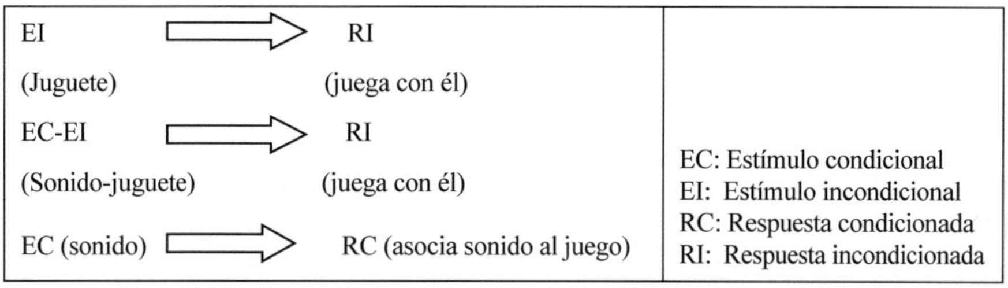

Figura 2.3. Esquema del condicionamiento clásico de Paulow.

El terapeuta ocupacional utiliza el condicionamiento clásico, por ejemplo, cuando muestra a un niño un juguete y juega con él (EI, RI); al día siguiente hace sonar el juguete antes de jugar (EC), y así varias sesiones, y al cabo de las sesiones con solamente el sonido del juguete se produce una respuesta del niño de sonrisas y llamamientos para jugar (RC). El niño reconoce el sonido y cada vez que lo oye asocia su sonido (EC) al juego, entonces reacciona pidiéndolo.

2. El *condicionamiento operante* se basa en que los comportamientos se desarrollan o son aprendidos como resultado del efecto o consecuencias que tienen sobre el ambiente cuando la persona desarrolla el comportamiento. Se dice que los operantes se producen porque no requieren de un estímulo desencadenante (que sí es necesario en el condicionamiento clásico). El operante es un comportamiento *que resulta de un refuerzo.*

   Responde a la fórmula: E-R-K-C, donde K es la relación de contingencia entre los estímulos y las respuestas, y C, una reacción ambiental que es inmediata a la respuesta y que la controla. De esta forma, la respuesta que se observa en un organismo depende de la estimulación ambiental y de las contingencias que se produzcan a las respuestas dadas. Los consecuentes de una respuesta dada pueden tener un valor de *refuerzo positivo o negativo* que hacen que esa respuesta aumente y se repita.

Un reforzador, por lo tanto, es un objeto, actividad o suceso que cuando se proporciona después de una conducta o comportamiento *incrementa la probabilidad de aparición de dicha conducta*. Un reforzador positivo es un estímulo que, al ser administrado tras la emisión de una respuesta, incrementa la probabilidad de que esta se vuelva a repetir nuevamente. Desde esta perspectiva, un reforzador positivo se podría entender como una recompensa. Por el contrario, un reforzador negativo es cualquier estímulo aversivo que, al ser retirado después de la realización de una conducta, incrementa la probabilidad de la aparición de esa respuesta. Existen varios tipos de reforzadores (cuadro 2.7).

Cuadro 2.7. Tipos de reforzadores

Reforzadores materiales	Realidad física. Ejemplos: alimentos, bebidas, dinero, juguetes y toda clase e objetos.
Reforzadores sociales	Dependen de otra persona dentro del contexto social. Expresados en forma de sonrisas, elogios, alabanzas o comentarios.
Reforzadores de actividad	Cualquier actividad agradable para el niño.

Para el uso eficaz de los reforzadores es necesario proporcionar unas condiciones de uso:

a) Conocer los estímulos materiales, de la actividad o sociales que más le gustan al niño. Deben ser deseados por él para que funcionen.
b) Entregar o proporcionar inmediatamente después de que haya hecho la conducta deseada y solo si lo ha hecho.
c) Avisar al niño de las conductas que van a ser reforzadas y de las consecuencias que se obtendrán.
d) Usar diferentes reforzadores.
e) Todos los adultos o personas cercanas tienen que hacer el mismo refuerzo para que sea más eficaz.
f) Al principio reforzar siempre, después intermitentemente hasta que no haga falta el refuerzo para que se repita la conducta.

g) Acompañar el refuerzo con alabanzas relacionadas con lo buen chico o chica que es.

El terapeuta ocupacional utiliza esta teoría en programas que incorporen la técnica de economía de fichas para la modificación de conductas (véase el capítulo 8).

3. *El aprendizaje vicario o teoría del aprendizaje social*, introducido por Bandura en 1977, tiene en cuenta variables intraorgánicas. Se focaliza en la observación y el modelamiento del aprendizaje. Es un tipo de aprendizaje observacional o vicario, es decir, se da cuando alguien observa a otra persona realizando un comportamiento. Responde a la fórmula E-O-R, donde O es el organismo. El organismo es el elemento mediador entre la estimulación exterior y el comportamiento, e influyen en la conducta factores de tipo biológico, como la ansiedad o el miedo, y el repertorio de conductas aprendidas a lo largo de la historia individual. No es necesario que el observador intervenga en el comportamiento o que este se refuerce para que se mantenga. El modelado es una forma de aprendizaje vicario que se emplea con frecuencia en TO para crear habilidades o en entrenamiento grupal.

En terapia ocupacional infantil se utiliza a menudo el marco conductista, en el que se evalúa previamente a la persona para identificar los factores que ayudaron a establecer y mantener los comportamientos mal adaptativos. Durante la evaluación, los comportamientos se observan objetivamente y no se emite ningún tipo de juicio de valor. Se describen los llamados registros de antecedentes-comportamiento-consecuencia detalladamente.

Las intervenciones conductuales se aplican en niños y adolescentes cambiando las contingencias de refuerzo para apoyar el desarrollo de comportamientos mal adaptativos. También, en caso de que la persona tenga habilidades o estrategias limitadas de competición, se entrena la capacidad de dirigir y controlar su propia conducta. Las intervenciones conductuales utilizadas por los terapeutas ocupacionales pueden dividirse en intervenciones conductuales y manejo e intervenciones de creación de habilidades. Las primeras son para aumentar los comportamientos prosociales y promotores de la salud y disminuir los antisociales que amenazan la salud. Las segundas son para crear habilidades funcionales o de competición (habilidades sociales en adolescentes). En estos programas se suelen hacer contratos de acuerdo que se deben respetar. Estos se utilizan mucho en intervenciones de adolescentes con trastorno de conducta.

B) Marco de referencia cognitivo

En las décadas entre los 60 y 70, varios autores como Beck, Rush, Shaw, Emery, Ellis, Meichenbaum y Dobson desarrollaron la terapia cognitiva, también denominada terapia conductual-cognitiva. Este marco da relevancia a las cogniciones o pensamientos de la persona sobre sí misma, el mundo que la rodea y el futuro.

La terapia cognitiva nace en parte porque la terapia conductual no podía tratar muchos problemas de la salud mental, pues le faltaba la explicación cognitiva.

Las siguientes premisas son la base de este enfoque:

a) Los procesos de evaluación influyen en el afecto y en el comportamiento.
b) Si se alteran las cogniciones puede afectar al afecto y al comportamiento.
c) Los pensamientos de ideas irracionales y conductas mal adaptativas son la consecuencia de los "errores de pensamiento". La terapia cognitiva influye en las personas para que aprendan a examinar y oponerse a los pensamientos y a las formas irracionales de percibir el mundo (Murillo, 2000).

La evaluación incluye una entrevista en la que se pregunta sobre los pensamientos durante la realización de actividades practicadas. También se entregan evaluaciones formales y autoevaluaciones.

Los enfoques cognitivos desde la TO, según Case-Smith y O'Brien (2010), ayudan al niño a identificar, desarrollar y utilizar estrategias cognitivas para realizar ocupaciones diarias con eficacia. Estos modelos se basan en investigaciones de Bandura (1993), que apoya la importancia de la autoeficacia y el establecimiento de metas para motivar a los logros individuales. El terapeuta ocupacional diseña intervenciones que ayudan a aumentar la capacidad del niño para seleccionar, supervisar y evaluar gracias al aprendizaje de estrategias cognitivas que se realizan durante la realización de la tarea. De este modo, mejoran los resultados de rendimiento comparando la dinámica de las habilidades del niño con los parámetros de la tarea en su contexto.

El modelo cognitivo de la práctica requiere que el terapeuta identifique y use una estrategia de resolución de problemas globales que proporcionen un marco coherente dentro del cual el niño descubra estrategias específicas aplicables a las tareas que necesita o que quiere realizar. Esta estrategia global se basa en la estructura de la solución de problemas en cinco etapas descrito por Luria (1961). Missiuna, Malloy-Miller y Mandich (1998) utilizan la terminología de TO en estos pasos e incluyen:

1. Análisis de las tareas.
2. Anticipación de las dificultades del niño.
3. Exploración y selección de estrategias específicas para cada tarea.

4. Aplicación de una estrategia para la tarea.
5. Evaluación de la eficacia de estrategia.

El niño es guiado para desarrollar sus propias estrategias cognitivas sobre la base de los problemas encontrados durante las tareas. Las estrategias de tareas específicas que un niño descubre son exclusivas de él mismo. El uso de habilidades cognitivas para evaluar su desempeño identifica las acciones exitosas y no exitosas, y hace que el niño aprenda a ser más eficiente en actividades futuras. El terapeuta ocupacional también indica o modela la tarea, y adapta con apoyos a las metas del niño. El ambiente en la sesión de terapia es de aceptación y apoyo en la toma de riesgos. La selección de tareas es fundamental para el enfoque y se utiliza una herramienta centrada en el cliente que permite al niño identificar objetivos para la intervención. Un instrumento que permite la identificación de objetivos o metas apropiadas para niños mayores de 9 años de edad es la Medida Canadiense de Desempeño Ocupacional (Canadian Occupational Performance Measure, COMP) (véase el capítulo 5).

El enfoque cognitivo no es probablemente un modelo adecuado de la práctica para los niños menores de 5 años de edad, debido a que enfatiza el desarrollo de la habilidad y la metacognición, es decir, la capacidad de autorregular el propio aprendizaje. Una de las características clave de un modelo cognitivo en la práctica es la manera en la cual el terapeuta ayuda al niño a explorar estrategias, tomar decisiones, aplicar estrategias y evaluar su uso. El terapeuta no da instrucciones, más bien, utiliza "preguntas" para ayudar a los niños a descubrir los aspectos relevantes de la tarea, examinar cómo es el desempeño de la tarea, identificar dónde se "bloquea", pensar creativamente acerca de soluciones alternativas, ensayarlas y evaluar sus resultados en un ambiente de apoyo.

Una vez que se encuentra la estrategia más útil, el terapeuta ocupacional utiliza preguntas "puente" para ayudar al niño a generalizar la estrategia, creando situaciones en su vida diaria en las que sea aplicable la estrategia (Polatajko, Mandich, Miller y Macnab, 2001).

Por otro lado, el entrenamiento en *autoinstrucciones* de Meichembaum (1977) se utiliza en TO con el uso de autoverbalizaciones (verbalizaciones internas o pensamientos) en forma de autoinstrucciones para cambiar y controlar las conductas. El terapeuta ocupacional en la población infantil y adolescente utilizará este marco siendo un educador o entrenador, con cooperación mutua. Este basa su intervención en el reemplazamiento de los pensamientos negativos e irracionales por pensamientos realistas y positivos. Entrena a los niños para que distingan las ventajas y desventajas de las ideas irracionales, para desafiar con lógica las mismas y para expresar nuevamente sus pensamientos con un razonamiento racional. Se utiliza en niños con problemas de atención, hiperactividad y esquizofrenia.

C) Marco psicoanalítico o psicodinámico

Se fundamenta en la teoría psicoanalítica de Freud (1930). Otros autores posteriores son Adler, Jung, Melanie Klein, Winnicott, Erikson, Bowlby y Lacan. Explica el comportamiento humano de forma inconsciente y la patología se debe a elementos intrapsíquicos individuales. Estudia a través de tres elementos de la mente el inconsciente de la persona. Los elementos o estructuras son el *ello* o representación del placer, los instintos, impulsos internos o deseos de la persona; el *ego*, o representación del principio de la realidad de la persona; y el *superyó*, o representación de las prescripciones y proscripciones del mundo externo. Otros conceptos básicos son la pulsión, la transferencia, la libido, el complejo de Edipo y los mecanismos de defensa, entre otros.

En TO infantil este enfoque va dirigido a potenciar el autoconocimiento y la conciencia del individuo para que pueda reajustar el desempeño ocupacional. El terapeuta ocupacional utiliza las técnicas para el abordaje terapéutico con el uso de la actividad, el juego, las terapias grupales, la trasferencia y la simbolización. Su finalidad es lograr soluciones conscientes a la persona para utilizarlas en su desempeño ocupacional. Hagerdorn (1995) clasifica en dos las aplicaciones del marco de referencia teórico psicoanalítico en TO; por un lado, el *marco de referencia aplicado analítico*, en el que el terapeuta ocupacional trabaja con técnicas creativas, expresivas, proyectivas, con actividades artísticas creativas como la pintura, la cerámica, el teatro o la danza. Estas actividades son el medio por el que se llega a la expresión y elaboración de los contenidos psíquicos inconscientes y las formas de vinculación hacia las personas o cosas. Por otro lado, el *marco de referencia aplicado del trabajo grupal* se basa en las teorías sobre la dinámica de las relaciones y procesos grupales y sus efectos en el comportamiento y en la estructura de la personalidad de los participantes del grupo, creando vinculaciones propias de ese grupo. El objetivo del grupo es verbalizar y reflexionar sobre las relaciones grupales, elaborar conflictos y establecer relaciones en el mismo grupo.

D) Marco humanista

Aparece en los años 70 en Estados Unidos, de la mano de Maslow (1970) y Rogers (1967). Rogers considera que el comportamiento humano es consecuencia de su percepción de la realidad aquí y ahora, en el momento de actuar. Defiende que todas las personas poseen un potencial innato que lo desarrollan con la interacción de un entorno estimulante y construyendo su autoconcepto, el cual es el eje central del comportamiento humano. Rogers desarrolla sus ideas en el contexto de la salud mental y centra su atención hacia la persona, sus intereses y sus necesidades con la *terapia centrada en el cliente o abordaje centrado en la persona.* Considera que la persona que presta ayuda debe mantener unas actitudes que faciliten la relación con el cliente, como la congruencia, la consideración positiva, la empatía, lo que hace que la persona se sienta escuchada y aceptada con sus propios valores, actitudes y sentimientos. Maslow establece la pirámide de las necesidades humanas en categorías o áreas de forma jerárquica (biológicas, seguridad, amor, autoestima, cognitivas y estética) y afirma que el individuo no podrá avanzar en las necesidades superiores sin haber alcanzado y afianzado las más básicas primero.

En la población infantil, la terapia centrada en el cliente se centra en guiar, facilitar y aconsejar al infante en la exploración de la percepción de sí mismo, evitando que interprete su comportamiento; refleja sus ideas o creencias para que mejore el conocimiento de sí mismo y ofrece oportunidades en un clima adecuado para posibilitar el cambio del niño a través de su autovaloración positiva, la creencia en sí mismo y sus capacidades (su autoconcepto). El terapeuta ocupacional, desde esta perspectiva, retroalimenta al niño según sus intereses y necesidades, además de tener en cuenta sus características y la evolución del desarrollo por etapas: la infancia o la adolescencia. Cada etapa diferencia los tipos de intereses, propósitos y actitudes de cómo afrontar las distintas situaciones de la vida y la manera de vivenciarlas. Este enfoque centrado en la persona tiene influencia en la mayor parte de los modelos de práctica de la TO, como el modelo canadiense.

Preguntas de autoevaluación

1. Describe los principales marcos de referencia teóricos aplicados en la TO pediátrica en el ámbito físico.

2. Describe los principios de la teoría dinámica de sistemas aplicada en la TO pediátrica.

3. Describe los principales marcos de referencia teóricos aplicados en la TO pediátrica en la discapacidad psicosocial.

3
Modelos de práctica aplicados en terapia ocupacional desde el punto de vista pediátrico

Los terapeutas ocupacionales (TO) parten de la premisa de que, cuando los niños o adolescentes con discapacidad son capaces de participar en las ocupaciones y las actividades de su día diaria en el hogar, escuela y vida comunitaria, su salud mejora. Por consiguiente, estos profesionales se preocupan no solamente del rendimiento del niño en las actividades cotidianas, sino también en las influencias ambientales que permiten una participación saludable del niño en las actividades significativas para ellos. Los modelos de práctica, según Moruno (2003), son

> representaciones simplificadas para estructurar el conocimiento científico aportando una explicación científica a los mismos para justificar la práctica clínica. Estos modelos de práctica tienen como función principal estructurar el conocimiento científico para aplicarlo en situaciones cotidianas, favorecen la estructura del razonamiento clínico y el desarrollo de técnicas de intervención, así como el desarrollo de herramientas de evaluación. Tienen un marcado carácter normativo y prescriptivo; es decir, se utilizan como guía de intervención y evaluación para la práctica. En definitiva, permiten establecer puentes entre lo teórico y lo práctico.

Por otro lado, los "abordajes", según el mismo autor,

> dan respuesta a las particularidades de un determinado encuadre de tratamiento o grupo de población. Su función primordial es la de posibilitar el desarrollo de estrategias concretas para la intervención o el tratamiento. Hace referencia a las técnicas, modalidades, medios, métodos y procedimientos de evaluación y tratamiento que se utilizarán en encuadres concretos.

En este capítulo se explican los modelos de práctica de TO pediátrica que más se utilizan.

3.1. Principales modelos de práctica en terapia ocupacional pediátrica

Los modelos de práctica que actualmente se utilizan en la TO pediátrica se sintonizan dentro de la *teoría de sistemas*, ya que en cada uno se tiene en cuenta la interacción de la persona, el medio ambiente y la actividad/ocupación. Según Dunn, Brown y McGuigan (1994), la mayoría de los modelos de práctica de TO explican la interacción de la persona, la ocupación y el medio ambiente y reconocen la premisa de que la actuación humana no puede entenderse fuera de su contexto.

Cuadro 3.1. Principales modelos de práctica en terapia ocupacional

Modelo de práctica	*Intervención*	*Autores*
Modelo de persona-entorno-ocupación	Aborda las limitaciones del desempeño teniendo en cuenta la persona, el entorno y la ocupación.	Law, Cooper, Strong, Stewart, Rigby, Letts
Modelo de ocupación humana	Proporciona la exploración, competencia y logro continuo de los componentes de la persona: volición, habituación, capacidad de desempeño y su interacción con el ambiente con el fin de promover la adaptación ocupacional.	Gary Kielhofner
Modelo canadiense	Posibilita que la persona realice efectivamente, en su medio, las áreas de autocuidado, ocio y productividad con la colaboración y cooperación de la propia persona y de su familia y facilita la adecuación de los componentes de actuación y el medio ambiente.	Elizabeth Townsend, Sue Stanton, Mary Law, Helene Polajatko, Sue Baptiste, Tracey Thompson-Franson, Christine Kramer, Fern Swedlove, Sharon Brintnell y Loredana Campanille
Modelo de *playfulness*	Evaluación de la juguetonería o test de *playfulness*. Sostiene que la conducta del juego puede estar determinada por la presencia de tres aspectos principales: la motivación intrínseca, el control interno y la libertad para abstraerse de la realidad.	Bundy, Kooij, Vrijhof, Morrison, Bundy y Fisher, Neumann

3.1.1. Modelo de persona-entorno-ocupación (PEO) de Law

El modelo de persona-entorno-ocupación (PEO) de Law *et al.* (1996) aborda las limitaciones de desempeño de la persona desde las condiciones ambientales que impiden el desempeño ocupacional. Se centra en facilitar el cambio en la persona, su entorno y su ocupación. El modelo PEO de Law fue desarrollado utilizando fundamentos teóricos de las directrices canadienses de la TO, la teoría ambiental del comportamiento y el trabajo de Csikszentmihalyi y Csikszentmihalyi (1988) sobre la teoría de la experiencia óptima. El modelo PEO describe los conceptos de persona, entorno y ocupación como círculos relacionados entre sí, y el solapamiento de los tres elementos representa el desempeño ocupacional. Los componentes son tridimensionales, es decir, se extienden en una forma cilíndrica para indicar la continuidad de estos factores a lo largo de la vida. Cuanto más cerca se encuentre la superposición o ajuste, más armoniosamente están interactuando los factores (figura 3.1).

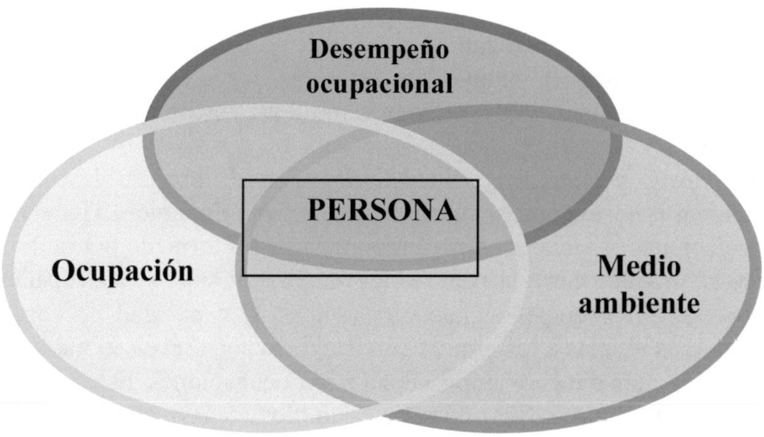

Figura 3.1. Representación esquemática del modelo persona-entorno-ocupación (PEO) de Law.

El modelo PEO de Law define los factores de la siguiente manera:

a) *Persona.* Es un ser único que a través del tiempo y el espacio participa en una variedad de papeles importantes para él mismo. La persona es un proceso dinámico, en constante desarrollo e interacción con el medio ambiente. Las cualidades que definen al individuo influirán en la forma en que la persona interactúa con en medio ambiente y lleva a cabo su trabajo y rendimiento. Estos atributos son susceptibles de cambiar, aunque algunas características serán más sensibles a la intervención que otras. Por ejemplo, las raíces culturales de una persona no pueden cambiarse; sin embargo, sus actitudes y prácticas culturales sí pueden modificarse por otras.

b) *Medio ambiente.* Son factores culturales, socioeconómicos, institucionales, físicos y sociales que se sitúan fuera de la persona y que afectan a sus experiencias. El medio ambiente es visto como el contexto en el que se lleva a cabo el desempeño ocupacional de la persona. Influye en el comportamiento y este a su vez está influenciado por el comportamiento de la persona. El medio ambiente no es estático y puede facilitar o limitar el rendimiento de la actividad. El entorno se considera más sensible al cambio que la persona (Kiernat, 1982; Ley, 1991; Lawton, 1986).

c) *Ocupación.* Es cualquier tarea funcional autodirigida o actividad en la que una persona se involucra en la vida. Las ocupaciones consideran las necesidades intrínsecas o de automantenimiento de la persona dando un rol a la misma. Se realizan en el contexto o medio ambiente de la persona. Las ocupaciones incluyen las actividades y tareas que se realizan para lograr un propósito. Son variadas, complejas y necesarias para la función de la vida.

d) *Desempeño ocupacional.* El rendimiento en el trabajo o desempeño ocupacional es visto como un complejo fenómeno dinámico. Tiene tanto consideraciones espaciales como temporales y está formado por la interacción que se produce entre la persona, el medio ambiente y la ocupación de la persona. El desempeño ocupacional tiene la capacidad de equilibrar la ocupación gracias a los puntos de vista de la persona en su medio ambiente, dando más o menos importancia a sus ocupaciones. Estas prioridades a veces entran en conflicto y sufren cambios en las ocupaciones. Durante toda la vida los individuos están constantemente renegociando su punto de vista del yo y sus funciones, dando significado a las ocupaciones y el medio ambiente en torno a sí mismos. Las cualidades observables del desempeño ocupacional pueden medirse objetivamente, pero los aspectos subjetivos se miden mediante autoinformes.

Este modelo sugiere que el rendimiento en el trabajo es el resultado de la relación dinámica, que implica a la persona, su entorno y su ocupación, interactuando continuamente para determinar el desempeño ocupacional. El ajuste o equilibro entre estos componentes da lugar a un rendimiento óptimo en el trabajo o desempeño ocupacional. Este modelo se utiliza en la población infantil, como una herramienta analítica para identificar los factores del niño, el entorno o la ocupación, que facilitan o dificultan su desempeño en las ocupaciones con significado para él. La intervención de la TO pediátrica, bajo este modelo facilita el cambio en cualquiera de estas tres dimensiones para mejorar el rendimiento del desempeño ocupacional del niño.

El modelo PEO de desempeño ocupacional ofrece una serie de ventajas en la práctica clínica de trabajo en la TO. Entre estas figuran la consideración de las intervenciones que se dirigen a la persona, la ocupación y el medio ambiente de diferentes maneras; la opción de usar múltiples vías para la obtención del cambio; la capacidad de sugerir e implementar intervenciones en su contexto y en diversos niveles del medio ambiente; el uso de un repertorio más amplio y bien validado de instrumentos de medida desarrollados por otras disciplinas. Las herramientas de medición pueden elegirse de un menú amplio y bien desarrollado que refleja la riqueza de sus raíces multidisciplinarias (Letts *et al.,* 1994).

El modelo PEO se puede utilizar en la población infantil para enriquecer y ampliar el enfoque clínico del trabajo en las terapias. Así, en lugar de tratar al niño en una sola entidad, es decir, en el servicio de TO, en la escuela o en su casa por separado y sin conexión de unos roles con otros, se puede considerar un enfoque integrador, donde los focos de intervención se aborden desde múltiples entornos, considerando todos los roles del niño. De esta manera, se puede tener en cuenta, por un lado, que un niño parte de una vida familiar en una comunidad particular en la que participa en múltiples contextos con un rol diferente en cada uno. Por ejemplo, puede tener el rol de hijo en su casa, de estudiante en el colegio o de amigo en el parque cuando juega con sus amigos, y el terapeuta ocupacional desde este modelo puede actuar facilitando en su entorno las ocupaciones desde el propio rol del niño y su desempeño ocupacional, teniendo en cuenta la influencia cultural, económica, institucional, física, factores sociales, ambientales, así como los factores personales y las ocupacionales propias de ese niño. En conclusión, el modelo PEO de Law aumenta el número y el alcance de las intervenciones que pueden ayudar al niño y su familia a mejorar su participación y su desempeño ocupacional.

3.1.2. Modelo de ocupación humana de Gary Kielhofner

El modelo de ocupación humana (MOHO) de Kielhofner se publicó por primera vez en 1980 y ha ido evolucionando desde entonces en varias ediciones. Se desarrolla desde el trabajo de Mary Reilly sobre el modelo de comportamiento ocupacional y utiliza la teoría general de sistemas, la teoría de sistemas abiertos y la teoría de dinámica de sistemas para construir una perspectiva sistémica de la conducta ocupacional humana.

Este modelo trata a la persona como un sistema abierto que interactúa continuamente con el ambiente y que gracias a eso puede mantener o cambiar sus ocupaciones. Para el MOHO la ocupación es un aspecto central que proporciona al sistema humano la autoorganización. El MOHO basa la participación y adaptación ocupacional del individuo en su vida cotidiana teniendo en cuenta como base la unión dinámica de las características de la persona y su entorno, que la ocupación refleja la influencia tanto de las características de la persona como del medio ambiente, y que las características internas de la persona (capacidades, motivaciones, patrones de desempeño) se mantienen o cambian mediante la participación en las ocupaciones.

El MOHO comprende a la persona con los siguientes componentes:

a) *Volición.* El término *volición* connota voluntad o elección. Es un proceso de la conducta voluntaria que puede ser dirigida más allá de la satisfacción de necesidades básicas. Proporciona la energía para la participación ocupacional y la selección de las mismas. Sus componentes son la causalidad personal, los valores y los intereses.

b) *Habituación.* Se refiere a la organización de la conducta del individuo en hábitos y roles. Organiza el comportamiento ocupacional dentro de patrones o rutinas. Las elecciones conscientes hechas a partir de los valores, intereses y causalidad personal formalizan una serie de hábitos y roles, que son los componentes del subsistema de habituación. Estas rutinas tratan de satisfacer las demandas internas (las del sujeto) y las demandas externas (las del ambiente). Por lo tanto, una de las claves de bienestar consistirá en el equilibrio entre ambas.

c) *Capacidad de desempeño.* Son las capacidades necesarias para realizar el desempeño ocupacional. Se refiere a la producción de conductas ocupacionales: por un lado, el componente objetivo, prerrequisito de habilidad, y, por otro, el cuerpo vivido, componente subjetivo.

d) *Ambiente.* Se refiere a que la conducta de la persona está influida en gran medida por el ambiente externo en donde su actuación tiene lugar. Los componentes son los ambientes físico, social y cultural.

e) *Niveles del hacer.* Las habilidades (motoras, de procesamiento y de comunicación e interacción), el desempeño ocupacional, la participación ocupacional y las consecuencias del hacer.

El MOHO tiene como objetivo en la intervención en el ámbito de la TO infantil facilitar el cambio de conducta a través de la organización del comportamiento ocupacional. Este modelo hace hincapié en la facilitación de la persona para que participe en un ambiente adecuado y permitir así expresar sus impulsos, explorar el entorno y que sea capaz de realizar logros y competencia ocupacional.

Entre los objetivos de evaluación y tratamiento con niños destacan los siguientes:

1. Mejorar la volición, mejorar el patrón de pensamientos y sentimientos acerca de uno mismo, los valores (compromiso, establecimiento de objetivos).
2. Mejorar la habituación, a través de mejorar los hábitos, los roles, la organización de las rutinas, la identificación personal con un rol, la percepción de expectativas. Para ello se da una estructura al desempeño ocupacional por medio de cambios ambientales o sociales.
3. Mejorar las habilidades o capacidades para el desempeño ocupacional. Son objeto de esta intervención las habilidades motoras, de procesamiento y sociales, así como la percepción del mundo. Para ello se entrenan, desarrollan y mantienen las habilidades y a su vez se valoran los niveles de apoyo que requiere la persona mediante el manejo ambiental.
4. Mejorar el ambiente o entorno, este es uno de los principales objetivos de intervención del MOHO para mejorar la participación en ocupaciones, en actividades de la vida diaria, estudio, juego y ocio; va a regular, compensar y apoyar el desempeño ocupacional de las personas a través de la modificación del ambiente.

En las últimas ediciones del MOHO se identifican tres niveles distintos de la acción humana: la *participación* (el quehacer de un individuo en sentido amplio), el *desempeño* (la realización de varias actividades o tareas que componen la participación ocupacional) y la *habilidad ocupacional* (la aproximación más minuciosa de lo que hace el individuo que forma parte del desempeño ocupacional de cualquier actividad). Así mismo se centra en las unidades de "acción con propósito" (destrezas y habilidades), y también considera que, la consecuencia de la participación de una persona en distintas ocupaciones a lo largo de su experiencia vital es su *adaptación ocupacional,* que sería, según Kielhofner, la construcción de una *identidad ocupacional* positiva y el logro de la *competencia ocupacional* a lo largo del tiempo en el propio entorno. Desde estos tres conceptos se basa la identificación de la disfuncionalidad ocupacional de una persona. Es decir, esta disfunción puede darse cuando existen problemas para el desempeño, organización o elección de ocupaciones, cuando el entorno fracasa en dar soporte o estimulación de conductas adaptativas, o cuando existen problemas de identidad o competencia ocupacional que están vinculadas a la adaptación ocupacional.

El terapeuta ocupacional que trabaja con niños con este modelo tiene en cuenta los niveles de *función y disfunción* ocupacional. Es decir, identifica tres niveles de *disfunción ocupacional* (ineficacia, incompetencia y dependencia) y tres niveles de *función ocupacional* (exploración, competencia y logro). La intervención seguirá el segundo nivel de función que se observe en el niño, con el fin de promover la adaptación ocupacional como si fuera una espiral en continuo cambio. El nivel exploratorio proporciona al niño un ambiente seguro, donde no existe la posibilidad de fracaso, sino de disfrutar, poder elegir y obtener éxito en el desempeño ocupacional. Este contexto debe estar en todas las fases del tratamiento. En el nivel competencia, situamos al niño en su ambiente con actividades relevantes para el mismo. Se le proporcionará la ayuda necesaria para su aprendizaje y realización exitosa. En el nivel de logro, se sitúa al niño en su ambiente normalizado, con una participación ocupacional satisfactoria y necesidad de un mínimo de apoyo.

La metodología de tratamiento del MOHO es integral, es decir, el terapeuta ocupacional actúa sobre el entorno y no sobre el propio sistema interno del niño. Uno de los métodos de aprendizaje es la repetición de actividades para hacerlas hábitos. La organización dinámica hace hincapié en la capacidad de adaptación. Los cambios para la nueva organización pueden darse en los distintos elementos del sistema humano simultáneamente, cambiando el ambiente, las destrezas con el aprendizaje de nuevas habilidades significativas para el niño, los hábitos y los roles. Algunas estrategias que utiliza el terapeuta ocupacional en este modelo son las estrategias de validación del niño (refuerzos), dar consejos, dar retroalimentación, negociar, entrenar, estructurar dando opciones de elección, estimular a la acción, apoyo físico y verbal para facilitar el desempeño.

El proceso clínico se realiza a través las siguientes fases: el análisis de la situación (determinando el contexto), el estableciendo metas (el núcleo del tratamiento y recuperación estimada), la planificación y desarrollo del programa, el desarrollo de las acciones, la especificación del método de evaluación y la recogida de datos, la selección de las opciones del servicio de TO y la implementación y valoración de un programa de intervención. El MOHO dispone de una serie de instrumentos de valoración y en él se identifican aspectos personales y ambientales que afecten el desempeño ocupacional. La metodología de valoración está basada en los componentes (roles, hábitos, destrezas) y en pruebas más generales. Su objetivo es identificar los puntos fuertes y débiles de los distintos elementos de la ocupación del niño (entorno, sistema interno y de la interacción de ambos, evaluando cada componente del sistema). En niños se utiliza la autoevaluación del funcionamiento ocupacional COSA, listado de intereses y de roles, entre otros (véase el capítulo 5).

3.1.3. Modelo canadiense de desempeño ocupacional (CMOP)

El modelo canadiense de desempeño ocupacional (*canadian model of occupational performance,* CMOP) se estableció como resultado del estudio de la Asociación Canadiense de Terapia Ocupacional (Canadian Association of Occupational Therapists, CAOT) y el Ministerio de Salud Nacional y Bienestar Social de Canadá entre 1983 y 1993. En el año 2007 se presentó su última actualización, en la que incluye el concepto de *engagement*, traducido al castellano como implicación, compromiso o vinculación, y el modelo pasa a denominarse *modelo canadiense del desempeño e implicación ocupacional* (CMOP-E).

Los principios del modelo canadiense se basan en la dinámica entre las personas, su medio ambiente y la ocupación que desempeñan. Son estos tres componentes, persona, medio ambiente y ocupación, en los que se realiza la evaluación e intervención desde el punto de vista de la TO.

La perspectiva de la TO gira alrededor de cuatro ideas básicas: la práctica centrada en el cliente, el desempeño ocupacional, la habilitación y la consecución de la salud, el bienestar y la justicia a través de la ocupación. El desempeño e implicación ocupacional es el resultado de la interacción de la persona con su medio ambiente, en el que se vincula a través de las ocupaciones significativas que le proporcionan satisfacción. Así, cualquier modificación o desequilibrio de los elementos persona y medio ambiente tiene como consecuencia cambios en el resto de los componentes y en el desempeño ocupacional.

Desde la perspectiva centrada en la persona y como modelo humanista concibe a la persona como un ser espiritual con capacidad para determinar, elegir y participar en ocupaciones en su entorno. A la persona, como protagonista en su propio proceso de recuperación, se la invita a que tome la iniciativa de sus propias decisiones y se involucre en su propio proceso recuperador y, por tanto, en sus propias ocupaciones y entorno. La práctica está centrada en la persona, en el rendimiento ocupacional y el medio ambiente, con participación proactiva.

El funcionamiento y disfunción ocupacional está ligado al desarrollo evolutivo individual de la persona; así, a lo largo del ciclo vital se va transformando la interacción entre la persona y el medio ambiente, al mismo tiempo que se va madurando y envejeciendo. Como consecuencia, se acumulan las experiencias ocupacionales, lo que da lugar a la realización de unas nuevas, y el abandono o la conservación de otras. En este proceso, se optimiza el desempeño ocupacional y se favorece el funcionamiento individual. Sin embargo, con la presencia de déficits físicos, psíquicos o sociales, discapacidades, retrasos del desarrollo o enfermedades, en el curso del desarrollo ocupacional se ve alterado el desempeño, el cual está ligado a los estadios del ciclo evolutivo normalizado.

El terapeuta ocupacional, por un lado, posibilita que la persona realice efectivamente, en su medio, las áreas de autocuidado, ocio y productividad. Para ello cuenta con la colaboración y cooperación de la propia persona y de su familia; por otro lado, facilita la adecuación de los componentes de actuación y el medio ambiente. Así es como el profesional confiere la mayor responsabilidad al individuo, haciendo imprescindible su participación activa en su propio proceso de recuperación.

Los tres conceptos claves que se interrelacionan entre sí, la persona, el entorno y la ocupación, tienen entre sí un funcionamiento dinámico, en el que uno influye al otro, y las modificaciones de uno afectan a los otros. Es así como pueden darse tres condiciones de cambio:

a) La persona cambia de ciclo vital, cambia de desempeño ocupacional y modifica el entorno.
b) Los cambios en el entorno modifican el desarrollo personal y el modo de realizar las ocupaciones.
c) Los cambios en las ocupaciones condicionan a la persona en su desempeño y el entorno en el que se desarrolla.

Este modelo define ocho etapas de aplicación sistemática que establecen una secuencia de intervención integrada. Son las siguientes:

1. Entrada o inicio.
2. Sentar las bases del proceso de intervención.
3. Evaluar.
4. Acordar los objetivos y el plan de intervención.
5. Implementar el plan.
6. Monitorizar y modificar el proceso.
7. Evaluar los resultados.
8. Conclusión o salida.

Con esta secuencia de intervención se definen, validan y ordenan las prioridades de la persona, así como las dificultades para el desempeño de las actividades ligadas al cuidado personal, la productividad y el ocio. Además, se determinan las condiciones ambientales, los factores que favorecen y los que obstaculizan el desempeño. La prueba estandarizada, la Medida Canadiense del Desempeño Ocupacional (Canadian Occupational Performance Measure, COPM) permite identificar las áreas donde se presenta el problema. El diseño del plan de intervención se basa en los datos obtenidos, el terapeuta ocupacional diseña y pone en marcha el plan de intervención, con la ocupación como medio terapéutico de carácter individual, grupal o comunitario. Los resultados obtenidos de la actuación y satisfacción relativa de las áreas deficitarias miden los cambios en la percepción de la persona sobre su actuación.

En TO pediátrica, este modelo se utiliza en preadolescentes y adolescentes, ya que se trata de un instrumento que persigue identificar los cambios que el niño percibe sobre su desempeño ocupacional, lo que requiere un nivel mínimo de comprensión y de compromiso por parte de los mismos. Así mismo, la colaboración de los padres es muy útil durante el proceso de intervención. Los cambios del desempeño ocupacional se miden en dos niveles: el *nivel de realización* y el *nivel de satisfacción del desempeño ocupacional* a partir de su autopercepción. El terapeuta ocupacional toma un papel de colaborador con el niño para que este elija, organice y realice las ocupaciones que considera útiles o significativas en su entorno habitual. Desde el primer momento se incentiva la participación, el compromiso y la responsabilidad en el cumplimiento de los objetivos del adolescente, realizando las actividades "con" él y no "para" él. La *promoción de la ocupación* es aportar recursos, medios y oportunidades más que dar pautas, lo que hace que el propio niño participe en sus propias decisiones ocupacionales aportándole autonomía en su desempeño ocupacional.

3.1.4. Modelo para la observación y evaluación de playfulness *o de la juguetonería de Bundy*

Los terapeutas ocupacionales son los profesionales responsables de la evaluación y la promoción del juego, ya que es la principal ocupación de los niños según Skard y Bundy (2008). Del juego se ha escrito mucho y existen muchos estudios, pero en este apartado se va a presentar desde el punto de vista del *modelo para la observación y evaluación de playfulness* de Anita Bundy (1997). *Playfulness*, traducido al español como *juguetonería,* se define como la *disposición para jugar* (Barnett, 1991) o la *forma en que un niño se acerca a jugar (y a otras tareas).* Algunos de los aspectos que se incluyen en el juego son la disposición para jugar o *playfulness,* la habilidad del niño en el juego o las actividades en sí del juego. Sin embargo, según Hess y Bundy (2003) y Saunders y Sayle Goodall (1999), existe una correlación importante de la *disposición para jugar* con la capacidad de adaptación y afrontamiento del niño, lo que convierte la *disposición para jugar* en uno de los aspectos más importantes de juego.

Este modelo ha sido operacionalizado en dos evaluaciones observacionales: la prueba de *playfulness* (Bundy, Nelson, Metzger y Bingaman, 2001) y la prueba de el apoyo del medio ambiente (TOES) (Bronson y Bundy, 2001).

El modelo sostiene que la conducta del juego puede estar determinada por la presencia de tres aspectos principales: la *motivación intrínseca,* el *control interno* y la *libertad para abstraerse de la realidad* (Bundy, 1991, 1993; Kooij, 1989; Kooij y Vrijhof, 1987, Morrison, Bundy y Fisher, 1991; Neumann, 1971).

A través del test de evaluación de la juguetonería (traducido al español de *test of playfullness,* ToP) se hace una observación del niño para recopilar las características como la curiosidad, la imaginación, el placer, el disfrute, la actividad física, el comportamiento social y la flexibilidad verbal. Este test consta de 24 ítems que ejemplifica el manejo que el niño posee en cuanto a la *percepción del control,* la *motivación intrínseca,* la *libertad para abstraerse de la realidad* y la *estructura o marco de juego,* en su conducta lúdica. Los ítems son observados a través de tres escalas de calificación, *extensión, intensidad y habilidad,* según corresponda a cada ítem en particular (véase en el capítulo 5).

Los tres elementos en los que se basa el concepto de la juguetonería (*playfulness*) tienen que presentar cierto equilibrio para determinar la conducta juguetona. Estos tres aspectos se definen de la siguiente manera:

a) *Motivación intrínseca.* Los niños se involucran en la actividad de juego simplemente porque quieren, sin tener otra razón más. La motivación intrínseca es la que nace de dentro, es decir, la fuente de la motivación o de querer hacer el juego; parte del niño, no de algo o alguien externo a él. Según Rubin, Fein y Vanderberg (1983), el "hacer", es decir, el proceso de una ocupación, es más importante que el resultado.

   Así, el hecho de ganar un juego puede ser divertido, pero ganar no es la razón principal de jugar; de hecho, si no se sabe quién va a ganar aumenta la motivación para jugar, mientras que si se sabe de antemano quién va a ganar disminuye dicha motivación. En este sentido, el azar es un factor importante del juego. La fuente de la motivación intrínseca varía según la persona, de tal manera que algunos niños se sienten motivados por actividades lúdicas que proporcionan interacción social y otros buscan la sensación de la maestría del juego. Además, en el juego, lo principal no es terminar o ganar el juego, sino el tiempo que dura el juego y lo que se disfruta jugando.

b) *Control interno.* Significa que los jugadores son en gran parte responsables de sus actos y al menos de algunos aspectos de los resultados de la actividad. Ellos deciden con quién, a qué, cómo y cuándo terminar el juego. Por otro lado, los juegos de reglas podrían estar fuera de la definición de juego, ya que las reglas obligan a actuar de una manera. Sin embargo, las reglas pueden ser modificadas por los participantes. En realidad, los juegos no deberían tener reglas, pero estas son necesarias; de lo contrario, los jugadores no sabrían cómo actuar y no tendrían el "control". Incluso en los juegos de ficción o simbólicos, lo que puede ser un juego de fantasía en realidad también tiene reglas. En el juego el niño percibe el control interno, cuando está a cargo de sus acciones y puede modificarlas a su conveniencia. Por ejemplo, decidir con quién jugar, o la manera en la que se desarrolla el juego, modificar las reglas del juego y adaptarlas según les interese.

c) *Libertad para abstraerse de la realidad.* Significa que el niño decide cómo de cerca está de la realidad objetiva del juego. Los jugadores pueden simular que son otra persona o que un objeto es algo distinto de lo que realmente es, es decir, pueden fingir hacer algo que no están haciendo realmente. Por ejemplo, dos niños pueden estar simulando una lucha, pero las señales verbales y físicas demuestran que esta no es real. Otras formas de abstraerse de la realidad es modificar algunas reglas o contar chistes mientras se juega.

Cada uno de los tres elementos (motivación intrínseca, control interno y libertad de abstraerse de la realidad) se puede representar por un continuo que refleja la presencia relativa de las características de un juego en particular. El resultado sumatorio de los tres aspectos determina la presencia relativa de lo lúdico y su equilibrio. *Playfulness* o juego, y no *playfulness* o no juego, representan un continuo (Bundy, 1991, 1993; Neumann, 1971) (figura 3.2).

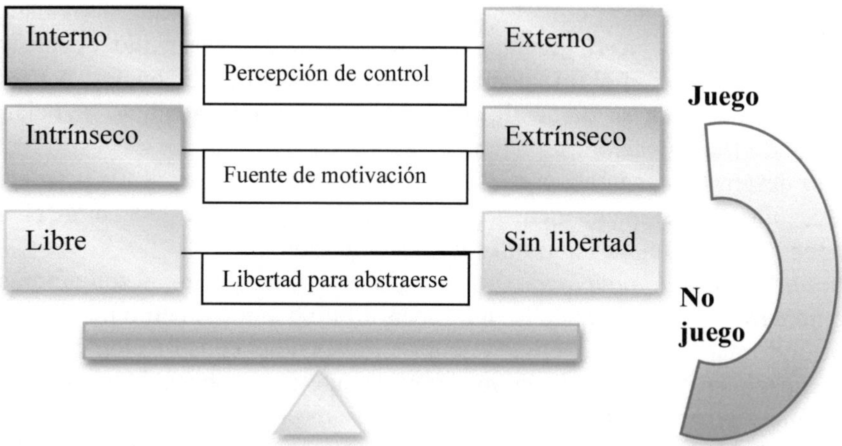

Figura 3.2. Esquema representativo de los elementos de *playfulness* (Fuente: adaptado de Bundy y Skard, 1998).

3.2. Enfoques y modelos desde el punto de vista del desarrollo

Según Case-Smith y O'Brien (2010), durante las décadas de 1960 y 1970, la TO pediátrica tuvo una influencia muy fuerte de las teorías del desarrollo. Estas teorías intentan explicar el funcionamiento y el crecimiento de los niños y adolescentes desde la perspectiva de la TO. Mosey (1966), en su *modelo de recapitulación de la ontogénesis*, es quizás quien primero aporta el concepto del desarrollo asociado a las ocupaciones y a la TO. El modelo considera que el desarrollo ocupacional humano tiene diferentes estadios y que todos los seres humanos siguen una serie de etapas iguales. Si bien esta idea del desarrollo basado en etapas es criticable, lo mismo que sucede con la teoría del desarrollo de Piaget, hay que reconocer la aportación que la autora hace la TO, al establecer unos parámetros de desarrollo y cronológicos en relación con el desempeño funcional, y contemplar al ser humano a través de todo su ciclo vital.

Tal vez la teórica más conocida de la TO de este tiempo fue Lela Llorens (1976). Ella definió un marco de desarrollo que se centró en los aspectos físicos, sociales y psicológicos de tareas de la vida y las relaciones. Llorens consideraba el papel del terapeuta ocupacional como un profesional que facilita el desarrollo, la asistencia en el dominio de las tareas de la vida y la capacidad para hacer frente a las expectativas de vida. Llorens señaló tres niveles diferentes de desarrollo ocupacional. El primer nivel, hace referencia a la adquisición de destrezas y el desarrollo de las habilidades perceptivas, cognitivas, motoras y sensoriales; el segundo nivel se relaciona con el propio desempeño de las propias actividades y tareas ocupacionales; y, finalmente, el tercer nivel del desarrollo ocupacional Llorens lo relaciona con el establecimiento de los roles ocupacionales. A medida que el niño avanza en su desarrollo físico, cognoscitivo, emocional y social, va desarrollando las ocupaciones y también sus roles. La manera en que estas ocupaciones se desarrollan es única para cada niño y definen quien es él. La perspectiva del desarrollo del terapeuta ocupacional se centra, por tanto, en cómo el niño desempeña las ocupaciones que son significativas para él.

Para el *modelo de ocupación humana* (MOHO), las personas son autoras de su propio desarrollo a través de lo que hacen. El niño emerge como un ser ocupacional con formas de hacer, pensar y sentir a través de la construcción de su identidad ocupacional y de establecer su propia competencia ocupacional. A medida que los niños experimentan haciendo cosas, descubren que pueden ser participantes activos de lo que sucede y esta revelación impulsa el deseo de seguir teniendo efectos sobre el entorno, de manera que se convierte en una motivación importante para el infante, que se siente atraído por las actividades que le permiten el ejercicio de esas capacidades y además le conceden nuevas experiencias. Esta competencia creciente para interactuar conduce al desarrollo de la capacidad. Por otro lado, el MOHO hace hincapié en el papel que tienen en el desarrollo infantil las rutinas y los hábitos. Para Kielhofner, la repetición es una fuente de seguridad y comodidad y muchos de los hábitos que adquieren en esta etapa serán recursos para toda la vida. En sus evaluaciones, el MOHO pone énfasis en el sentimiento de competencia y en la importancia que el niño da a las ocupaciones descritas, en los aspectos volitivos del infante, en sus intereses, así como en realizar un perfil ocupacional de acuerdo con los conceptos claves del modelo.

Para el *modelo canadiense de desempeño ocupacional* (CMOP), las ocupaciones se desarrollan y cambian con el tiempo, transformando el entorno a la vez que este también las transforma, dan sentido a la vida y son importantes para la salud. El desarrollo de las ocupaciones cambia, por tanto, con la edad, y es necesario preservar el equilibrio apropiado entre las diferentes áreas del desempeño ocupacional a lo largo del ciclo vital. Este modelo centrado en el cliente otorga al niño la capacidad de establecer sus propios objetivos de desarrollo relacionados con las ocupaciones.

Para el *modelo de control motor*, el desarrollo de las ocupaciones se aprende por medio de un proceso en el que la persona busca soluciones óptimas para su desempeño. Desde este planteamiento se supone que el desarrollo está centrado en el aprendizaje, más que en las propias condiciones genéticas, y es fundamental la interacción de las características del cliente con el contexto ocupacional. Igualmente, destaca el papel de la ocupación como agente facilitador de la adquisición del control motor, poniendo el énfasis en que este se adquiere a través del desarrollo de comportamientos funcionales y el desempeño de tareas concretas. A su vez, el modelo parte de que la "normalidad" en el desempeño de una tarea es muy amplia y que hay que tener en cuenta la efectividad del resultado, más que la forma de obtenerlo, puesto que son muchos los factores que intervienen e influyen en el desempeño de las tareas.

Por otro lado, las teorías de Piaget (1971) forman una base para el modelo de práctica de adaptación espaciotemporal (Cilfoyl, Grady y Moore, 1990). Piaget explicó que el *proceso de adaptación* tiene cuatro componentes: asimilación, acomodación, asociación y diferenciación. La *asimilación* es la recepción de estímulos sensoriales de los entornos internos y externos. *Acomodación* es la respuesta motora a estos estímulos. *Asociación* es el proceso organizado de relacionar la información sensorial actual con la respuesta motora y después relacionar esta información con la respuesta anterior. Por último, la *diferenciación* es el proceso de identificar los elementos específicos de la situación de un niño que son útiles y relevantes a otra situación para refinar el patrón de respuesta. De esta manera, con la base en la experiencia previa, el niño desarrolla un sentido de lo que es útil y lo que no es útil para la actividad motora en la situación actual. Desde este punto de vista del desarrollo, el niño está modificando continuamente los comportamientos más primitivos de las respuestas motoras eficaces, en lugar de adquirir continuamente nuevas habilidades.

El *modelo de práctica de adaptación espaciotemporal* considera el desarrollo como un proceso en espiral, moviéndose desde lo simple a lo complejo. La adaptación es un proceso continuo de interacción que implica el individuo, el tiempo y el espacio. Este modelo se convierte en el centro de desarrollo de modelos de intervención de los terapeutas ocupacionales de desarrollo infantil.

Las teorías y modelos de desarrollo de la TO recientes incorporan nuevos conceptos de relaciones, persona, entorno y ocupación (modelo persona-entorno-ocupación –PEO– de Law) o las teorías dinámicas de sistemas, y así en lugar de centrarse en los diferentes componentes de funcionamiento, tales como el motor, el social, o del desarrollo cognitivo, los teóricos de TO abordan el desarrollo de la ocupación durante toda la vida (Davis y Polatajko, 2006; Humphry, 2002, 2009). En una de estas propuestas, Humphry sugiere desde la perspectiva de la teoría dinámica de sistemas un *modelo de procesos de desarrollo* desde el cual el desarrollo ocupacional de un niño se basa en relaciones complejas, recíprocas y no lineales que involucran características innatas del niño y los factores ambientales. Humphry propone que los niños aprenden y se desarrollan a través de tres mecanismos generales:

a) Las comunidades, que deben invertir en los niños mediante programas de desarrollo, lugares de compromiso social, etc., con el objetivo de darles la oportunidad de permitirles que participen en la vida comunitaria, como, por ejemplo, en centros de cuidado infantil con programas para niños discapacitados, espacios de juego con diseño universal y programas educativos que fomenten la participación de las familias con niños pequeños.
b) Las influencias interpersonales, es decir, las oportunidades sociales para que los niños interactúen con otros. Los niños aprenden observando a otros realizar actividades, o mediante el juego con otros niños y adultos. Estos mecanismos sociales son el catalizador de gran parte de aprendizaje de un niño. Humphry (2009) señaló que el aprendizaje vicario a través de la observación de los demás puede ser tan importante como la enseñanza directa. Los niños también aprenden a través de las ocupaciones comunes, como la hora del círculo o actividades de grupo en preescolar. Los terapeutas ocupacionales reconocen la complejidad del aprendizaje social así como las influencias interpersonales cuando los niños participan en grupos, y lo utilizan como parte del aprendizaje y afianzamiento del desempeño ocupacional.
c) La participación en actividades novedosas, es decir, el niño reorganiza el aprendizaje de habilidades, adapta habilidades sobre la base de ensayo y error, e intenta nuevas acciones para llevar a cabo la actividad. Para participar completamente, el niño debe encontrar que la actividad sea significativa, divertida y desafiante.

Estos conceptos sobre el desarrollo del desempeño implican que los niños aprenden en contextos sociales, y que el resultado de la participación de la actividad es el aprendizaje. Una variedad de abordajes en las terapias están influidos por estos conceptos, incluyendo el diseño de actividades de grupo, la creación de ambientes de aprendizaje sociales, el modelado o el alentar, apoyar y guiar al niño en su aprendizaje en el contexto social, entre otros.

Los enfoques de la TO han evolucionado según lo han hecho las teorías y conceptos de la psicología, la educación, la neurociencia y otros campos. Estas intervenciones, según los modelos de práctica, consideran al niño con sus ocupaciones, el medio ambiente y las interacciones entre ellos. Los profesionales reconocen que las teorías se superponen y se complementan para satisfacer las necesidades individuales de los niños que atienden. Se utilizan conceptos teóricos específicos para ciertos problemas, pero también en combinación. El terapeuta ocupacional busca la eficacia de cada modelo de práctica, según las características del caso clínico concreto, para determinar qué modelo o modelos utilizar.

Preguntas de autoevaluación

1. Describe cómo influye el modelo de persona-entorno-ocupación (PEO en la TO pediátrica.

2. Describe los niveles de función y disfunción en la intervención desde el modelo de ocupación humana (MOHO).

3. Describe los niveles de desempeño ocupacional del modelo canadiense.

4. ¿Qué mecanismos propone Humphry en el aprendizaje y desarrollo del infante?

5. ¿Qué modelos de la TO utilizan el punto de vista de desarrollo y cómo?

SEGUNDA PARTE

Método de evaluación e intervención de terapia ocupacional pediátrica

4

Proceso metodológico en la práctica de la terapia ocupacional pediátrica

En este capítulo, se va a mostrar el proceso metodológico en la práctica clínica durante el desarrollo del plan de intervención propuesto para la población infantil en terapia ocupacional (TO).

El proceso metodológico en el que se desarrolla la práctica clínica en la TO pediátrica es el método específico y diferencial que el terapeuta ocupacional utiliza para realizar el plan de intervención. Una vez seleccionados el marco de referencia teórico aplicado (MRTA) o un modelo de práctica (MP), vistos en los capítulos 2 y 3, que determinan el razonamiento clínico, el terapeuta ocupacional comenzará el proceso metodológico con el proceso de evaluación, diagnóstico ocupacional, intervención y resultados, además de diseñar el programa de tratamiento indicado con las técnicas, los métodos y los abordajes concretos seleccionados para la intervención. Como guía en el proceso metodológico de la práctica de la TO pediátrica se ha seleccionado el marco de trabajo para la práctica de TO de la Asociación Americana de Terapia Ocupacional (American Occupational Therapy Association, AOTA, 2008) y se ha introducido a este esquema un punto más que explica el razonamiento diagnóstico en TO que proponen Rogers y Holm, 1991, y los componentes del "diagnóstico ocupacional", que como razonamiento clínico explica Moruno en 2010. Con esta modificación, el esquema por seguir queda con los siguientes pasos o apartados como guía metodológica: a) Proceso de evaluación; b) Diagnóstico ocupacional; c) Proceso de intervención; y d) Proceso de resultados.

El marco de la AOTA se aplica de forma circular, dando continuidad a los resultados en un plan de intervención dinámico que se va renovando con las reevaluaciones y el replanteamiento de objetivos. La reconsideración del proceso finaliza con varias alternativas a la hora de seguir: la continuidad de tratamiento, la derivación a otros profesionales o un alta definitiva del niño o adolescente.

En la figura 4.1 se expone un esquema en forma gráfica el proceso metodológico de la práctica de la TO.

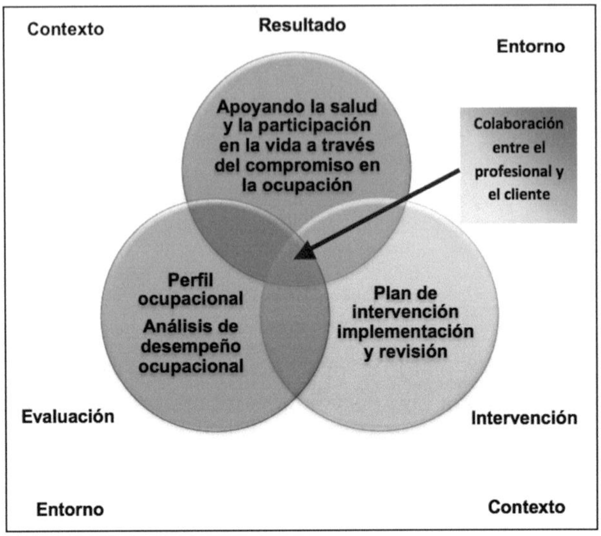

Figura 4.1. Proceso de la terapia ocupacional según la AOTA (2008).

Este proceso incluye la evaluación, la intervención y el seguimiento de los resultados; y el terapeuta ocupacional cuenta con la colaboración del niño y sus padres durante la intervención.

4.1. Proceso de evaluación

Un primer paso antes de la evaluación es la derivación del caso, es decir, de qué manera llegan a la consulta las personas que acuden a solicitar los servicios de TO.

Esta solicitud puede provenir de distintos profesionales, sobre todo si se trabaja en un equipo multidisciplinar, o de la persona afectada directamente. Los tipos de derivación dependerán de dónde se esté trabajando y la dinámica de funcionamiento que esté protocolizada en la institución.

Una vez derivado el caso, el terapeuta ocupacional comienza el proceso de evaluación o procedimiento de recogida de datos del niño que se va a tratar. Esta recogida de datos se puede realizar a través de varios métodos y evaluará los aspectos relativos a su contexto, ocupación y desempeño ocupacional, entre otros.

A continuación diferenciamos métodos de recogida de datos directos e indirectos:

a) Datos directos:

1. Revisión de la historia clínica.
2. Entrevistas con padres, familiares o cuidadores directos.
3. Evaluación directa: mediante la selección de herramientas de criterio estandarizadas o no estandarizadas, formales e informales, estructuradas y no estructuradas. Se utilizan para medir los diferentes aspectos del desempeño ocupacional que influyen en la participación y la ejecución, por ejemplo escalas para evaluar las actividades de la vida diaria básica e instrumentales, el juego, estado afectivo, funcional, etc. (Véase capítulo 5).
4. Datos extraídos de la conducta espontánea mediante la observación directa en un ambiente normalizado.

a) Datos indirectos:

1. Datos extraídos de otros profesionales e instituciones: salud, educación, social.
2. Entrevistas con familiares o cuidadores cercanos.

A continuación se desarrolla cada fase de la evaluación.

4.1.1. Evaluación del perfil ocupacional

Este es el primer paso del proceso, en el que se recoge la historia y las experiencias ocupacionales del niño, sus intereses, sus patrones de vida, sus valores y sus necesidades. Se identifican sus preocupaciones, sus prioridades y qué le gustaría mejorar en su desempeño ocupacional. Con niños más pequeños se realiza la entrevista a los padres, siendo estos una parte muy importante de todo el proceso de la práctica terapéutica, ya que nos expresan sus inquietudes y preocupaciones, que nos harán ver claramente las prioridades en el planteamiento de los objetivos terapéuticos.

La entrevista se puede llevar a cabo en una sala con juegos y material lúdico en la que se incluya también al niño. En esta situación, donde en un mismo espacio se encuentran el niño, los padres y la terapeuta ocupacional, se pueden recoger datos significativos de la interacción mutua a la vez que se efectúa la entrevista. Es recomendable que el profesional establezca un vínculo afectivo con el niño participando de su juego o pidiéndole que haga o diga cosas. Esta cercanía nos va a ser muy útil para anticipar en la siguiente visita un clima de confianza, seguridad y afecto, y esta vinculación terapéutica es un factor imprescindible para la colaboración del niño en la intervención. Una vez finalizada la entrevista, se da cita para otro día, donde se evaluará al niño las áreas de desempeño que se han detectado deficitarias o demandadas por parte de los padres (figura 4.2).

En la evaluación del niño es fundamental saber la edad de desarrollo cronológico en las distintas áreas de desempeño y compararla con la edad de desarrollo evolutivo para detectar cualquier desequilibrio en las áreas evaluadas.

En esta fase, además, se identifican y responden las siguientes cuestiones según la AOTA (2008): ¿quién es el niño o adolescente?, ¿por qué solicita los servicios?, ¿qué ocupaciones y actividades son exitosas y cuáles están causando problemas?, ¿qué entornos y contextos respaldan o interfieren con los resultados deseados?, ¿cuál es su historial ocupacional?, ¿cuáles son las prioridades y resultados establecidos por el niño o la familia?

El terapeuta ocupacional, después de recopilar y estudiar la información recogida de las diferentes fuentes (profesores, padres), identifica las fortalezas, limitaciones y necesidades del niño o adolescente para desarrollar una o varias hipótesis provisionales que expliquen inicialmente lo que le sucede al infante. Esta información también puede orientar en la elección de las herramientas de evaluación.

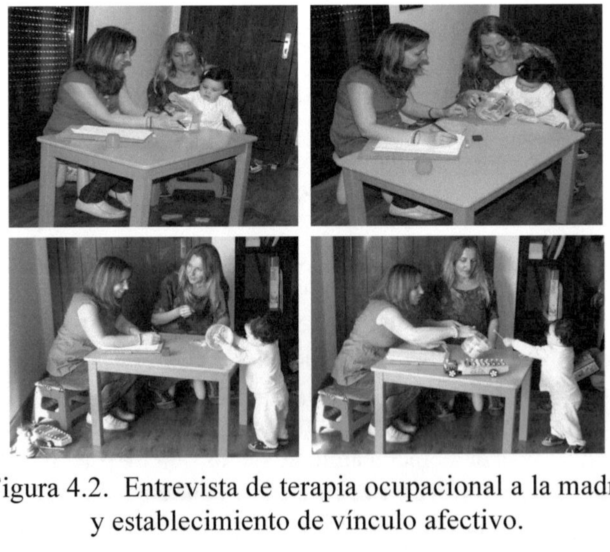

Figura 4.2. Entrevista de terapia ocupacional a la madre y establecimiento de vínculo afectivo.

4.1.2. Análisis del desempeño ocupacional

En este segundo paso, se identifican de manera más específica los problemas y potenciales del niño o adolescente. Se seleccionan únicamente aquellos aspectos del desempeño ocupacional que se han visto con deficiencia o problemática y se evalúan específicamente: las áreas ocupacionales, los factores del cliente, las destrezas de ejecución, los patrones de ejecución, los contextos/entorno y la demanda de la actividad. Una vez detectados los déficits, se selecciona la herramienta de evaluación más eficaz para el caso que se va a tratar y de ella se extraen los resultados que tendremos en cuenta a la hora de establecer las hipótesis y los objetivos de tratamiento junto con las prioridades de la persona y la familia. A continuación, se expone un cuadro de los posibles aspectos a evaluar en la población infantil susceptibles de tratamiento en TO.

Cuadro 4.1. Ámbitos de la terapia ocupacional pediátrica según la AOTA (2008)

Áreas ocupacionales: • Actividades básicas de la vida diaria (ABVD) • Actividades instrumentales de la vida diaria (AIVD) • Descanso y sueño • Educación • Juego • Ocio/tiempo libre • Participación social	*Patrones de ejecución:* • Hábitos • Rutinas • Roles • Rituales
Factores del cliente: • Valores, creencias y espiritualidad • Funciones/estructuras del cuerpo	*Contexto y entornos:* • Entornos: cultural, personal, físico, social, temporal, virtual
Destrezas de ejecución: • Sensoriales-perceptuales • Motoras y praxis • De regulación emocional • Cognitivas • De comunicación y sociales	*Demandas de la actividad:* • De los objetos utilizados y sus propiedades • Demandas del espacio • Demandas sociales • Secuencia y tiempo • Acciones requeridas • Funciones/estructuras del cuerpo requeridas

En la evaluación se tienen en cuenta los siguientes puntos metodológicos:

- Resumir la información obtenida en el perfil ocupacional.
- Observar el desempeño del infante en la actividad/ocupación deseada.
- Identificar las destrezas y patrones de ejecución problemáticas de acuerdo con los datos obtenidos en la evaluación. Seleccionar herramientas de evaluación para identificar los contextos, entornos, demandas de la actividad o características del niño que pueden estar influenciando las destrezas y patrones.
- Interpretar los datos de las evaluaciones para identificar facilitadores y barreras para el desempeño. Puntos fuertes y débiles.
- Desarrollar las hipótesis o el diagnóstico ocupacional acerca de las fortalezas y necesidades del desempeño ocupacional del niño o adolescente.
- Hacer partícipe al infante y sus padres en el diseño de programas, objetivos y metas que se dirijan a los resultados esperados.
- Seleccionar áreas para la intervención a partir de la mejor práctica y evidencia.

4.2. Diagnóstico ocupacional

El diagnóstico ocupacional es el razonamiento que concluye el terapeuta ocupacional para establecer una o varias hipótesis explicativas de lo que le está sucediendo al niño o adolescente y en qué aspectos de los componentes del desempeño ocupacional existe el problema. Este es el eje desde el cual se articula la práctica de la terapia ocupacional y facilita la toma de decisiones durante la evaluación, la intervención y el seguimiento. Se utiliza como herramienta en el proceso metodológico que explica y orienta los resultados de la evaluación inicial, según se va realizando la intervención. Para este fin se recomienda el estudio de tres documentos técnicos: la Clasificación Internacional del Funcionamiento de la Discapacidad y la Salud de la Infancia y la Juventud (CIF-AI), el marco de trabajo para la práctica de la terapia ocupacional y la guía de razonamiento clínico de Rogers y Holm.

El diagnóstico ocupacional, según Moruno 2010 se constituye por cuatro componentes integrados:

- *Componente descriptivo:* relación y descripción del conjunto de actividades en las que un sujeto presenta problemas para su desempeño funcional.
- *Componente explicativo*: conjunto de hipótesis formuladas por el terapeuta para explicar la causa o naturaleza de cada condición situación o problema (“debido a”).
- *Indicios*: evidencias que conducen a la conclusión sobre la existencia del problema y las hipótesis que las explican, es decir, aquellos indicadores (signos y síntomas) asociados con las hipotéticas causantes de los problemas.

- *Información diagnóstica adicional*: aporta datos adicionales sobre la etiología, evolución, pronóstico, incidencia, etc., del cuadro clínico probablemente relacionado con el problema ocupacional.

Se detalla un ejemplo de diagnóstico ocupacional en un niño de ocho años:

- *Componente descriptivo*: imposibilidad de seguir el ritmo en las actividades educativas en la clase, en un periodo de tiempo superior a 30 minutos seguidos (no se entera de las explicaciones, no sabe que tiene que hacer en las tareas del colegio, pierde la hora y no hace la tarea).
- *Componente explicativo*: "debido a" alteraciones en las destrezas de procesamiento cognitivo (la atención continuada y la concentración).
- Hipótesis alternativas: alteración de las destrezas motrices (hiperactividad motora, dificultad en la motricidad fina), falta de estrategias para seguir el ritmo de la clase.
- *Indicios*: el niño manifiesta que pierde la concentración y no sabe qué tiene que hacer en las tareas después de las explicaciones del profesor. El niño refiere que se distrae y tiene necesidad de moverse, intenta hacer la tarea, pero no puede y no sabe.
- *Información diagnóstica adicional*: diagnóstico médico de trastorno de déficit de atención e hiperactividad (TDAH).

La definición exhaustiva del diagnóstico ocupacional facilita el plan de intervención y el alcance de los resultados.

El terapeuta ocupacional realiza un proceso de evaluación continua a través de los seguimientos según se realicen las intervenciones. En una primera fase, a lo largo de las intervenciones, la información recogida en los seguimientos se contrasta con las hipótesis realizadas, y si es necesario se concretan más o incluso se cambian por otras más apropiadas.

4.3. Proceso de intervención

Los terapeutas ocupacionales que trabajan con la población pediátrica dirigen sus intervenciones a mejorar la salud, el entorno, la participación y el desempeño del mismo cuando el niño o el adolescente presenta una discapacidad o dependencia.

Según la AOTA (2008), el proceso de intervención consiste en:

> facilitar la participación en la ocupación relacionada con la salud a través de las medidas adoptadas por los profesionales de terapia ocupacional en colaboración con el cliente. Los profesionales de terapia ocupacional utilizan la infor-

mación sobre el cliente obtenida durante la evaluación y de los principios teóricos para dirigir las intervenciones centradas en la ocupación.

El plan de intervención en pediatría se guía a través de una serie de acciones en las que participa en primera persona el niño o adolescente y sus padres.

El proceso de intervención según la AOTA (2008) se divide en plan de intervención, implementación de la intervención y revisión de la intervención.

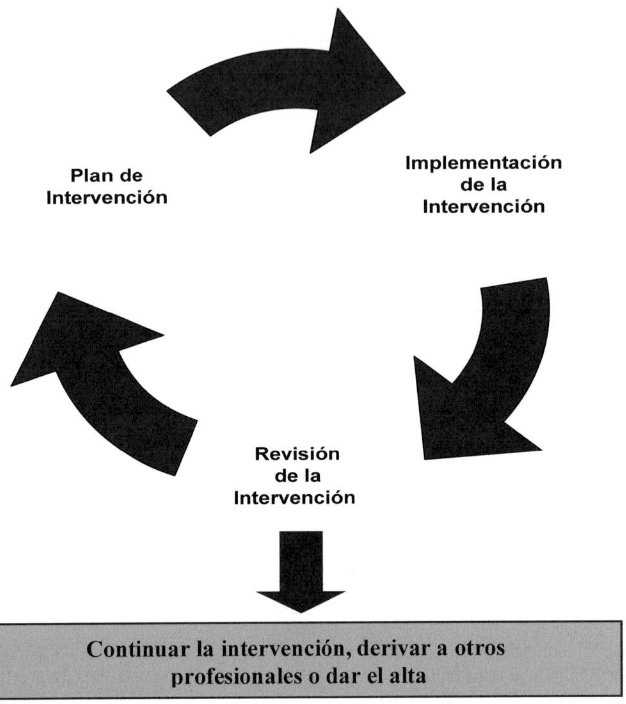

Figura 4.3. Proceso de la intervención.

A continuación se explica cada fase.

4.3.1. Desarrollo del plan o programa

Se desarrolla bajo el paraguas de un MRTA o MP elegido. Se diseña un programa que determine los tipos de intervención, objetivos y resultados esperados consensuados con el niño y los padres, y se consideran los siguientes puntos:

1. Referente al diseño del programa. Se establecen *objetivos consensuados* manejables y alcanzables que nos guíen hacia la meta final que se desea conseguir. Las metas deben ser objetivas y medibles en un periodo de tiempo determinado, identificando objetivos a corto, medio y largo plazo. *Los enfoques de intervención* van dirigidos a crear o promover, establecer o restaurar, mantener, modificar y prevenir los factores de la salud del infante. El terapeuta ocupacional selecciona las *técnicas, actividades y abordajes* adecuados para la intervención según los objetivos del programa que se quiera conseguir. Se establecen el tipo, la frecuencia y la duración de las intervenciones, normalmente con *un cronograma* pactado con los padres y el infante, donde se establezcan los días y las horas de tratamiento de TO, así como los días en que van a utilizar las técnicas aprendidas con el niño en casa. En este proceso se compara el progreso con la meta que se quiere alcanzar y se valoran posibles cambios de estrategias.

   Los programas pueden ser, según el objetivo que se ha de conseguir, intervenciones grupales o individuales; según el contexto donde se desarrollen, hospitalarios, extrahospitalarios, en centros, escuelas o lugares de la comunidad.

   Según el tipo de intervención que se elija, podemos trabajar los objetivos concretos individualmente, para luego generalizarlos en contextos de tipo grupal o en contextos normalizados de la vida cotidiana.
2. Referente a la valoración: se seleccionan los instrumentos adecuados para medir los resultados (véase el capítulo 7) y los seguimientos de las sesiones.
3. Referente al alta: se consideran las necesidades y la planificación para el alta. La preparación al alta se establece después de considerar que se han conseguido los objetivos trazados. Se realiza la elaboración de un "informe de alta" en el que se describirán las actuaciones realizadas, los objetivos alcanzados y las recomendaciones que deberían seguir realizando de acuerdo con los resultados del desempeño ocupacional trabajados y conseguidos durante la intervención en el momento del alta. Se indica además que puede contactar con el servicio en caso que necesite algún tipo de apoyo y si es necesario que solicite una nueva cita.

4.3.2. La implementación o puesta en práctica de la intervención

Se desarrolla el plan de intervención o programa y se lleva a cabo el tipo de intervención considerado. Los *tipos de intervenciones* que se establecen según la AOTA (2008) son los siguientes:

1. El *uso terapéutico del yo,* que es la utilización planificada por parte del terapeuta ocupacional relativa a su personalidad, capacidad de comprensión, percepciones y juicios como parte del proceso terapéutico.
2. El *uso terapéutico de ocupaciones y actividades,* seleccionadas para cada paciente concreto para alcanzar objetivos específicos. La utilización de ocupaciones y actividades terapéuticas, del contexto, de las demandas de la actividad y de los factores del cliente deben ser considerados en relación con los objetivos terapéuticos del paciente. Según los propósitos que se quieran conseguir, el uso de actividades y ocupaciones se pueden organizar de la siguiente forma:

   a) *Intervenciones basadas en la ocupación.* El propósito es que el paciente se implique y elija las actividades según los objetivos propuestos. Son las que participa el niño en la misma ocupación que se han trazado los objetivos por ejemplo vestirse.
   b) *Actividades con propósito.* El paciente se implica en las actividades específicamente seleccionadas para él y que le permiten desarrollar habilidades que mejoren su desempeño ocupacional, por ejemplo, seleccionar ropa, abrir y cerrar cremalleras.
   c) *Métodos de preparación.* Son métodos o técnicas que se seleccionan para preparar al niño para su desempeño ocupacional, por ejemplo, sugerir ir a natación para mejorar la coordinación o utilizar férulas para facilitar el movimiento.

3. El *proceso de consulta, asesoramiento o consejos,* en el terapeuta ocupacional usa sus conocimientos y experiencia y, en colaboración con el paciente, se identifican los problemas y se crean posibles soluciones.
4. El *proceso de educación,* que es la transmisión de conocimientos e información sobre la ocupación, la salud y la participación, que se traduzca en los resultados reales de la ocupación/actividad.
5. El *proceso de autogestión o advocacy,* acciones encaminadas a buscar y obtener recursos en su entorno que les permitan la participación plena y activa en ocupaciones y actividades cotidianas por ejemplo, conseguir recursos en la comunidad. Justicia ocupacional.
6. *Observar las respuestas del niño o adolescente* en las intervenciones basándonos en la evaluación constante y el progreso hacia las metas que queremos alcanzar (figura 4.4).

En el transcurso de la aplicación *de la intervención o implementación*, se toman anotaciones durante las terapias en una hoja de seguimiento, estas deben ser lo más objetivas posibles. Es la llamada *evaluación constante o continuada.* Estas observaciones se comparan con las evaluaciones iniciales para comprobar los progresos. Si se valora un cambio o modificación de la intervención, se informará a los padres para que modifiquen las pautas establecidas en la casa, escuela u otro entorno de la comunidad. Siguiendo esta dinámica metodológica, esta información actualizada de los progresos del tratamiento orienta al terapeuta ocupacional a la hora de revisar las hipótesis o diagnóstico ocupacional y le sirven de guía hacia los resultados esperados.

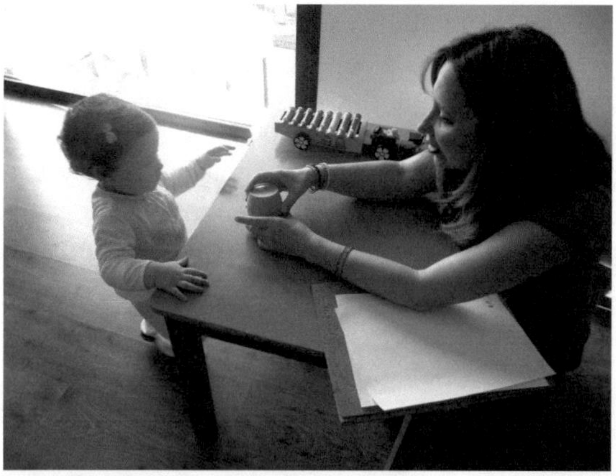

Figura 4.4. Intervención de terapia ocupacional con una niña de un año.

4.3.3. Revisión o proceso continuo de reevaluar la intervención y revisar el plan

Se realiza en un periodo establecido desde el principio. La reevaluación y la revisión de la intervención pueden conducir a cambios en el plan de intervención. Este proceso incluye los siguientes pasos: reevaluar el plan y su implementación en relación con el logro de los resultados, modificar el mismo si es necesario, determinar la necesidad de continuar, derivar a otros servicios, o dar el alta.

Las intervenciones tratan, desde el punto de vista de la TO, uno o varios aspectos del desempeño. Estos son las áreas ocupacionales, los factores del cliente, las destrezas de ejecución, los patrones de ejecución, los contextos/entornos y las demandas de la actividad. Pueden verse comprometidos uno o varios de estos aspectos, es entonces cuando se priorizará cuál de ellos es más conveniente intervenir en primer lugar, según las necesidades del niño y sus padres. Es importante tener en cuenta que los distintos factores pueden influir uno en el otro durante el proceso de la intervención, ya que este es un proceso continuo y dinámico, de tal modo que puede darse el caso de que con la intervención de un aspecto pueda "corregirse" otro.

Ciertamente, en el caso de los niños y adolescentes que se tratan en TO, aunque en su estado "actual" de desarrollo se valore en un nivel por debajo de la norma, no quiere decir que su desarrollo esté parado o que le afecte a todas las áreas, sino que este puede ser más lento, o que no tenga los suficientes estímulos que le permitan evolucionar con normalidad. La edad infantil y la adolescencia son aquellas etapas en las que más cambios fisiológicos y psicológicos tiene el ser humano a lo largo de su vida. Esto quiere decir que la propia condición de ser niños establece una serie de cambios en su desarrollo, así como pueden influir en ellos su entorno y la participación social donde crezcan. Estas condiciones se tendrán en cuenta y las aprovecharemos como factores facilitadores siempre que sea posible, en beneficio de un desarrollo integral adecuado y positivo.

La interrelación dinámica del proceso de intervención y los propios cambios biológicos del niño o adolescente hacen que continuamente se valore y planifique el proceso de intervención a lo largo de toda la práctica clínica (figura 4.4).

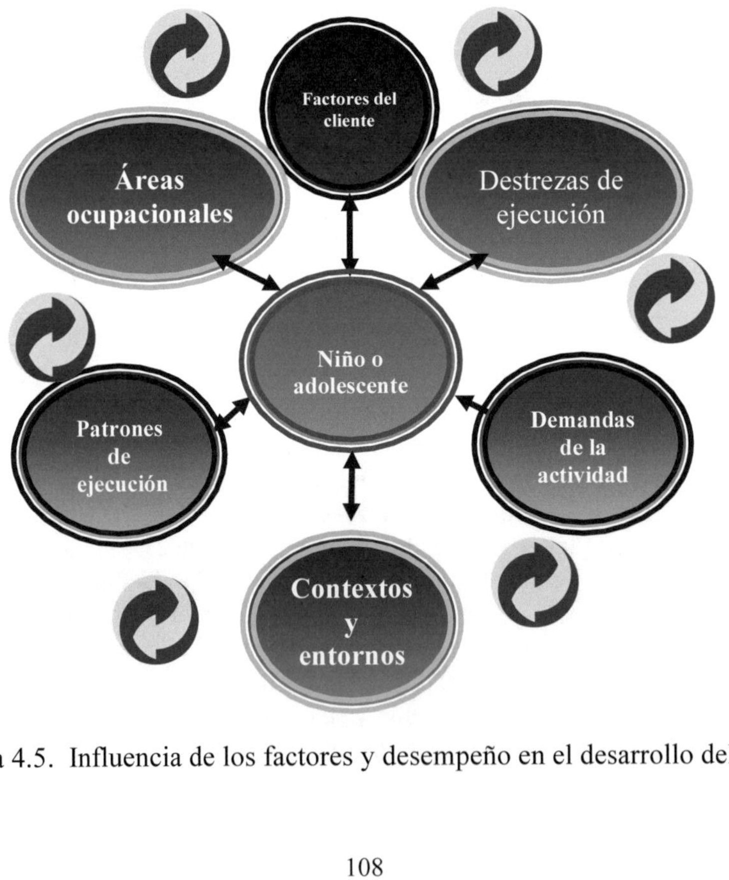

Figura 4.5. Influencia de los factores y desempeño en el desarrollo del niño.

4.4. Proceso de resultados

Los resultados determinan si se alcanzan los objetivos trazados según lo que se esperaba. Esta información se utiliza para planificar acciones futuras y evaluar el programa efectuado. El proceso de resultados se efectúa a partir de los siguientes pasos:

1. Se seleccionan los tipos y medición de los resultados incluyendo el desempeño ocupacional, la adaptación, la salud y el bienestar, la participación, la prevención, la autogestión, la calidad de vida y la justicia ocupacional (acceso a la participación de los recursos).
2. En el proceso de resultados se debe tener en cuenta los siguientes aspectos: seleccionar las medidas del resultado al comienzo de la intervención y que esta sea válida, confiable, sensible, consistente, acorde con las metas de la persona y basadas en su habilidad actual para predecir futuros resultados.
3. Utilizar los resultados para medir el progreso, modificar las metas y las intervenciones.

El terapeuta ocupacional documenta los resultados en la reevaluación mediante los informes del desempeño ocupacional, y toma las decisiones oportunas referentes a si necesita continuar con los servicios de TO, si necesita una derivación a otros profesionales o si es recomendable darle el alta por el logro de los objetivos y su máximo beneficio en la prestación de servicios de la TO. En caso de terminar con el servicio de TO, se documentará a través de un informe de alta en el que se describirán los datos personales, la historia o el perfil ocupacional, los diagnósticos ocupacionales, los objetivos conseguidos y las recomendaciones en el momento del alta.

En conclusión, durante el desarrollo del proceso del plan de intervención los terapeutas ocupacionales pediátricos deben contar con la participación activa de los padres y familiares cercanos del niño o adolescente de que se trate para lograr el apoyo de su salud y la participación en la vida a través del compromiso con la ocupación. El vínculo que se establezca desde el principio tanto con el niño como con la familia va a ser determinante para la implicación de los mismos en el tratamiento, así como para lograr las metas establecidas.

Preguntas de autoevaluación

1. Define con un ejemplo el proceso de evaluación.
2. Define con un ejemplo el diagnóstico ocupacional.
3. Define con un ejemplo el proceso de intervención.
4. Define con un ejemplo el proceso de resultados.

5
Herramientas de evaluación en terapia ocupacional pediátrica

La evaluación, tanto del cliente como de la intervención, forma parte del trabajo del terapeuta ocupacional. Sustentar dicha evaluación sobre herramientas e instrumentos resulta imprescindible a la hora de poder justificar y cuantificar los resultados, así como para facilitar la comunicación entre los distintos profesionales con los que trabajamos.

Por otro lado, el abordaje de la clasificación de los métodos y de los instrumentos de medida puede hacerse según varios criterios. En este capítulo se van a presentar únicamente instrumentos estandarizados, por considerar que el uso de estas herramientas en la práctica clínica aporta mayor rigor a las evaluaciones. Se abordan principalmente aquellas que están traducidas al castellano, aunque muchas de ellas no han sido validadas en la población española. Esta consideración es importante tenerla en cuenta, especialmente a la hora de interpretar los resultados, y más en concreto, en aquellas herramientas de tipo normativo.

Igualmente se muestran algunas que no están traducidas, pero cuya importancia y repercusión justifica que sean incluidas en este capítulo. Con esto no se pretende argumentar que la evaluación del terapeuta ocupacional, deba exclusivamente basarse en herramientas estandarizadas. El uso en la práctica clínica de herramientas estandarizas junto con no estandarizadas, es probablemente la manera más completa de realizar las evaluaciones.

Las herramientas se presentan clasificadas según el objeto de la evaluación, en evaluación de las áreas ocupacionales, de las destrezas, evaluación de las funciones mentales y evaluaciones generales del desarrollo.

En el cuadro 5.1 se presentan las principales herramientas que van a ser desarrolladas a lo largo del capítulo y se ofrece un esquema sobre si están traducidas y/o validadas en la población española.

Cuadro 5.1. Principales herramientas de evaluación en TO pediátrica

			Herramienta	*Traducida*	*Validada*
Evaluación de las áreas ocupacionales	Actividades de la vida diaria	Actividades de la vida diaria	PEDI	Sí	No
			PEDI-CAT	Sí	No
			WeeFIM	Sí	No
			ASK	Sí	No
			COSA	Sí	Sí
			COMP	Sí	No
		Movilidad funcional	GMFS	Sí	No
			FMS	Sí	No
		Conducta adaptativa	ABS- S:2	Sí	En proceso
			ICAP	Sí	Sí
			ABAS	Sí	Sí
	Educación		SFA	No	No
			EMLE-tale2000	Sí	Sí
			SSC	Sí	No
	Juego		Knox PPS	Sí	No
			ToP	Sí	No
			Takata	Sí	No
Evaluación de destrezas	Motoras y de procesamiento		AMPS	Sí	Sí
			School AMPS	No	No
	Sensoriales		SIPT	Sí	Sí
			Sensory Profile	Sí	No
	Motoras		MABC-2	Sí	Sí
Evaluación de funciones mentales			DOTCA-ch	No	No
Evaluación del desarrollo			Battelle	Sí	No
			Secadas	Sí	Sí
			Portage	Sí	Sí
			AIMS	Sí	No

5.1. Evaluación de las áreas ocupacionales

A continuación se exponen las herramientas referidas a las áreas ocupacionales, que se pueden agrupar en las cuatro áreas que abordan: actividades de la vida diaria, conducta adaptativa, educación y juego. En los cuadros 5.2, 5.3, 5,4 y 5.5 se muestran los resúmenes de sus principales características.

Cuadro 5.2. Resumen de las herramientas que evalúan actividades de la vida diaria

	Obtención de datos/informante	*Población diana*	*Tiempo/Material necesario*	*Áreas evaluadas*
PEDI	Entrevista/Padres o cuidadores principales	6 meses y 7 años. Más de 7 años si las habilidades están por debajo	45-60 min/No	Alimentación, vestido, baño, cuidado del intestino y la vejiga, movilidad y transferencias
PEDI-CAT	Entrevista-cuestionario/ Padres o cuidadores principales	1 año y 21 años con problemas físicos, cognitivos o conductuales	45-60 min/No	Alimentación, vestido, baño, cuidado del intestino y la vejiga, movilidad y transferencias
WeeFIM	Observación directa, entrevista o combinación ambas/El niño o los padres	6 meses y 7 años. Más de 7 años si las habilidades están por debajo	/No	Alimentación, vestido, baño, cuidado del intestino y la vejiga, movilidad y transferencias
ASK	Cuestionario/ El niño	5-15 años con problemas musculoesqueléticos	30 min/No	Higiene y arreglo personal, vestido, transferencias, movilidad y otras
COSA	Cuestionario/ El niño	2-6 años. Más si tienen retraso madurativo	20-40 min/ No	Arreglo, baño, vestido, alimentación, otros
COMP	Entrevista/El niño, pero es muy pequeño, los padres	Todas las edades	20-30 min/No	Son definidas por el cliente
GMFS	Observación directa	Niños con PC, SD, DCA, otros	40-60 min/Sí	Movilidad funcional
FMS	Entrevista/Los padres o el niño	Niños con PC entre 4 y 18 años	10 min/No	Movilidad funcional

PC: parálisis cerebral; SD: síndrome de Down; DCA: daño cerebral adquirido.

5.1.1. Inventario para la evaluación pediátrica de la discapacidad (pediatric evaluation disability inventory, PEDI)

El inventario para la evaluación pediátrica de la discapacidad (*pediatric evaluation disability inventory,* PEDI) es una entrevista estructurada dirigida a los cuidadores principales del niño o a alguien que conozca bien el desempeño del infante en las actividades de la vida diaria. Su administración supone entre 45 y 60 minutos. Evalúa niños entre 6 meses y 7 años y medio, especialmente con discapacidad motórica (Haley, 1992).

Consta de dos partes, la escala de habilidades funcionales (197 ítems) y la escala de ayuda del cuidador (20 ítems). Ambas escalas están dividas en tres dominios, cuidado personal, movilidad y función social. La escala de habilidades funcionales recoge información sobre la capacidad del niño para realizar los ítems descritos; mientras que las escalas del cuidador tratan de cuantificar cuánta ayuda presta el cuidador al niño para las tareas definidas.

En la escala de habilidades funcionales, cada una de las tareas se puntúa 0 cuando el niño no es capaz de realizar la actividad por sí mismo, o 1 cuando es capaz. Las escalas del cuidador se puntúan mediante escala tipo Likert entre 0 y 5, donde 0 es asistencia total, y 5, que el niño es independiente. Las puntuaciones obtenidas se transforman en puntuaciones normativas, y dan información sobre el nivel de desarrollo del niño en comparación de los niños de su edad.

Algún ejemplo de las tareas evaluadas son si usa bien la cuchara, si usa bien el tenedor, si sostiene el cepillo de dientes, si prepara el cepillo de dientes con la pasta, si se sube y se baja de una silla, si entra y sale solo de la bañera, si camina sin apoyo, si sube un tramo completo de escaleras, si cruza de forma segura una calle transitada o compra en las tiendas del barrio.

El PEDI está traducido y se ha analizado su aplicabilidad en población española (García Bascones, 2013; Santamaría-Vázquez, 2014).

5.1.2. Inventario para la evaluación pediátrica de la discapacidad, prueba de adaptación computarizada (pediatric evaluation disability inventory, computer adaptative test, PEDI-CAT)

El inventario para la evaluación pediátrica de la discapacidad, prueba de adaptación computarizada (*pediatric evaluation disability inventory, computer adaptive test,* PEDI-CAT) es un nuevo test, basado en la tecnología adaptativa, que se administra a través de un *software,* y en el que, en función de las respuestas, el sistema selecciona las siguientes preguntas, de forma que la batería de preguntas se adapta a la capacidad del evaluado (Kramer, Coster, Kao, Snow y Orsmond, 2012).

Desarrollado por el mismo equipo que desarrolló el PEDI, este sigue siendo una entrevista estructurada dirigida a los padres o cuidadores principales, pero también pueden responderlo los padres directamente, sin la mediación de un profesional. La edad evaluativa se amplía hasta los 21 años, y también se puede aplicar a otras discapacidades, no solo motoras, sino también cognitivas y conductuales. Por tanto, presenta muchos más ítems que el PEDI y está dividido en cuatro dominios: actividades de la vida diaria, movilidad, social-cognitivo y responsabilidad.

Las puntuaciones también son en escala tipo Likert, y se tiene que seleccionar entre incapacidad, difícil de hacer, un poco difícil, fácil o no lo sé. Tras rellenar el cuestionario se puede imprimir un informe en el que aparecen todas las preguntas, así como las puntuaciones normativas y el percentil en el que se encuentra.

El manual de PEDI-CAT está disponible en la página oficial de la herramienta, y en las últimas páginas se puede encontrar la traducción al castellano de todos los ítems que evalúa. Aún no ha sido validado en la población española.

5.1.3. La medida de la independencia funcional para niños (WeeFIM)

La medida de la independencia funcional para niños (WeeFIM) es una adaptación de la medida de la independencia funcional (FIM), la cual fue diseñada para evaluar la severidad de la discapacidad en adultos. Al igual que esta, la WeeFIM tiene referencias normativas (Shepherd, 2010a, 2010b).

Describe el desempeño funcional consistente y habitual del niño (Segovia y Ortiz, 2005). Puede ser aplicada en niños de entre 6 meses y 7 años, tanto en entornos sanitarios y educativos como comunitarios (Msall *et al.,* 1994). También se puede usar en niños mayores de 7 años si sus habilidades funcionales están por debajo de las esperadas para los niños de esa edad. Se caracteriza por ser breve, hacer énfasis en el desempeño actual del niño y porque puede ser usada por diferentes disciplinas (Msall, DiGaudio y Duffy, 1990).

Esta herramienta ha demostrado la habilidad para documentar el cambio funcional en niños con discapacidades crónicas (Ottenbacher *et al.,* 2000).

Contiene 18 ítems divididos en seis subescalas: autocuidado, control de esfínteres, transferencias, movilidad, comunicación y habilidades cognitivas sociales. Cada subescala contiene de 2 a 5 ítems que son puntuados separadamente. Cada uno de los 18 elementos tiene una escala del 1 al 7. Una clasificación de 1 refleja que el niño requiere atención total en una actividad y una clasificación de 7 refleja que el niño es totalmente independiente. Todos los ítems se deben puntuar (Sperle, Ottenbacher, Braun, Lane y Nochajski, 1997).

La WeeFIM puede ser administrada tanto a través de observación directa como de entrevista o con combinación de ambas, ya que las puntuaciones obtenidas son similares en ambos métodos (Sperle *et al.,* 1997). La subescala de habilidades sociales cognitivas es la que muestra mayores diferencias en las puntuaciones, lo que sugiere que debe haber un mayor conocimiento de estos ítems por parte del examinador y que a veces la observación directa no permite observar tareas que conlleven razonamientos, tengan en cuenta la seguridad o la toma de decisiones para poder puntuar correctamente como 6 o 7 (Sperle *et al.,* 1997).

Actualmente existe la versión con un módulo de 0 a 3 años (UDSMR, 2012), que varía los ítems y la puntuación en los que se organiza la versión original. Así, la puntuación es de 1 a 3, donde 1 es "raramente"; 2, "algunas veces", y 3, "normalmente". Los dominios e ítems de esta versión son motor, cognitivo y comunicación.

5.1.4. Escala de actividades para niños (activities scale for kids, ASK)

La escala de actividades para niños (*activities scale for kids,* ASK) es una herramienta diseñada para niños de entre 5 y 15 años que presentan limitaciones en las actividades debido a problemas musculoesqueléticos (Young, 2000). Los niños son los propios informadores y evalúan tanto su capacidad como la ejecución de las actividades. Son 30 actividades que se engloban dentro de las actividades de higiene y arreglo personal, vestido, transferencias, movilidad y otras tales como el juego o la preparación de alimentos.

En la escala ASK de capacidad, los niños han de evaluar su capacidad para realizar las actividades descritas, ellos solos, durante la última semana. Así, deben responder en una escala ordinal de cinco números: no pudieron hacerlo nunca (puntuable como 0), lo pudieron hacer con mucha dificultad (puntuable como 1), con dificultad moderada (puntuable como 2), con un poco de dificultad (puntuable como 3), o si bien, ellos podrían haberlo realizado sin dolor, sin dificultad o sin tiempo extra (puntuable como 4).

En la escala ASK de ejecución, los niños evalúan esas misma actividades desde la perspectiva de cuántas veces hicieron esas actividades durante la última semana, de modo que puntúan si no lo hicieron nunca cuando había que hacerlo, lo hicieron por lo menos una vez, lo hicieron la mitad del tiempo, la mayoría del tiempo o cada vez que tuvieron que hacerlo. La puntuación va igualmente de 0 a 4, respectivamente. La puntuación obtenida en cada una de las escalas se transforma en una escala de 0 a 100 y se compara con unos percentiles.

Lleva 30 minutos rellenar ambos cuestionarios y no es necesario que el profesional esté presente.

Los autores disponen de una traducción al castellano aplicable a la población de habla hispana en América del Norte; sin embargo, no está validada.

5.1.5. Autoevaluación ocupacional infantil (child occupational self-assesment, COSA)

El autocuestionario sobre la ocupación del niño (*child occupational self-assesment,* COSA) (Keller, Kafkes, Basu, Federeico y Kielhofner, 2005) es una evaluación enmarcada dentro de las prácticas centradas en el cliente, dónde el propio niño es quién responde. Está diseñada para ser usada en gran variedad de contextos de intervención, ya sea, por ejemplo, en la escuela o los hospitales, y se basa en el modelo de ocupación humana (MOHO).

Pensada inicialmente para niños de entre 8 y 13 años, en la práctica se puede usar para niños mayores que presenten un retraso madurativo (Kielhofner, 2011). Contiene 24 ítems que guardan relación con las ocupaciones del niño, no solo en las actividades de la vida diaria, sino que también incluye ítems sobre las relaciones sociales, la resolución de problemas o la autonomía del infante (por ejemplo, "hago cosas con mis amigos", "pienso la forma de hacer las cosas cuando tengo un problema" o "elijo las cosas que quiero hacer"). La administración normalmente lleva unos 20-40 minutos.

Cada uno de los 24 ítems se responde según dos escalas, la del grado de competencia y la del grado de importancia. Para facilitar la comprensión por parte del niño, las escalas de puntuación se acompañan de caras y estrellas para indicar los diferentes niveles de dificultad e importancia. En la primera edición, estas escalas estaban graduadas en tres opciones, pero posteriores estudios mostraron que mejoraba su fiabilidad y sensibilidad al añadir una cuarta (Keller, Kafkes y Kielhofner, 2005; Keller y Kielhofner, 2005). El grado de competencia se escala en "tengo un gran problema para hacerlo", "tengo un pequeño problema para hacerlo", "lo hago bien" y "soy realmente bueno haciéndolo". El grado de importancia por su parte se escala en: "no es realmente importante para mí", "es importante para mí", "muy importante para mí" y "lo más importante de todo para mí".

Investigaciones recientes sugieren que el COSA tiene buena validez de contenido y estructural, sin demostrar la validez externa. Aun así, se estima que el COSA puede interpretarse válidamente como indicador de la competencia y del valor de las actividades de la vida diaria (Kramer, 2011).

Es una herramienta traducida al castellano y que cuenta con la validación en la población española de niños con trastorno de atención e hiperactividad (Romero Ayuso y Kramer, 2009).

5.1.6. Medida canadiense de desempeño ocupacional (canadian occupational performance measure, COPM)

La medida canadiense de desempeño ocupacional (*canadian occupational performance measure,* COMP) es una medida derivada del modelo canadiense de rendimiento ocupacional. Tiene como objetivo evaluar el desempeño y la satisfacción, así como la autopercepción del rendimiento ocupacional en clientes con alguna incapacidad en la ejecución (Law, 2005). Es una medida centrada en el cliente, que es sensible a los cambios en el desempeño ocupacional, así como en la satisfacción de los clientes (Eyssen, Beelen, Dedding, Cardol y Dekker, 2005).

Se administra a través de una entrevista semiestructurada, donde se pregunta al cliente por los cinco problemas más relevantes para él dentro de sus ocupaciones. Posteriormente se le pide que califique en una escala del 1 al 10 cómo de importante es para él poder realizar esa actividad. Una vez puntuadas, se eligen las tres con mayor puntuación y se le pide que identifique cómo cree que realiza dicha actividad actualmente, puntuándola igualmente en una escala del 1 al 10; y finalmente, que identifique el nivel de satisfacción con su manera de realizar esta actividad en ese momento (Law, 2005).

Puede aplicarse a todos los niveles de desarrollo y con todo tipo de incapacidades (Law, 2005). La duración estimada es de 20-30 minutos. En el caso de niños que no puedan expresar cuáles son sus principales dificultades, son los padres quienes responden.

No es una medida específica para la evaluación de las actividades de la vida diaria, puesto que es el propio cliente quien identifica las ocupaciones más relevantes para él mismo; pero ya que las actividades de la vida diaria son un área de ocupación importante y con gran significancia en el desempeño humano, se considera adecuado incluirla en esta revisión, entendiendo que parte de los clientes elegirán una o varias de estas actividades para su evaluación.

Está publicado en castellano el manual de administración.

5.1.7. Medida de la función motora gruesa (gross motor function measure, GMFM)

La medida de la función motora gruesa (*gross motor function measure,* GMFM) es una medida observacional con referencias normativas, creada específicamente para evaluar los cambios en la función motora gruesa de los niños con parálisis cerebral (Russell, Rosembaum, Avery y Lane, 2002). Si bien la población diana fue en un principio los niños con parálisis cerebral, la GMFM ha sido validada en niños con síndrome de Down (Palisano *et al.,* 2001; Gémus, Palisano, Russell, Rosenbaum y Walter, 2001) y también en la población de niños y adolescentes con daño cerebral adquirido (Linder-Lucht *et al.,* 2007). Igualmente ha sido utilizada en niños con osteogénesis imperfecta y con leucemia linfática aguda (Josenby, Jarnlo, Gummesson y Nordmark, 2009).

Los datos se obtienen a través de observación de la tarea, para su aplicación se necesitan unos 45-60 minutos y requiere del material típico de un servicio de rehabilitación infantil (Josenby *et al.,* 2009), como, por ejemplo, una colchoneta, algún juguete, un banco y unas escaleras de al menos cinco escalones. Requiere también un entrenamiento en la forma de puntuación (Harvey, Robin, Morris, Graham y Baker, 2008).

La versión original de la GMFM consta de 88 ítems agrupados en cinco dimensiones: tumbado y rodando (incluye 17 ítems), sentado (20 ítems), gateando y de rodillas (14), de pie (13) y andando, corriendo y saltando (24 ítems). Cada ítem es evaluado de 0 a 3, siendo 0 que el niño es incapaz de realizar el ítem, 1 que inicia la tarea, 2 que la completa parcialmente y 3 que es capaz de completar la tarea. Se contempla la posibilidad de no evaluar la tarea (NT, *non tested*) (Russell *et al.*, 2002). Para comprender bien los criterios de evaluación, es necesario acudir al manual de administración, con el objetivo de ajustar la puntuación en relación con el comportamiento observado (Robles-Pérez de Azpillaga *et al.*, 2009).

Asimismo, se han creado unas tablas de desarrollo esperado en relación con los niveles del sistema de clasificación de la función motora gruesa (*gross motor functional classification system,* GMFCS) de los niños con parálisis cerebral, disponibles en el manual de administración. Todos los ítems de la GMFM-88 pueden ser realizados por un niño normal de cinco años.

Hace unos años se generó una nueva versión, conocida como GMFM-66, que consta de 66 ítems. Aparte de la disminución del tiempo de administración, la GMFM-66 se puede puntuar utilizando un *software* llamado GMAE.

Existe una traducción al castellano realizada por un equipo de investigadores de Sevilla, pero no se ha publicado la adaptación transcultural de la prueba (Robles-Pérez de Azpillaga *et al.*, 2009).

5.1.8. Escala de la movilidad funcional (functional mobility scale, FMS)

Desarrollada en 2004, se centra en evaluar la movilidad funcional como única área de desempeño (Graham, Harvey, Rodda, Nattrass y Pirpiris, 2004). Es una herramienta de tipo observacional y no cuenta con puntuaciones normativas.

Está dirigida a la población de niños con parálisis cerebral y en edades comprendidas desde los 4 a los 18 años de edad. Se administra a través de entrevista al propio niño o a sus padres, y lleva 10 minutos (Harvey *et al.*, 2008).

Clasifica a esta población de una forma funcional, teniendo en cuenta el tipo de productos de apoyo que usa el niño en ese momento. Es una medida de desempeño y, por tanto, se tiene que centrar en lo que el niño realmente hace en el momento de la evaluación.

Se basa en seis puntuaciones, donde 6 es el niño que es independiente para la movilidad sobre todo tipo de superficies, sin necesitar ningún tipo de productos de ayuda para la marcha. Puntúa 5 aquel que camina de forma independiente sobre superficies al mismo nivel y no necesita productos de apoyo ni la ayuda de nadie; en este nivel se contempla que si el niño se agarra a la pared, a los muebles, etc., debería ser clasificado en el siguiente nivel. Se clasifica como 4 al niño que camina sin ayuda de nadie y usa uno o dos bastones. En el nivel 3, el niño camina con muletas sin ayuda de nadie. En el 2 usa andador sin ayuda de tercera persona y finalmente, en el nivel 1, el niño usa silla de ruedas; puede ser capaz de mantenerse de pie en las transferencias e incluso puede dar algún paso si es ayudado.

Estas seis puntuaciones se aplican en tres distancias específicas: 5 metros, 50 metros y 500 metros, de manera que el niño puede puntuar diferente para cada una de las distancias. Aparte de estas seis puntuaciones, existe también la puntuación C del término inglés *crawling* (arrastrarse) para aquellos niños que son capaces de moverse arrastrándose dentro de casa al menos 5 metros; y la puntuación N, cuando el niño no es capaz de completar en ningún nivel alguna de las tres distancias.

Ha mostrado ser útil para monitorizar el cambio, y además sensibilidad para detectar el deterioro inicial de la marcha, así como la mejoría de la misma (Graham *et al.*, 2004).

En la red se puede encontrar la traducción de la herramienta, pero no hay estudios sobre su validación en nuestro país.

Cuadro 5.3. Resumen de las herramientas usadas para evaluar conducta adaptativa

Herramienta	*Obtención de datos/ Informante*	*Población diana*	*Tiempo/ Material necesario*	*Qué evalúa*
ABS-2	Cuestionario/ Alguien que conozca al niño o adolescente	Niños en edad escolar con discapacidad intelectual, autismo y/o problemas de comportamiento	30-45 min/ No	Funcionamiento independiente (incluye actividades básicas e instrumentales) y problemas de conducta
ICAP	Cuestionario/ Alguien que conozca a la persona	Todas las edades y múltiples diagnósticos	20 min/ Manual	Habilidades motoras, de comunicación, actividades de la vida diaria y vida en la comunidad, entre otras
ABAS-II	Cuestionario/ Alguien que conozca a la persona	Todas las edades y múltiples diagnósticos		Comunicación, habilidades académicas, vida en el hogar, autocuidado, autodirección, entre otras

5.1.9. Escala de conducta adaptativa-centros educativos (adaptative behavior scale – school, ABS-S: 2)

La escala de conducta adaptativa-centros educativos (*adaptative behavior scale – school,* ABS-S: 2) es una herramienta normativa cuyos objetivos se resumen en identificar las fortalezas y debilidades de los estudiantes en los dominios evaluados, identificar alumnos con niveles de funcionamiento más bajo que sus pares y documentar el progreso tras las intervenciones.

Dividida en dos partes, la primera evalúa los dominios de funcionamiento independiente (donde se incluyen las actividades de la vida diaria: comer, beber, baño, aseo, vestido, uso del teléfono, seguridad, entre otras),el dominio de desarrollo físico, las actividades económicas, el desarrollo del lenguaje, los números y el tiempo, las actividades prevocacionales, la autodirección, la responsabilidad y la socialización. La segunda parte está destinada a evaluar problemas de conducta y se divide en los dominios de conducta social, conformidad, confianza, comportamiento estereotipado e hiperactivo, comportamiento abusivo, conducta de aislamiento social y comportamiento interpersonal molesto-perturbador.

Se aplica a niños en edad escolar hasta los 21 años y se ha usado en niños con discapacidad intelectual, autismo y problemas de comportamiento. Se administra a través de cuestionario a alguien que conozca bien al niño. El tiempo de administración varía entre 30 y 45 minutos.

Está traducida al español y actualmente está en proceso de validación en nuestro país (García, Fuente y Fernández, 2010).

5.1.10. Inventario para la planificación de servicios y programación individual (inventory for client and agency planning, ICAP)

El inventario para la planificación de servicios y programación individual (*inventory for client and agency planning,* ICAP) es una herramienta normativa que tiene como objetivo ayudar en la planificación y la programación de las necesidades individuales.

Se divide en diez secciones que recogen diferentes tipos de información: información descriptiva, categoría diagnóstica, limitaciones funcionales y asistencia necesaria, conducta adaptativa, problemas de conducta, ubicación residencial, servicios de día, servicios de apoyo, actividades sociales y de ocio. En la sección de conducta adaptativa se recoge información sobre habilidades motoras, sociales y comunicativas, actividades de la vida diaria y de la vida en la comunidad.

La puntuación dentro de la sección se realiza a través de escala ordinal de 0 a 3, y en el resto de dominios hay que seleccionar aquella respuesta que más se acerque a la realidad del evaluado.

El ICAP se puede aplicar a personas de todas las edades que presenten alguna discapacidad, incluso también en menores con problemas de marginación o en salud mental. Supone unos 20 minutos de administración y puede ser rellenada por alguien que conozca bien a la persona evaluada. La interpretación normativa es cosa del profesional.

Está traducida y validada en España (Montero Centeno, 1999).

5.1.11. Sistema para la evaluación de la conducta adaptativa (Adaptative Behavior Assessment System, ABAS-II)

El sistema para la evaluación de la conducta adaptativa (*adaptative behavior assessment system*, ABAS-II) es un instrumento de evaluación de la conducta adaptativa que se puede aplicar desde el nacimiento hasta los 89 años, con discapacidad intelectual, trastornos de atención, autismo, trastornos conductuales y emocionales, y problemas de aprendizaje, entre otros.

Las áreas que evalúa son comunicación, utilización de recursos comunitarios, habilidades académicas funcionales, vida en el hogar o en la escuela, salud y seguridad, autocuidado, autodirección, áreas motora y empleo.

Está traducida y validada en población española (Oakland y Harrison, 2013).

Cuadro 5.4. Resumen de las herramientas usadas para evaluar el área de educación

Herramienta	*Obtención de datos/Informante*	*Población diana*	*Tiempo/ Material necesario*	*Qué evalúa*
SFA	Cuestionario/ Profesor o alguien que conozca el desempeño del niño	Niños en edad escolar con cualquier diagnóstico	10 min-2 h/ No	Comunicación funcional, memoria, comprensión, seguimiento de normas, comportamiento, seguridad
EMLE-Tale2000	Observación/El niño	Niños de primaria y secundaria	/Sí	Lectura y escritura
SSI	Entrevista/ El niño	Niños de primaria y secundaria	40 min/No	Ambiente escolar

5.1.12. Evaluación del funcionamiento escolar (school function assesment, SFA)

La evaluación del funcionamiento escolar (*school function assesment*, SFA) es un cuestionario en papel que rellena el profesor, el terapeuta ocupacional o aquella persona que conozca el desempeño del niño en el colegio (Coster, Deeney, Haltiwanger y Haley, 1998). La componen más de 100 ítems repartidos en ocho categorías: comunicación funcional, memoria y comprensión, seguimiento de normas sociales, cumplimiento de directrices y reglas escolares, comportamiento en tareas, interacción positiva, regulación del comportamiento y seguridad. Su puntuación es a través de escala ordinal entre 1 y 6, donde 1 es "extremadamente limitado", y 6, "completa la tarea". Es aplicable para niños con cualquier tipo de diagnóstico o nivel de desarrollo en edad escolar y el tiempo de aplicación varía entre diez minutos y dos horas. No está traducida ni validada en España.

5.1.13. Escala Magallanes de análisis de la lectoescritura (EMLE-Tale2000)

La escala Magallanes de análisis de la lectoescritura (EMLE-Tale2000) es la versión revisada del test de lectoescritura TALE (Toro, Cervera y Urío, 2002). Consta de dos subpruebas: lectura y escritura.

La subprueba de lectura incluye la lectura en voz alta y la compresión lectora. La subprueba de escritura comprende el dictado y la copia. Cada uno en el nivel escolar alcanzado por el niño. Con respecto a la grafía, el test evalúa las posiciones corporales, el tamaño, la forma, las ligaduras y la inclinación de las letras, así como la presión de la escritura y el espaciado entre letras, palabras y líneas.

Es aplicable para niños entre educación primaria y secundaria. No es un test pensado para niños con discapacidad. Sin embargo, si se usa con niños con discapacidad motórica, puede que haya que adaptar el nivel de evaluación, sobre todo en lo relativo a la escritura.

Los autores son españoles y por tanto está validada en nuestra población.

5.1.14. Entrevista del ambiente escolar (school setting interview, SSI)

La entrevista del ambiente escolar (*school setting interview,* SSI) fue diseñada para evaluar el impacto ambiental escolar e identificar las necesidades de ajuste para los estudiantes con discapacidad y es necesario que estos puedan comunicarse adecuadamente para poder analizar con ellos su desempeño (Kielhofner *et al.*, 2011). Se trata de una entrevista semiestructurada enmarcada dentro del MOHO que conlleva unos 40 minutos de aplicación. Se trata de identificar que está haciendo el contexto escolar para ayudar al estudiante con discapacidad.

Consta de 16 áreas de contenido, que, según relate el niño, se puntúan del 1 al 4 en función de si existe incompatibilidad o la compatibilidad es perfecta. Algunas de las áreas de contenido son las siguientes: leer, escribir, hablar, recordar cosas, hacer las tareas, rendir en los exámenes o participar en las visitas o paseos escolares.

Está traducida, pero no hay estudios sobre su validación en España.

Cuadro 5.5. Resumen de las herramientas usadas para evaluar el área de juego

Herramienta	*Obtención de datos/ Informante*	*Población diana*	*Tiempo/Material necesario*	*Qué evalúa*
Knox PPS	Observación directa/ Terapeuta	Niños de 0 a 6 años	30-60 min/ Juguetes del niño	Perfil del juego a través de cuatro dimensiones
ToP	Observación directa/ Terapeuta	Niños de 2 a 10 años	15 minutos	
Takata	Entrevista/ Padres	Niños y adolescentes de 0 a 16 años		Experiencias y oportunidades de juego

5.1.15. Escala del juego de Knox (Knox preschooler play scale, PPS)

La escala del juego de Knox (*Knox preschooler play scale,* PPS) fue desarrollada en el año 1968 y revisada en 1997 (Knox, 1997). Se trata de un instrumento observacional que requiere dos observaciones del juego del niño de unos 30 minutos cada una, una en un entorno interior y otra en exterior, ambos lo más familiares posibles y con otros niños de la edad si es posible. La autora sugiere, no obstante, que con observaciones de 15 minutos podría ser suficiente. Evalúa niños desde 0 meses a 6 años, en cuatro dimensiones: manejo del espacio, manejo de los objetos, imitación/simbólico y participación. Además de estas cuatro dimensiones, se establecen doce categorías de comportamientos en el juego, de manera que el terapeuta puede describir el perfil de juego del niño.

Se encuentra en internet la versión traducida, pero no hay estudios sobre su validación en España.

5.1.16. Evaluación de juguetonería (test of playfulness, ToP)

Con el término *juguetonería* se hace referencia a la forma en que los niños disfrutan del juego y cómo se desenvuelven en él. La evaluación de la juguetonería (*test of playfulness,* ToP) (Bundy, 1994) es una herramienta observacional compuesta por 24 ítems y que requiere unos 15 minutos de observación directa del niño. Los ítems recogen información sobre la motivación intrínseca del niño, la capacidad para decidir en el juego por sí mismo y la capacidad de imaginar y crear cosas. La observación debe realizarse de forma preferible en los contextos cotidianos del niño, tanto en espacios interiores como exteriores. Cada ítem se puntúa en tres dimensiones: extensión, intensidad y habilidad, todas ellas a través de una escala tipo Likert entre 0 y 3. Se aplica a niños entre 6 meses y 18 años.

En la red se pueden encontrar traducciones, si bien no hay estudios sobre su aplicación en población española.

5.1.17. Historia del juego (play history)

La historia del juego (*play history*) es una entrevista semiestructurada que se realiza a los padres o cuidadores principales del niño. Las preguntas incluyen cuestiones básicas tales como con qué juega el niño, cómo juega, qué materiales o juguetes suele usar en el juego, entre otras, y se espera que los padres respondan de forma descriptiva aportando datos sobre el juego de su hijo. Se puede aplicar a niños entre 0 meses y 16 años. Desarrollada por Nancy Takata en los años 70 (Takata, 1974), trata de identificar las experiencias, las interacciones, los entornos y las oportunidades del juego del infante.

Al igual que las herramientas anteriores, se pueden encontrar traducciones, pero no hay estudios sobre su validación en la población española.

5.2. Evaluación de las destrezas

5.2.1. Valoración de las habilidades motoras y de procesamiento (assessment of motor and process skills, AMPS)

La valoración de las habilidades motoras y de procesamiento (*assessment of motor and process skills,* AMPS) es una evaluación observacional diseñada para ser utilizada exclusivamente por terapeutas ocupacionales que evalúa la calidad de la ejecución de una persona en las actividades de la vida diaria dentro de entornos naturales y relevantes para la tarea (Fisher y Bray Jones, 2012).

Cuadro 5.6. Resumen de las herramientas usadas para evaluar destrezas

Herramienta	*Obtención de datos/Informante*	*Población diana*	*Tiempo/Material necesario*	*Destrezas evaluadas*
AMPS	Observación directa/Niño	2 a 100 años con cualquier diagnóstico	30-45 min/ El que sea necesario para realizar la actividad	Motoras y de procesamiento
School-AMPS	Observación/ Niño	3 años en adelante	1 hora	Motoras y de procesamiento
SIPT	Observación/Niño	Entre 4 años y 8 años y 11 meses	2 sesiones de 2 horas/Sí	Sensoriales
Sensory Profile	Cuestionario/Padres o cuidadores	De 0 años a adultos, según la versión	20-30 min/No	Sensoriales
MABC-2	Observación/ Niño	Entre 4 y 16 años	50 min/Sí	Motoras

Es aplicable para personas a partir de dos años y sin límite de edad, y aunque no es específica de la infancia, se puede usar en población infantil. Se puede utilizar para valorar a personas con cualquier tipo de diagnóstico o discapacidad, a aquellas que no han recibido un diagnóstico formal, pero que pueden estar en riesgo de un deterioro funcional, e incluso a personas sanas. No requiere equipamiento específico, salvo el relevante para la realización de la propia tarea. Su administración lleva entre 30 y 40 min (Fisher y Bray Jones, 2012). Es necesario superar un proceso de calibración para poder usar la herramienta.

Como se ha comentado, es una valoración basada en la observación de dos actividades de la vida diaria, seleccionadas por el terapeuta y elegidas por el propio cliente, de entre las ofrecidas en el manual de administración. Antes de la observación tiene lugar una entrevista no estructurada cuyos objetivos son identificar los recursos y limitaciones dentro del contexto de la ejecución, qué áreas de ejecución ocupacional le preocupan y qué ejecuciones ocupacionales son fortalezas y cuales debilidades para la persona (Fisher y Bray Jones, 2012). A pesar de ser una entrevista no estructurada, el manual de la AMPS contempla que se cubran una serie de pasos bien definidos. Las tareas están clasificadas según la dificultad que presentan: dificultad media, más fáciles que la media, más difíciles que la media.

A través de la observación de la ejecución de las tareas se evalúan las destrezas motoras y de procesamiento.

Ejemplos de las tareas presentes en al manual son ponerse los calcetines y los zapatos, comer un *snack* y beber una bebida, vestirse la parte superior del cuerpo, cepillarse o peinarse el pelo o lavarse y secarse las manos. Y cada una de ellas está cuidadosamente descrita en el manual de usuario.

5.2.2. Versión escolar de la AMPS (school AMPS)

La versión escolar de la AMPS (*school AMPS*) (Atchison, Fisher y Bryze, 1998) está pensada para evaluar el desempeño en las tareas escolares (escribir, dibujar, recortar, usar el ordenador). La observación se realiza en el entorno escolar (en la clase del niño) y las tareas son seleccionadas por el niño o por el profesor. Se puede usar en niños con cualquier tipo de diagnóstico, incluso en estudiantes sanos.

Su administración se calcula en una hora y, al igual que la AMPS, el terapeuta necesita un curso de calibración para poder usar la herramienta.

Todavía no está validada en España y tampoco se imparten cursos de formación en nuestro país.

5.2.3. Test de integración sensorial y praxias (sensory integration and praxis test, SIPT)

El test de integración sensorial y praxias (*sensory integration and praxis test,* SIPT) (Ayres, 1989) es una herramienta específica para evaluar los déficits de procesamiento sensorial y las praxis en niños. Es una batería específica que consta de 17 subtest, divididos en cuatro áreas: percepción visual no motora, somatosensorial, sensoriomotor y praxias.

La población diana son niños con retraso en el desarrollo, problemas de aprendizaje y problemas de conducta entre 4 años y 8 años y 11 meses. Su uso requiere de una formación específica y entrenamiento.

Al niño se le va pidiendo que resuelva diferentes pruebas en relación con las áreas evaluadas. Suponen dos sesiones de dos horas y media cada una. Los datos obtenidos son introducidos en un *software* que, a través de la red, los envía a la base de datos americana y emite un informe sobre el niño.

En España se imparten los cursos para la capacitación en el uso del SIPT.

5.2.4. Evaluación del perfil sensorial (sensory profile)

La evaluación del perfil sensorial (*sensory profile*) (Dunn, 1999) evalúa el procesamiento sensorial, la modulación y las respuestas emocionales y comportamentales. Se trata de un cuestionario completado por los padres o cuidadores del niño. Existen tres versiones: la de niños de 0 a 3, la de 3 a 10 años y la versión de adolescentes y adultos.

Al tratarse de una herramienta normativa, la puntuación obtenida da información sobre la diferencia o no con su grupo de pares.

La administración requiere entre 20 y 30 min.

El manual se comercializa en inglés, pero hay posibilidad de adquirir los cuestionarios en español. Está traducido pero se usan los baremos americanos, y no está validado en población española.

5.2.5. Batería de evaluación del movimiento para niños 2 (MABC-2).

La segunda edición de la batería de evaluación del movimiento para niños (*movement assessment battery for children, second edition,* MABC-2) es una batería de evaluación del movimiento para detectar los trastornos del desarrollo y de la coordinación en niños entre 4 y 16 años.

Consta de ocho pruebas que evalúan tres dimensiones del movimiento: destreza manual, puntería y atrape-equilibrio. La destreza manual se evalúa a través de pruebas como introducir monedas, insertar clavijas, dibujar trazados o entrelazar cordones. La puntería y atrape se evalúa mediante el lanzamiento y atrape de un saquito de arena o una pelota, y el equilibrio solicitando al niño que ande de puntillas, salte, haga talón-punta, saltar a la paticoja, entre otras.

Se necesita el material específico de la batería y su administración y criterios de evaluación se especifican en el manual de administración.

Ha sido validada en la población española en el año 2012.

5.3. Evaluación de las funciones mentales

En este apartado únicamente se va a hacer referencia a la evaluación dinámica cognitiva de terapia ocupacional para niños (*dynamic occupational therapy cognitive assessment for children*, DOTCA-Ch) (Katz, Golstand, Bar-Ilan y Parush, 2007). Es una herramienta desarrollada por y para terapeutas ocupacionales, derivada de la valoración cognitiva de terapia ocupacional de Loewenstein (LOTCA).

Evalúa cinco dominios cognitivos: orientación, percepción espacial, praxias, construcción visomotora y operaciones de pensamiento. Bajo este último epígrafe se incluyen las pruebas de categorización, las secuencias pictóricas y las secuencias geométricas.

Aún no hay disponible una versión validada en castellano.

5.4. Evaluaciones del desarrollo

5.4.1. Inventario del desarrollo de Battelle

El inventario del desarrollo de Battelle es un instrumento de evaluación de las habilidades de desarrollo aplicable a niños de hasta 8 de edad (Newborg, Stock y Wnek, 1998). Dividida en cinco áreas, evalúa el desarrollo personal-social, la conducta adaptativa, la cognición, el desarrollo motor y la comunicación.

El tiempo de aplicación varía entre 10 y 30 minutos en la prueba de cribado, y entre 60 y 90 minutos en la realización del cuestionario completo. Se puede completar por observación o a través de la información aportada por padres o cuidadores.

Está traducido y validado en la población española.

5.4.2. Escala observacional de Secadas (EOS)

La escala observacional de Secadas (EOS) es un repertorio de conductas recopiladas y agrupadas según la edad esperada de desarrollo. Las escalas incluyen ítems dentro de los dominios desarrollo somático, sensopercepción, coordinación motriz, exploración sensomotriz, contacto y comunicación y conceptuación. Dentro del apartado contacto y comunicación aparece una clasificación relativa a la independencia dentro de las actividades de la vida diaria, denominada *autobastanza.*

Se trata de un cuestionario que se pasa a los padres o cuidadores principales del niño que conozcan su desempeño. A partir de las respuestas establece un perfil para cada uno de los dominios.

Ha sido desarrollada por investigadores españoles (Secadas, 2009).

5.4.3. Guía Portage de educación preescolar

La guía Portage es una prueba de evaluación que permite determinar las capacidades generales desde el nacimiento hasta los 6 años (Bluma, 1978). Además de como prueba de evaluación, la guía Portage incluye una descripción detallada de cada una de las actividades observables para facilitar un programa de estimulación temprana.

Se organiza en torno a cinco áreas de desarrollo: socialización, lenguaje, autoayuda, cognición y desarrollo motor.

Contiene 578 fichas con cada una de las tareas. Su tiempo de aplicación es variable y depende del número de actividades que se vayan a evaluar.

Está traducida y validada en la población española; sin embargo, actualmente está descatalogada y no se puede comprar.

Cuadro 5.7. Resumen de las herramientas usadas para evaluar el desarrollo

Herramienta	*Obtención de datos/Informante*	*Población diana*	*Tiempo/Material necesario*	*Qué evalúa*
Battele	Observación, cuestionario/ Niño, padres o cuidadores	Niños hasta 8 años	60-90 min la prueba completa/ No	Desarrollo personal, conducta adaptativa, cognición, desarrollo motor y comunicación
EOS	Cuestionario a padres o cuidadores	Niños de 0 a 6 años	/No	Desarrollo somático, sensopercepción, coordinación motriz, comunicación (autobastanza)
Guía Portage		Niños de 0 a 6 años	/No	Socialización, lenguaje, autoayuda, cognición y desarrollo motor
AIMS	Observación	Niños de 0 a 18 meses	30 min/No	Desarrollo motor, patrones de movimiento

5.4.4. Escala de desarrollo motor de Alberta (Alberta infant motor scales, AIMS)

La escala de desarrollo motor de Alberta (*Alberta infant motor scales,* AIMS) (Pipper y Darrah, 1994) es una herramienta observacional de determinados comportamientos motores entre los 0 y los 18 meses de edad. Se evalúan distintos ítems motores que enfatizan sobre las destrezas y los patrones de movimiento en cuatro subescalas: decúbito prono, decúbito supino, sedestación y bipedestación. La puntuación obtenida se convierte a valores porcentuales para la edad cronológica. Supone unos 30 minutos de aplicación.

Actualmente se están llevando a cabo estudios para su validación en la población española.

Preguntas de autoevaluación:

1. Nombra aquellas herramientas traducidas y validadas para evaluar la conducta adaptativa.

2. Señala qué diferencias hay entre el PEDI y el PEDI-CAT.

3. Explica quiénes son los informantes y a qué población está dirigida la escala de actividades para niños (ASK).

4. Comenta en qué modelos se sustentan el COSA y la COMP.

5. Identifica cuáles son los principales problemas que existen para evaluar el área de desempeño de educación.

TERCERA PARTE

Áreas y programas de intervención en terapia ocupacional pediátrica

6
Desarrollo evolutivo y desempeño ocupacional del infante

La secuencia del desarrollo evolutivo del niño según su edad y su desempeño ocupacional son los indicadores de normalidad que maneja el terapeuta ocupacional pediátrico a la hora de hacer la valoración. En contraste con estos, los signos de alarma indican una posible patología o alteración en la secuencia del desarrollo. Estos conocimientos se utilizan en el día a día de la práctica clínica y se deben tener presentes cada vez que se explore o trate con la población infantil. El terapeuta ocupacional pediátrico es conocedor de las distintas etapas del desarrollo evolutivo, así como del desarrollo del desempeño ocupacional normal. Una vez detectado un posible desajuste, se compara con los índices de normalidad que presenta el niño y se traza una línea base, que es donde comienza el plan de intervención de la terapia ocupacional (TO). Este se inicia desde la etapa evolutiva en que se encuentre el niño en cada una de las áreas exploradas y partiendo desde lo que este pueda o logre hacer se diseña el plan de tratamiento, en el que se tendrá en cuenta el medio ambiente y las ocupaciones del niño para ir incrementando sus habilidades de desempeño y el buen funcionamiento ocupacional en su entorno.

Papalia, Wendkos y Duskin (2010) proponen ocho etapas de desarrollo humano o ciclo vital:

a) *Etapa prenatal,* desde la concepción al nacimiento. Se caracteriza por el mayor crecimiento físico de toda la vida y la dotación genética.
b) *Etapa de la infancia*, desde el nacimiento a los 3 años. Se caracteriza por el rápido crecimiento físico, el desarrollo de las habilidades motrices y el inicio del proceso de independencia de la persona.
c) *Etapa* de *la niñez temprana*, desde los 3 hasta los 6 años.

d) *Etapa de la niñez media*, desde los 6 a los 11 años. Se caracteriza por el desarrollo cognitivo principalmente.
e) *Etapa de la adolescencia*, desde los 11 a los 20 años.
f) *Adultez temprana*, desde los 20 a los 40 años.
g) *Adultez media*, desde los 40 a los 65 años.
h) *Adultez tardía*, desde los 65 en adelante.

> El desarrollo se define como "las continuidades y los cambios sistemáticos del individuo que ocurren entre la concepción y la muerte". Al decir que los cambios son "sistemáticos", afirmamos que son ordenados, que siguen un patrón, que son bastante duraderos; así que quedan excluidos los cambios temporales del estado de ánimo, y otros de carácter transitorio en nuestro aspecto, pensamiento y comportamiento (Shaffer y Kipp, 2007).

El desarrollo humano se puede definir para su descripción en diferentes categorías, como el *desarrollo físico*, que se refiere al crecimiento corporal, del cerebro y de la adquisición de habilidades motoras; el *desarrollo cognoscitivo*, que se refiere a los procesos mentales, y el *desarrollo social, emocional y de la personalidad,* que trata del establecimiento de los patrones del desarrollo de la socialización.

Se recomienda la lectura del capítulo 3, epígrafe 3.2, sobre los enfoques y modelos desde el punto del vista del desarrollo en TO, y el capítulo 5 sobre herramientas de evaluación en las que se encuentran, entre otras, evaluaciones del desarrollo.

6.1. El desarrollo psicomotor

El desarrollo psicomotor del niño es la adquisición de una serie de habilidades funcionales que de forma progresiva le van a permitir la autonomía y adaptación al medio. Esta adquisición comienza desde el vientre de la madre y continúa durante toda la infancia hasta llegar a ser una persona adulta. El niño evoluciona a través del tiempo con múltiples transformaciones en todos los aspectos, biológicos, psicológicos y sociales. El desarrollo psicomotor se adquiere con la maduración del sistema nervioso central (SNC) y la interacción con su medio ambiente, entre otros factores y se manifiesta por una serie de áreas de desarrollo como *la motricidad gruesa, la motricidad fina, la sensorial, la afectivo-social, la cognitiva y el lenguaje*. Todas estas áreas pasan por una serie de etapas escalonadas, para conseguir mayor especialización y habilidad. El terapeuta ocupacional pediátrico, a la hora de valorar al niño, relaciona el posible desfase de alguna de las áreas de desarrollo psicomotor cuando el niño no consigue la madurez necesaria para la adquisición de las áreas de desempeño ocupacional.

Para que exista una correcta maduración en estas áreas es necesario que los sistemas nerviosos central y periférico, las estructuras nerviosas, la genética, el sistema osteoarticular, el metabólico y el musculoligamentoso tengan un buen funcionamiento.

Cada niño tiene su propio ritmo de adquisición de habilidades, y este proceso puede ser más o menos largo para conseguir las distintas etapas de desarrollo. Estas etapas son las mismas en todos los niños, aunque, puede darse el caso de que, mientras un niño consigue una habilidad en pocas semanas, a otro le cueste lo mismo mucho más tiempo y con una estimulación continua o terapia. Por ejemplo, la habilidad de deambular autónomamente un niño la puede conseguir a los 9 o 10 meses (figura 6.1) y otro conseguirlo a los 15 o 16 meses y con ayuda.

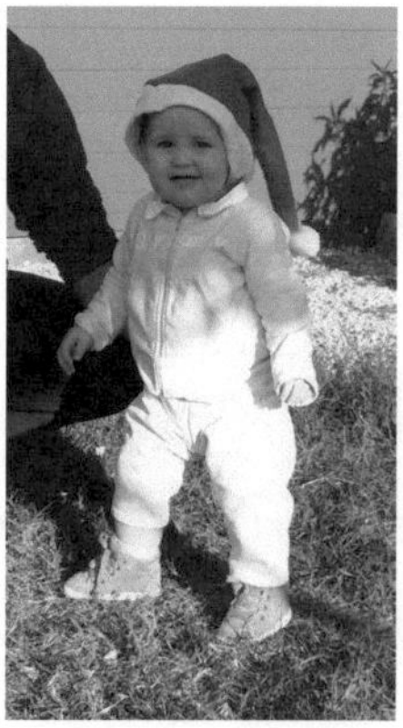

Figura 6.1. Niña de 10 meses en posición bípeda-deambulación.

Globalmente existen una serie de principios del desarrollo psicomotor en los que podemos distinguir entre la normalidad del desarrollo y la existencia o no de sus variaciones o desarmonías. En este sentido, se tendrán en cuenta las siguientes consideraciones:

a) De manera global, la maduración del SNC es un proceso dinámico en el que van a influir los factores genéticos de la propia persona y los factores epigenéticos, que resultan de las interacciones entre los genes y el ambiente. A la vez que maduran las estructuras, se van perfeccionando las funciones y la coordinación entre ellas para dar lugar a las distintas conductas de nuestro organismo.

b) En general, la secuencia del desarrollo es la misma para todos los niños, aunque puede variar el ritmo de adquisición de funciones. Estas variaciones pueden verse influidas o modificadas por el ambiente. Illingworth (1985) afirma que "cuanto más lejos del promedio se encuentre un niño en cualquier aspecto es menos probable que sea normal".

c) El mismo autor denomina las disociaciones del desarrollo como que hay una secuencia del desarrollo dentro de cada una de sus áreas, aunque estas no tienen que darse al mismo tiempo. Es decir, hay niños que adquieren la habilidad motriz fina y la manipulación de objetos en su edad madurativa; sin embargo, otras habilidades como el gateo o la marcha las adquieren más tarde, y esto no quiere decir que exista una disfunción neurológica o retraso psicomotor.

d) A la vez que madura el SNC, los movimientos generalizados con todo el cuerpo se sustituyen por respuestas individuales específicas y precisas. Es decir, un bebé responde a un estímulo que le llama la atención con movimientos en masa de los brazos, las piernas y hace sonidos de alerta. Cuando madura, cambia estos movimientos por una sonrisa y alargamiento del brazo para coger algo.

e) El desarrollo ontogenético motor grueso está regido, según Coghill (1929), por la ley o gradiente cefalocaudal, proximodistal y cubitorradial.

1. Ley cefalocaudal, de arriba abajo. El control postural normal antigravitatorio comienza con el control cefálico y progresa en dirección caudal. De esta manera, la secuencia motora para caminar sería: sedente-bipedestación-marcha, teniendo conseguido el control cefálico.
2. Ley proximodistal, de dentro hacia fuera, se da en las extremidades, y es necesario tener control sobre las articulaciones proximales para llegar a tener el control de las distales. Esta ley sigue una secuencia de progresión de los movimientos hombro-codo-digital para dominar la prensión de objetos y manipularlos.
3. Ley cubitorradial, para los distintos patrones de prensión. Se relaciona con la progresión de la prensión que se inicia en la región cubital o hipotenar y finaliza en la región radial o tenar, con la oposición del pulgar y el índice y la pinza fina.

f) El ritmo de las adquisiciones psicomotoras se produce gracias a la disolución de los reflejos o reacciones arcaicas. La persistencia, intensidad anormal o reaparición de estos reflejos arcaicos son signos de disfunción del SNC. Sin embargo, la aparición de las reacciones de defensa nos indican un signo positivo de maduración del SNC (véase el cuadro 6.1).

Cuadro 6.1. Reflejos arcaicos y reacciones de maduración

Reflejo arcaico, tipo orofacial	*Normal*
Babisnki	Hasta sexta semana
Succión	Hasta el tercer mes
Búsqueda	Hasta el tercer mes
Acústico-facial o de sobresalto	Desde el décimo día y permanece
Óptico-facial	Desde tercer mes y permanece
Reflejo arcaico, tipo extensor	*Normal*
Tónico-cervical asimétrico Magnus o esgrimista	Desde la décima semana de gestación hasta el cuarto mes de vida
Reflejo tónico simétrico	Raro y por lo general patológico
Reacción de enderezamiento estática o de soporte o apoyo	Desde el séptimo mes de gestación hasta el segundo mes de vida
Reflejo de la marcha automática, marcha primitiva	Desde el séptimo mes de gestación hasta el segundo mes de vida
Moro	Desde recién nacido hasta los seis meses
Talón palmar	Patológico desde el nacimiento
Talón plantar	Hasta el tercer mes
Extensión primitiva	Hasta el tercer mes
Marcha automática	Hasta el tercer mes
Reflejo arcaico, tipo cutáneo	*Normal*
Prensión palmar Cerrar la mano (*grasping*)	Desde recién nacido hasta los tres meses
Prensión palmar Abrir la mano	Desde recién nacido hasta un mes
Prensión plantar	Desde recién nacido hasta los nueve meses
Reflejo encorvadura del tronco de Galant	Hasta el cuarto mes
Reacciones de maduración	*Normal*
Paracaídas lateral	Desde los seis meses y persiste
Paracaídas del miembro inferior	Desde los seis meses y persiste
Landau	Desde los 2,5-3 meses hasta los 12 meses
Reacciones asociadas	Patológicas
Reacciones de inclinación en sedestación	A partir de los seis meses

g) El tono muscular evoluciona en el recién nacido desde el predominio flexor e hipertónico a un equilibrio en el tono flexor y extensor de las extremidades. Con la normotonía aparecen los movimientos normalizados.
h) Se desarrollan las reacciones de equilibrio y los cambios automáticos del tronco y las extremidades, que se utilizan para balancearse y evitar las caídas.
i) Se desarrolla el enderezamiento del tronco frente a la gravedad y el movimiento con propósito y diferenciado de los distintos segmentos corporales.

El desarrollo de la función motora va a depender de la maduración funcional y de la mielinización del SNC (Illingworth, 1982). La maduración se consigue, entre otros factores, por el movimiento de la persona en su entorno y la manera que tiene el SNC de responder a los estímulos sensoriales aferentes que proceden del exterior (visuales, táctiles, gustativos, auditivos y olfativos) o del propio cuerpo (propioceptivos e interoceptivos).

6.1.1. La secuencia de la adquisición del desarrollo psicomotor y signos de alarma

Las áreas de desarrollo se suceden en las llamadas etapas del desarrollo. El niño es un sistema de acción en crecimiento y a medida que crece se modifica su SNC, con los correspondientes cambios de su conducta. Cada etapa de desarrollo representa un grado o nivel de madurez y la estructuración de este se establece por edades. La función motora y postural en el niño es inconsciente y automática, y los patrones posturales los adquiere inconscientemente, es decir, el niño no es consciente de los mecanismos motores que está utilizando.

Por otro lado, los signos de alarma o de alerta son los que nos van a indicar una anomalía o disfunción del SNC y, por lo tanto, una posible patología. Se valoran cuando el niño se "desvía de la normalidad", pero esto no supone necesariamente que tenga una patología, aunque su detección obliga a realizar un seguimiento y control. Es importante reconocerlos, y para ello es imprescindible tener la referencia de la normalidad de cada etapa. Pueden observarse ciertas anomalías en la exploración neurológica o general, como alteraciones de la motilidad (temblor, distonías), retrasos en las adquisiciones del desarrollo, asimetrías, estancamiento o regresión en las habilidades adquiridas, persistencia de reflejos, desadecuación de las respuestas o de las conductas u otras.

Ya en el recién nacido se observa mediante el test de Apgar el posible sufrimiento fetal del niño en el parto. Este test corresponde a la puntuación del niño al minuto, los 5 minutos y los 10 minutos después del nacimiento, mediante la valoración de cinco aspectos: la coloración de la piel, la tasa cardiaca, la intensidad respiratoria, el tono muscular y la irritabilidad de reflejos, que pueden tener un valor total de 0 a 10 puntos. El índice por debajo de 5 es problemático si no se recupera a los 5 o 10 minutos. Además, se valoran otros signos de alarma, como la actitud asimétrica, la falta de flexión fisiológica (hipotonía, hipertonía), la ausencia de movilidad espontánea, los movimientos anómalos, la no lateralización cefálica en prono, la escasa respuesta a estímulos, la irritabilidad constante y la succión deficiente.

A continuación se desarrollan las etapas del desarrollo psicomotor normales en niños de 0 a 3 años y los signos de alarma más significativos, especificando las áreas: motora gruesa y fina, cognitiva y social-comunicación.

Cuadro 6.2. Desarrollo y signos de alarma de 0 a 3 meses

Área	*Lo normal*	*Signos de alarma*
Motora gruesa	Reflejos primarios, movimientos involuntarios, asimetría, hipertonía-flexión, comienza el control cefálico.	Insuficiente control de la cabeza (tracción y posición prona), asimetría, reflejos pronunciados, hipertonía-hipotonía excesiva.
Motora fina	Reflejo de prensión y manos cerradas. Integra el reflejo y consigue dejar las manos abiertas.	Manos cerradas, brazos no en línea media, hipertonía-hipotonía excesiva.
Cognitiva	Fijación de la mirada, seguimiento de objetos, reacción al sonido, observa sus manos.	No hay fijación de mirada, seguimientos visuales deficientes, no hay respuesta a sonidos, nistagmus.
Social-comunicación	Establecimiento de vínculo afectivo, primera mirada, primera sonrisa.	No hay sonrisa social, ni respuestas comunicativas con la madre. Llanto persistente.

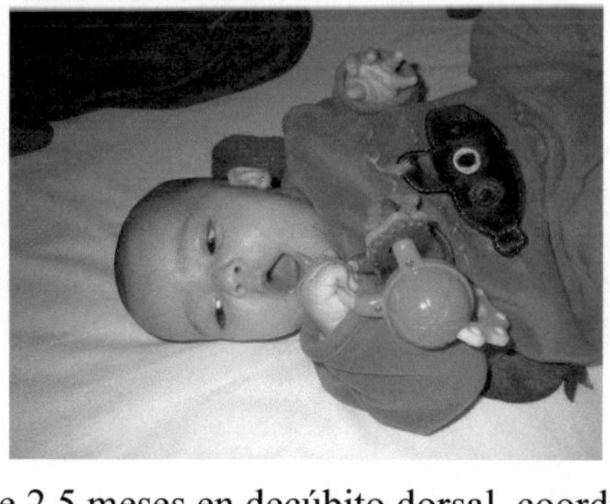

Figura 6.2. Niña de 2,5 meses en decúbito dorsal, coordinación mano-boca para explorar un objeto.

Cuadro 6.3. Desarrollo y signos de alarma de 3 a 6 meses

Área	*Lo normal*	*Signos de alarma*
Motora gruesa	Integración de reflejos, control cefálico, simetría, hipotonía de las extremidades, inicio de la sedestación, volteos.	Falta de control de la cabeza y el tronco, no inicia la sedestación ni los volteos, alteraciones del tono.
Motora fina	Prensión voluntaria y bimanual, transferencia de objetos, movimiento de barrido, prensión cubitopalmar, se coge las manos en la línea media.	No coge objetos ni sus manos, falta de extensión de los brazos, estereotipias, falta de coordinación oculomanual.
Cognitiva	Coordinación oculomanual, mira dos objetos alternativamente, observa sus pies, localiza sonidos en cualquier dirección, sigue la caída de un objeto.	Seguimientos visuales deficientes, no localiza sonidos, estrabismo, nistagmus.
Social-comunicación	Risas, diálogos con adultos con sonidos guturales, respuesta al espejo.	No se ríe ni balbucea, no hay respuesta al espejo, llanto persistente, respuestas monótonas e indiscriminadas, empatía pobre.

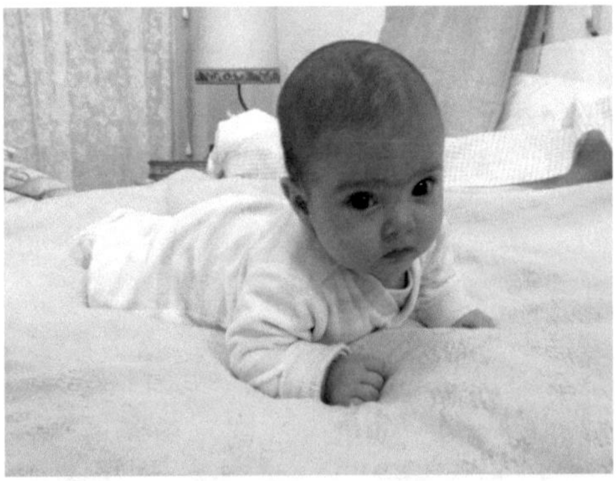

Figura 6.3. Niña con 4,5 meses y patrón global del apoyo asimétrico en un codo, preparado para extender el brazo en busca de un objeto más lejano (Vojta, 2005).

Cuadro 6.4. Desarrollo y signos de alarma de 6 a 9 meses

Área	*Lo normal*	*Signos de alarma*
Motora gruesa	Sedestación, reacciones de equilibrio, reacción de defensa: paracaídas, posición de pie, cambios posturales, desplazamientos (reptación y gateo).	Hiper o hipotonía del tronco, no inicia desplazamientos y posición de pie, ausencia de apoyos y reacción de paracaidista, no se mantiene sentado, no se da la vuelta.
Motora fina	Movimientos parabólicos (saca), prensión radiopalmar, oposición del pulgar, pinza digital, intencionalidad en juegos manuales (golpeteo), sostiene dos objetos, coordinación ojo-mano con objetos más pequeños.	No inicia la pinza digital, movimiento de barrido. No muestra interés por los objetos. Incoordinación oculomanual.
Cognitiva	Discriminación fina de sonidos, obtiene sonidos de los objetos pulsándolos, empieza la permanencia del objeto.	Problemas con el seguimiento de objetos, y en la localización de sonidos, no inicia la permanencia del objeto.
Social-comunicación	Identificación de los padres, reacción ante el extraño, comienzan los sonidos labiales, imitación simple (palmas), responde a su nombre. A los 9 meses aparece la posición de cuatro patas y el gateo coordinado.	Falta de comunicación con el adulto, sin empatía, falta de iniciativa social.

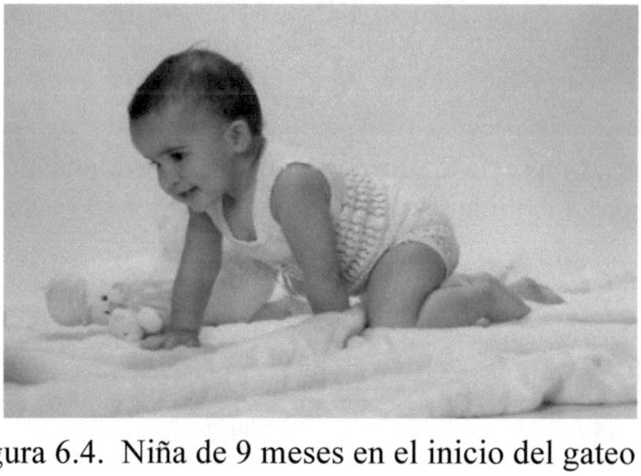

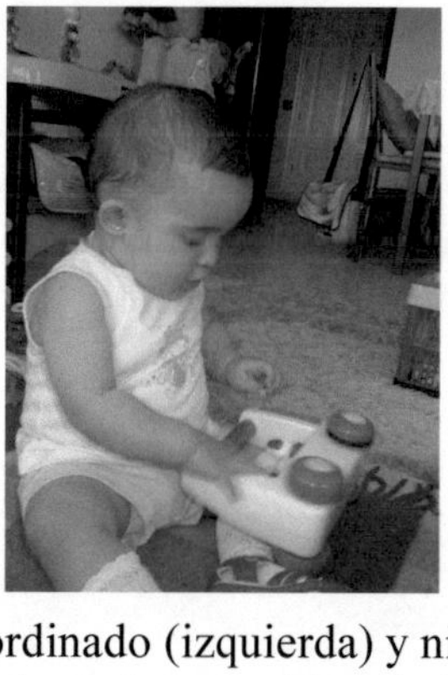

Figura 6.4. Niña de 9 meses en el inicio del gateo coordinado (izquierda) y niña de 9 meses, en sedestación, manipulando y explorando un juguete (derecha).

Cuadro 6.5. Desarrollo y signos de alarma de 9 a 12 meses

Área	*Lo normal*	*Signos de alarma*
Motora gruesa	Posición de pie, cambios posturales, reacciones de equilibrio de pie, inicio de la marcha autónoma, coordinación ojo-pie.	No inicia la marcha, se mantiene cualquiera de los problemas anteriores, mala coordinación, dificultad en cambios de posición.
Motora fina	Perfeccionamiento de la prensión radiopalmar y la pinza digital. Introduce objetos en un bote ancho.	Problemas en la prensión de objetos, dificultad con la pinza digital, no palmotea.
Cognitiva	Surge la permanencia del objeto, causa-efecto, medio-fin.	Dificultad en la permanencia del objeto o medio-fin.
Social-comunicación	Aumenta el balbuceo, empieza a dar algún significado a un sonido o gesto, imita gestos nuevos, buena comunicación, diálogos padre-hijo, toma iniciativas en el juego.	No provoca comunicación, no emite sonidos, no hace imitaciones simples, alimentación indebida, no conoce a las personas que lo cuidan habitualmente.

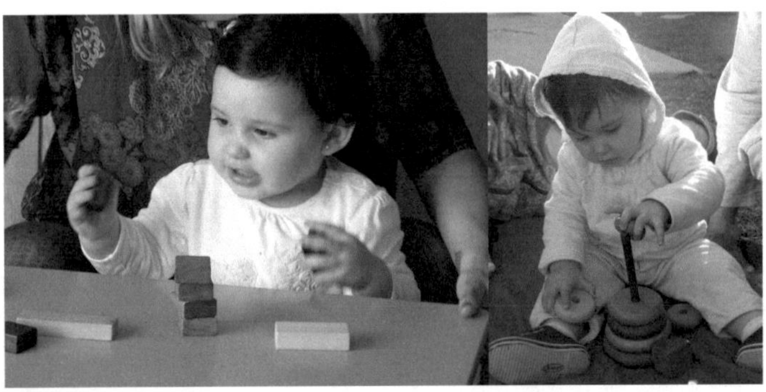

Figura 6.5. Niñas de un año haciendo uso de la pinza digital y la coordinación ojo-mano (izquierda), e investigando posibilidades y explorando objetos (derecha).

Cuadro 6.6. Desarrollo y signos de alarma de 12 a 18 meses

Área	*Lo normal*	*Signos de alarma*
Motora gruesa	Afianza la marcha autónoma, camina sobre distintas superficies, anda de lado, sube y baja escaleras con ayuda, se agacha y levanta solo, tira la pelota con las manos de pie y sin apoyo.	No aparece la marcha autónoma o es inestable, miembros inferiores rígidos, dificultad para agacharse, equilibrarse.

Motora fina	Mete bolitas en una botella, monedas en una hucha, saca y mete encajes en un tablero, abre y cierra recipientes, hace torres con cubos, inicia el garabateo, coordina el ojo y la mano: ensarta, ensambla, saca objetos de un recipiente dándole la vuelta.	Mala manipulación de objetos. No hace la pinza superior. No hay inicio de juego. Falta de juego imitativo.
Cognitiva	Imita gestos, empareja objetos, intenta arreglar un objeto roto. Permanencia de objeto: encuentra objetos escondidos. Causa-efecto: ejecuta la acción causante del efecto (empuja un coche). Medio-fin: utiliza objetos para conseguir un fin. Juego funcional: relaciona dos o más objetos.	Pocas palabras con significado. No comprende órdenes sencillas. No presenta ninguna jerga. No conoce el nombre de objetos familiares.
Social-comunicación	Reconoce imágenes y señala fotos, muestra interés por otros niños, muestra y ofrece sus juguetes, primeras palabras con significado (objetos, peticiones, onomatopeyas), obedece órdenes simples, es sociable y simpático, se separa mejor de la madre.	Dependencia de la madre. Pasivo. Conducta estereotipada. Interés solo por el entorno inmediato. No reclama al adulto.

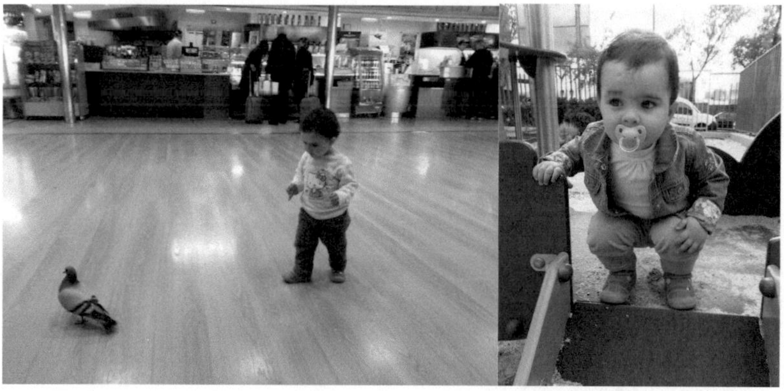

Figura 6.6. Marcha autónoma en una niña de 18 meses (izquierda) y niña de 18 meses en posición de cuclillas (posición funcional para tirarse por el tobogán).

Cuadro 6.7. Desarrollo y signos de alarma a los 24 meses

Área	*Lo normal*	*Signos de alarma*
Motora gruesa	Corre, sube y baja escaleras apoyándose, chuta con el pie sin caerse. Más equilibrio y precisión. Controla el espacio.	Pasividad motora. No identifica las partes del cuerpo. Marcha inestable. No se levanta del suelo sin apoyo. No señala partes de su cuerpo.
Motora fina	Abre y cierra puertas, pasa páginas de cuentos, imita trazos horizontales y verticales, hace trenes, construye torre de seis cubos.	No construye torres de dos o tres cubos. No imita trazos en dirección determinada. No manipula objetos.
Cognitiva	Permanencia de objeto: busca fuera de su campo visual. Causa-efecto. Activa un objeto directamente. Medio-fin: supera barreras para conseguir lo que quiere. Encaja y empareja un círculo, un cuadrado y un triángulo. Hace puzles de dos piezas. Aparece el juego simbólico.	Ausencia de lenguaje propositivo. Estereotipias verbales. No hace frases. No ejecuta órdenes sencillas. No presta atención a las narraciones, no tiene juego imitativo.
Social-comunicación	Usa frases y comprende y ejecuta órdenes sencillas. Construye frases de varias palabras, interactúa. Usa su nombre. Prefiere juegos solitarios a los colectivos. Egocéntrico, no comparte juguetes. Uso del "no" rutinario, no acepta límites, necesita vigilancia constante, no tiene conciencia de peligro. Participa en su autonomía, come y se desviste solo.	No responde a su nombre, no reconoce imágenes familiares. Ausencia de participación en actos cotidianos: comer, vestirse.

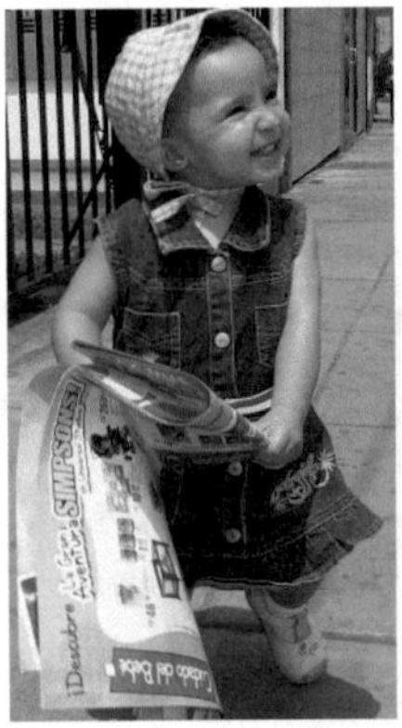

Figura 6.7. Niña de dos años mostrando una revista e interactuando.

Cuadro 6.8. Desarrollo y signos de alarma de 2 a 3 años

Área	*Lo normal*	*Signos de alarma*
Motora gruesa	Dominio absoluto del equilibrio y la coordinación. Preferencia de juegos motores, disfruta del movimiento. Usa todas las posturas y salta en el sitio varias veces, pedalea y guía el triciclo.	Trepa para levantarse del suelo, no sube y baja escaleras solo, no es capaz de saltar con los dos pies.
Motora fina	Cierra recipientes de rosca, enrosca tornillos, sigue un laberinto, hace torres de diez cubos, trenes y puentes. Copia un círculo. Disfruta con juegos de agua, arcilla, barro.	No es capaz de realizar acciones de manipulación fina. No imita trazos.
Cognitiva	Empareja e identifica colores, diferencia entre uno y muchos, cuenta hasta tres objetos, reconoce el círculo y tamaños, hace puzles de 3-4 piezas.	No construye frases, no entiende preposiciones (dentro-fuera), no asocia colores.
Social-comunicación	Usa oraciones con diálogo. Sigue las pautas de juego dentro de un grupo. Es capaz de expresar sus quejas, atrae la atención del adulto sobre su actividad, interacciona con otros niños en el juego, pero también juego paralelo. Interactúa con muñecos e imita roles, juego simbólico elaborado. Autonomía: va solo al retrete controla los esfínteres día y noche, empieza a vestirse solo, se pone zapatos, utiliza tenedor y cuchara, se lava y seca las manos.	Ausencia del juego simbólico. Falta de interacción con iguales y adultos. Falta de autonomía e intereses de participación social.

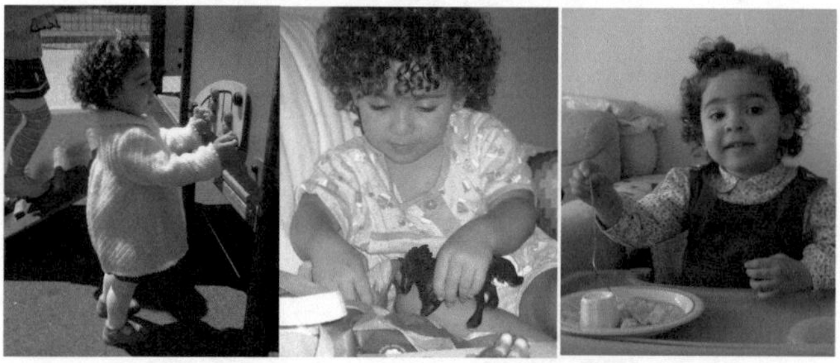

Figura 6.8. Niñas de tres años: siguiendo el laberinto (coordinación fina) (izquierda); inmersa en el juego simbólico (centro); usando tenedor para comer (derecha).

La etapa entre 4 y 5 años se caracteriza porque los niños comienzan a adquirir mayor autonomía en su desarrollo. Los signos de alarma se identifican cuando se observan retrasos en etapas anteriores o en el ambiente, cuando este no genera los estímulos correspondientes para el desarrollo del niño (véanse los cuadros 6.9 y 6.10).

Cuadro 6.9. Desarrollo psicomotor normal, cuatro años

Motora gruesa	Salta sobre un pie, de lado, maneja una bicicleta con ruedines, sube y baja escaleras alternando los pies, bota y chuta una pelota en movimiento, mayor control al correr, parar y girar, buena orientación espacial respecto a otros objetos.
Motora fina	Recorta una línea, enhebra, hace nudos, realiza construcciones espontáneas (figura 6.9), sigue laberintos, hace un monigote de plastilina, hace bolitas de papel, maneja herramientas, dobla papel. Dibuja una casa, figuras (cruz, círculo, cuadrado y aspa), colorea formas simples, usa un punzón. Construye una puerta con cinco cubos, dibuja la figura del hombre (con más de tres partes).
Cognitiva	Usa conjunciones y comprende preposiciones: *debajo, detrás, delante, sobre*. Es capaz de elaborar frases compuestas de diez palabras.
Social-comunicación	Participa en el reparto de roles de un juego, juega en grupos y tiene compañeros de juego preferidos, prefiere el juego asociativo al solitario y paralelo, sabe defenderse cuando se meten con él sin utilizar al adulto.
Autonomía	Vestido: conoce el derecho y el revés de la ropa y se viste. Alimentación: ayuda a preparar comidas, usa cubiertos. Aseo: sigue la secuencia de lavado de manos, cara, ducha.

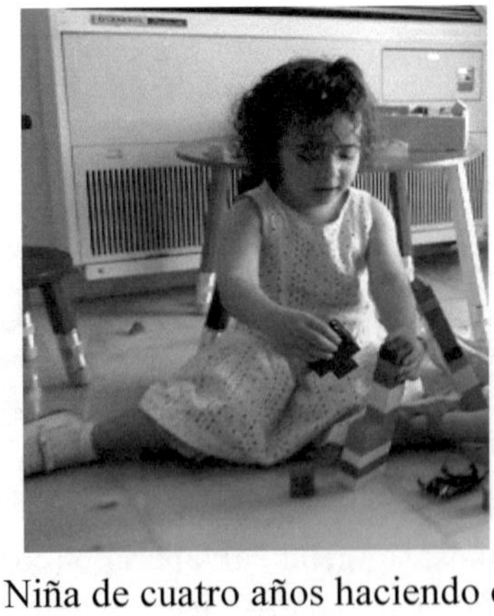

Figura 6.9. Niña de cuatro años haciendo construcción.

Cuadro 6.10. Desarrollo psicomotor a los cinco años

Motora gruesa	Salta alternativamente sobre cada pie, salta sobre un pie, coge una pelota pequeña con la mano, salta a la comba, brinca alternando los pies, usa patines, marcha al ritmo de sonidos, camina sobre una barra de equilibrio, lanza una pelota, da una palmada y la vuelve a coger. Juegos simbólicos, uso de disfraces.
Motora fina	Cose siguiendo el orden de los agujeros. Tijeras: corta un cuadrado un círculo. Dibujo: libre. Cuenta diez objetos.
Cognitiva	Pregunta "¿por qué?" ante todo. Pregunta significados de las palabras.
Social-comunicación	Juego social, es capaz de intercambiar papeles en el juego con los iguales, participa en juegos competitivos, sabe expresar verbalmente sus quejas, representa algo para los demás. Habla sin articulación infantil.
Autonomía	Vestido: hace la lazada de los zapatos, se viste sin ayuda. Alimentación: usa el cuchillo correctamente para cortar. Aseo: se cepilla los dientes solo.

A partir del sexto año, el niño va a especializarse y adquirir mayor habilidad en todas las áreas. Entre los 7 y 9 años comienza la preadolescencia, es cuando se marca el final de la infancia y la entrada a la etapa adolescente. La adolescencia o pubertad, dependiendo del autor, dura hasta los 18 o 20 años. Es el periodo de transición entre ser niño y adulto (biológico) y el desarrollo psicomotriz alcanza su máxima madurez. En esta etapa se producen muchos cambios biológicos, psíquicos y emocionales, por lo que se prestará atención en la correcta maduración de los mismos.

> El correcto conocimiento del desarrollo psicomotor del niño nos permite detectar posibles trastornos tempranamente, lo que facilita su tratamiento precoz y la prevención de posibles deterioros que pudieran darse. Si se detecta un desfase en el desarrollo psicomotor de un niño pequeño, es importante vigilar su evolución, pues puede que no tenga ningún retraso en su desarrollo, pero puede que el grado de madurez se estanque o retrase y como consecuencia tenga problemas en adquirir las áreas de desempeño ocupacional (Domingo Sanz, 2008).

6.2. El desarrollo cognitivo

> La psicología evolutiva es un marco general para comprender los trastornos del comportamiento en relación al desarrollo normal (Achenbach, 1990; Rolf y Read, 1984).

El desarrollo cognitivo según Piaget (1971) se divide en cuatro estadios (véase cuadro 6.11). Además este autor, junto con otros, como Flavell (1996), Case (1995) y Schimidt (1988), comparten la idea de que todos los niños sanos presentan capacidades mentales, sociales y emocionales similares y que según evolucionan, piensan, se adaptan, organizan e interpretan sus experiencias de forma diferenciada.

Cuadro 6.11. Estadios del desarrollo cognitivo según Piaget (1971)

Periodo sensoriomotor, desde el nacimiento a los 2 años	El primer contacto con el mundo se realiza a través de los reflejos innatos sensoriomotores. El comportamiento se convierte en voluntario, refinado, integrado y planificado. La habilidad se desarrolla para poder representar mentalmente el mundo en imágenes y palabras.
Periodo preoperacional, desde los 2 a los 7 años	Se amplía la visión del mundo a medida que los conceptos de espacio, número, color, etc., van desarrollándose. El mundo se recrea en el juego. El niño es capaz de abordar situaciones variadas.
Periodo operacional concreto, de 7 a 11 años	Se desarrolla la capacidad de ver el mundo desde el punto de vista de los otros. Se desarrolla la capacidad de comprender que los procesos pueden invertirse y que los objetos pueden cambiar de forma conservando la misma cantidad de materia (conservación de la cantidad). También, la capacidad de tener en cuenta distintas dimensiones de un problema, y se produce mayor comprensión de las relaciones.
Periodo operacional formal, a partir de los 12 años	Aparece el pensamiento lógico verdadero: el niño es capaz de abstraer y pensar sobre distintas posibilidades, formar y evaluar hipótesis deducir e inducir principios.

6.3. El desarrollo de las áreas ocupacionales en la infancia

En el ámbito infantil, las áreas ocupacionales que hay que evaluar e intervenir en los niños son, según la AOTA (2008), las siguientes: actividades de la vida diaria (básicas e instrumentales), descanso y sueño, educación, juego, ocio/tiempo libre, participación social. Cada área tiene sus etapas evolutivas y el terapeuta ocupacional establece la intervención de tratamiento con los objetivos consensuados tanto por los niños como por los padres y según el resultado de la valoración efectuada.

En el estudio del desempeño ocupacional en la infancia se observa la conexión e influencia existente entre las etapas de desarrollo psicomotor (motórico, cognitivo y social-comunicación) y la adquisición normalizada de las etapas de las áreas ocupacionales a lo largo del crecimiento del niño, teniendo que haber un desarrollo normalizado en las primeras para que se desempeñen normalmente las segundas. Es decir, para que exista una evolución favorable en el aprendizaje de las áreas de desempeño ocupacional, el niño debe haber alcanzado previamente la madurez psicomotora necesaria para aprenderlas (figura 6.10). Por lo tanto, la dificultad o el retraso de aprendizaje en las áreas ocupacionales o los problemas en su adquisición no es casual, y se requieren unas condiciones determinadas para ello: en primer lugar, la adquisición previa de la madurez psicomotora en la etapa que corresponda; en segundo lugar, un aprendizaje voluntario de las mismas; y, en tercer lugar, un entorno favorecedor en el que se puedan aprender.

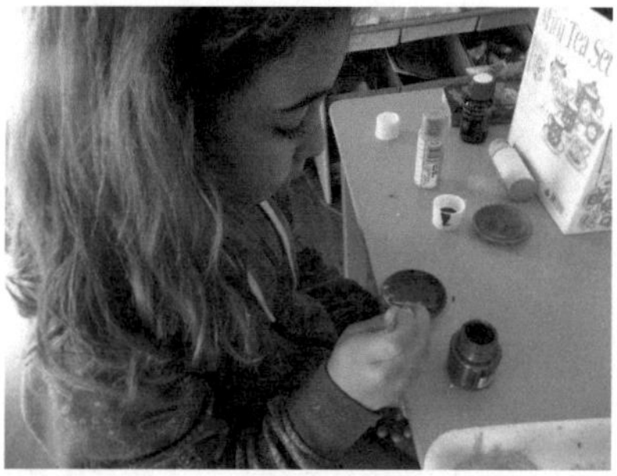

Figura 6.10. Niña de siete años poniendo en práctica las destrezas cognitivas, motoras y praxis adecuadas a su edad cronológica en una actividad manual de pintura, área de ocio.

Durante las distintas etapas cronológicas, cada niño va madurando las áreas del desarrollo psicomotor con su propio ritmo de aprendizaje. A su vez, también adquiere las habilidades para aprender el desempeño de las distintas áreas ocupacionales en un entorno determinado. De este modo, se diferencian las *etapas cronológicas*, que son: recién nacido; neonato (cuarta semana postnatal); lactante (final del primer año); primera infancia (hasta los dos años); preescolar (de 5 a 6 años); y escolar (de 6 a 14 años); las *áreas de desarrollo psicomotor* del niño son: motora gruesa; motora fina; cognitiva; de comunicación y social; y de percepción sensorial. Las *áreas ocupacionales* son: actividades de la vida diaria básicas e instrumentales; descanso/sueño; educación; juego; ocio/tiempo libre; y participación social.

La edad en la que aparecen los trastornos por primera vez depende no solo de las edades cronológicas o evolutivas, sino también de las exigencias del entorno y el desempeño ocupacional que se le exige al niño. Es por eso que muchos de los "casos" se detectan con la escolarización de los niños, tanto por las exigencias del aula, la adaptación a las rutinas y normas del colegio, como por su funcionamiento intelectual, que hacen observar comportamientos desadaptados en niños que anteriormente tenían una actividad adecuada en el entorno de su hogar. Además, deben tenerse en cuenta las necesidades, motivaciones y capacidades de los niño/as, así como la participación y exigencia de los padres en todo el proceso de su evolución (Domingo Sanz, 2008).

6.3.1. Guía orientativa de desarrollo en las actividades de la vida diaria básicas para la realización de programas de terapia ocupacional

En el cuadro 6.13 se detalla la expectativa del desarrollo cronológico de la adquisición de las habilidades en las actividades de la vida diaria básicas en las áreas de alimentación, vestido, baño e higiene y control de esfínteres que se necesitan conocer para realizar el diseño de un programa de TO. Aparecen además algunas actividades de la vida diaria instrumentales, como preparar alimentos, utilizar utensilios de cocina, colocar y recoger la ropa, que se adquieren a partir de una determinada edad.

Cuadro 6.13. Guía de desarrollo en las actividades de la vida diaria básicas para la realización de programas de TO para niños de 4 a 8 años

Edad: 4 años			
Alimentación	*Vestido*	*Baño e higiene*	*Control de esfínteres*
Maneja el tenedor, la cuchara y el cuchillo para empujar comida. Toma sopa con cuchara sin derramarla mucho. Conoce el hábito de comida, comienza con responsabilidades: ayudar a poner la mesa. Se pone el babero, lo deja en su sitio, lleva el plato al fregadero si se le pide. Va conociendo los horarios de las comidas y las responsabilidades que conllevan (sentarse en la mesa y no levantarse hasta que termina).	Aprende a vestirse, incluso la camiseta, y se pone el pijama con poca ayuda. Se viste solo los fines de semana, con ayuda verbal y supervisión. Tiene fallos como cambiar zapatos de pie, el botón del pantalón vaquero le cuesta, abrocha una hebilla. Se pone solo el abrigo, los pantalones, los zapatos con supervisión. Cuelga el abrigo en una percha.	Se limpia los dientes tras recordárselo y con supervisión. Va teniendo más coordinación para peinarse. Aprende a regular el agua de la bañera con ayuda. Le gusta jugar en la bañera. Sabe poner gel en la esponja y frotarse el cuerpo. Sabe echar la cabeza atrás sin miedo para aclararse el pelo. Se limpia la nariz.	Logra independencia. Defeca y orina solo y no necesita ayuda para limpiarse. Va solo y se arregla la ropa sin dificultad, aunque suele avisar al adulto. Controla de día y de noche, aunque de vez en cuando puede haber accidentes nocturnos. Sabe preguntar por el cuarto de baño, aunque esté de visita.

Edad: 5 años			
Alimentación	*Vestido*	*Baño e higiene*	*Control de esfínteres*
Responsabilidades más autónomas: pone y quita la mesa con supervisión y recordándoselo. Comienza a usar el cuchillo con alimentos blandos. Bebe agua sin derramarla. Aprende a utilizar la servilleta. Saca el yogur de la nevera y se lo come sin supervisión. Come en un tiempo prudencial con poca supervisión del adulto.	Se desviste siempre para bañarse o ponerse el pijama por la noche. Aprende a abrocharse los botones de la camisa. El botón del vaquero le cuesta. Se viste solo los fines de semana con supervisión. Durante la semana se viste solo con ayuda en algunas prendas. Comienza a llevar su ropa sucia al cesto. Aprende a abrocharse los cordones.	Se baña con ayuda del adulto (se frota solo todo el cuerpo), se lava el pelo y se lo aclara con supervisión. Se lava los dientes con supervisión y recordándoselo.	Totalmente independiente. Defeca y orina solo y se limpia. Controla día y noche. Si hay algún “accidente” por la noche se le pide que se cambie y ayude con el cambio de sábanas.

Edad: 6 años			
Alimentación	*Vestido*	*Baño e higiene*	*Control de esfínteres*
Aprende a manejar el cuchillo, aunque a veces necesita ayuda. Come con la boca cerrada, aunque a veces hay que recordárselo. Aprende que no se habla con la boca llena. Consigue no ensuciar mucho la mesa. Ayuda en la preparación de algunas comidas con ayuda verbal y supervisión. Se unta el pan, se sirve leche o zumo.	Se viste solo todos los días. Se pone los botones de la camisa o del vaquero y se abrocha los cordones. Si se acostumbra, deja la ropa en una silla, aunque desordenada. Lleva la ropa sucia al cesto todas las noches, aunque necesita refuerzo positivo y que se lo recuerden.	Con el baño o la ducha preparados, el niño se desviste, se mete solo y avisa. Echa jabón en la esponja y se frota todo el cuerpo con poca supervisión. Se le ayuda a lavarse el pelo y él se lo aclara. Se lava los dientes tras recordárselo y reforzar positivamente.	Totalmente independiente. Controla de día y de noche. Si por la noche se le “escapa”, se actúa igual que en la etapa anterior.

Edad: 7 años			
Alimentación	*Vestido*	*Baño e higiene*	*Control de esfínteres*
Consigue realizar con éxito todo lo anterior. Come con la postura alineada y correcta, respeta el turno de palabra, habla sin la boca llena, corta carne. Ayuda en la preparación de comidas (ensaladas, corta el pan) con supervisión. Se prepara la merienda sabiendo dónde esta cada útil e inicia el uso del microondas con supervisión si se le enseña.	Se viste y desviste solo todos los días. Lleva la ropa sucia a lavar si se le acostumbra a hacerlo siempre a la misma hora. Se le comienzan a dar responsabilidades con el cuidado de su ropa: doblarla, guardarla en el armario. Se abrocha botones de todo tipo y cinturones.	Acude al baño cuando se le avisa para ducharse. Se le supervisa el lavado de cabeza. Sabe regular el agua fría y caliente. Comienza a peinarse adecuadamente. Coloca la alfombrilla y la toalla como se tenga costumbre. Se lava los dientes con algo de refuerzo.	Totalmente independiente

Edad: 8 años			
Alimentación	*Vestido*	*Baño e higiene*	*Control de esfínteres*
Nivel de autonomía adecuado en el hábito de comida. Come correctamente, utiliza servilleta y cubiertos, corta carne, come con la boca cerrada. Comienza a limpiar y colocar lo que ha ensuciado. En un restaurante se mantiene sentado. Utiliza el microondas si se le ha enseñado y supervisado antes.	Comienza a elegir su ropa dentro de las opciones que mamá o papá le dan. Quiere opinar al comprar su ropa. Se viste siempre solo, cuida de su ropa si se le acostumbra: la echa a lavar, ayuda a doblarla y guardarla en el armario.	Prácticamente autónomo en el aseo y el baño. Prepara el baño: pone el tapón y regula la temperatura, prepara la toalla, la esponja, el gel, la ropa limpia. Se ducha y lava la cabeza con poca ayuda. Se viste solo, recoge el baño y echa a lavar su ropa sucia en el cesto.	Totalmente independiente

Fuente: Domingo Sanz, 2008.

6.4. El desarrollo psicosocial

El desarrollo psicológico y social de los niños está íntimamente relacionado. El aspecto psicológico en el desarrollo infantil tiene implicaciones directas en lo cognitivo y emocional, que no se pueden separar del aspecto social, es decir, las relaciones con las personas significativas del niño, la familia y su entorno social.

Se entiende por *desarrollo psicosocial* el proceso de transformaciones que se dan en una interacción permanente del niño con su ambiente físico y social. Este es un proceso que se inicia ya en el vientre materno y se va desarrollando a lo largo de toda la vida por una serie de etapas que van aconteciendo según el individuo crece y se relaciona con el medio ambiente. Estas relaciones cada vez son más complejas, y se tienen que poner en marcha mecanismos cognitivos y de lenguaje y comunicación, acciones y emociones que hacen que el infante forme una visión de sí mismo, de su mundo y la sociedad donde vive, al tiempo que adquiere herramientas psicológicas y sociales que le ayudan a adaptarse al medio. A su vez, construye su propia personalidad sobre los valores y autoconfianza en sí mismo que se le haya inculcado.

La meta del desarrollo psicosocial en el infante es afianzar el aprendizaje de sus capacidades y potencialidades psicológicas y sociales, para que en el futuro tenga un conocimiento crítico de la realidad y una participación activa en la sociedad. El desarrollo psicosocial se pone de manifiesto en las áreas de desempeño ocupacional, sobre todo en las áreas de participación social, educación y juego, donde el niño necesita tener incorporadas ciertas habilidades sociales para la interacción con otros adultos que no sean de su entorno familiar intimo, o con sus iguales de otros contextos.

Las primeras etapas del desarrollo psicosocial del niño son básicas y fundamentales y se desarrollan a través de las interacciones con los padres y el entorno más cercano. Los logros más importantes que hay que conseguir son la estabilidad emocional, la confianza en sí mismos, los sentimientos de capacidad al hacer las cosas de forma cada vez más independiente, el tener valores de solidaridad, el compañerismo y que sepan comunicarse por medio del lenguaje. El aprendizaje normalizado de estas primeras habilidades le van a influir en su relación con los demás, en el rendimiento escolar y en su capacidad para participar activamente en la sociedad.

La teoría psicoanalítica y psicosocial de Erickson (1968), influenciada por Freud, toma en cuenta el factor cultural, es decir, los aspectos culturales pueden determinar o establecer aspectos relacionados con la independencia del niño, la libertad y la autonomía que se permite a determinadas edades. Erikson divide la vida en ocho etapas de desarrollo psicosocial (cuadro 6.14). Cada etapa está caracterizada por una crisis emocional con dos posibles soluciones, favorable o desfavorable. La resolución de cada crisis determina el desarrollo posterior. Para él cada etapa del desarrollo implica una dificultad, lo que se denomina crisis de madurez, que cada persona deberá resolver. El factor por el que explica que se superen o no es la interacción entre las características propias de cada uno y el ambiente social en el que vive el sujeto. Las cinco primeras etapas se centran en la infancia y la adolescencia.

Se ha comprobado que la autoconfianza, el autoconcepto, la autoestima, la seguridad en sí mismo, la capacidad de compartir y amar, e incluso las habilidades intelectuales y sociales, tienen sus raíces en las experiencias vividas durante la primera infancia en el seno familiar. El terapeuta ocupacional, en sus intervenciones, va a tener en cuenta estos conceptos, animando y reforzando a los niños en sus iniciativas y desempeños, para que se sientan seguros de sí mismos y capaces de alcanzar las metas y poder alcanzar todo su potencial. Además, en las pautas y orientaciones a los padres se les hablará de mejorar en todo lo posible el clima del hogar, basado en un ambiente de afecto, respeto, confianza y estabilidad, para que los niños se desarrollen afectivamente sanos y seguros y logren relacionarse con el exterior de esta misma forma, con una actitud positiva y constructiva en la vida.

El terapeuta ocupacional interviene en el desarrollo psicosocial según los modelos de práctica de la TO, como el modelo de ocupación humana o el canadiense, entre otros, vistos en el capítulo 2.

Cuadro 6.14. Cinco primeras etapas psicosociales de Erickson

Edad	*Datos del desarrollo-proceso evolutivo*
0-1 año	Etapa de la confianza versus desconfianza. En este periodo de la infancia, si el niño recibe los cuidados en cuanto a alimentación y otras necesidades básicas propias de esta edad y se siente amado por sus padres o las personas que lo cuidan, crece seguro de sí mismo y adquiere la confianza y el optimismo que necesita para desarrollarse debidamente. La madre es su mayor figura representativa.
1-3 años	Etapa de autonomía versus vergüenza y duda. El niño que recibe la atención apropiada por parte de sus padres en esta etapa adquiere control en sí mismo y se siente orgulloso de sus pequeños logros en vez de sentirse avergonzado. Esta es la etapa normal de los berrinches y llantos cuando sus padres no pueden complacerlos y dejarlos hacer su voluntad. Si en esta edad no se le dan alternativas sobre mínimas cosas que él pueda decidir, el niño se frustra, se siente avergonzado y su carácter y voluntad propios no se desarrollan adecuadamente. En la medida en que sienta confianza tenderá a explorar más y alejarse de sus cuidadores. En esta etapa se considera clave el desarrollo del sentido de la autoestima y la eficacia. Las figuras representativas son los padres.

3-6 años	Etapa de iniciativa versus culpabilidad. Erikson llama a esta etapa la "edad del juego". Durante esta etapa el niño aprende a compartir con otros, desarrolla su imaginación y su fantasía al jugar. Aprende a seguir las reglas de los juegos y a tomar el liderazgo cuando juega con otros. Si el niño se frustra o se lo restringe en sus juegos y actividades durante esta etapa de juego, se siente culpable y se vuelve temeroso e incapaz de tomar la iniciativa, se vuelve dependiente de sus padres, además de que no desarrolla su imaginación y creatividad a través de las fantasías normales que tienen los niños a esta edad. Si tiene sentido de iniciativa, el niño tiene el deseo de ser activo y dinámico, emprende, plantea y enfrenta situaciones. La figura representativa es la familia.
7-11 años	Etapa de la laboriosidad versus inferioridad. En esta etapa el niño aprende lo básico de la vida que necesita para llegar a ser un adulto funcional y competente. El niño comienza la relación con sus amigos y sigue las normas sociales propias de esta edad. También aprende a seguir las reglas de los juegos, puede jugar en equipo y practicar deportes que contengan reglas definidas. Comienza a tener responsabilidad y desarrolla auto-disciplina, lo que le ayuda en su comportamiento en la escuela, a ser más sociable con sus amigos y en su hogar, y acata las reglas de sus padres, las cuales aplica después en otros entornos. Si el niño no superó con éxito las etapas anteriores, al llegar a esta etapa se siente dudoso acerca de su futuro y se le forman complejos de inferioridad, se llena de culpa y de vergüenza por no poder adaptarse socialmente para actuar como los niños de su edad, sentimientos de inferioridad, incapacidad o inadecuación. las figuras representativas son la escuela y los vecinos.
12-19 años	Identidad versus confusión de roles. Durante la adolescencia, la transición de la niñez a la edad adulta es sumamente importante. Se vuelven más independientes y comienzan a mirar el futuro en términos de carrera, relaciones, familias, vivienda, etc. Durante este período, exploran las posibilidades y comienzan a formar su propia identidad basándose en el resultado de sus exploraciones. El sentido de quiénes son puede verse obstaculizado, lo que da lugar a una sensación de confusión sobre sí mismos y su papel en el mundo. La figura representativa son los grupos sociales.

6.5. El desarrollo de las habilidades del juego

El juego es la actividad más importante del niño pequeño. El juego, según Franz (1963), es la manera como un niño aprende lo que nadie puede enseñarle. Es la forma que utiliza para explorar y orientarse en el mundo que lo rodea (el espacio y tiempo, los objetos, los animales, las estructuras y las personas). A través del juego el niño aprende a vivir en nuestro mundo simbólico de significados y valores, a través del esfuerzo para alcanzar sus propias metas, al mismo tiempo que explora, experimenta y aprende en su propia manera individualizada. A través del juego, el niño practica y ensaya sin cesar los complicados y sutiles patrones de la vida y la comunicación humana, los cuales debe dominar para poder convertirse con el tiempo en un adulto participante de nuestra vida social.

Según Case-Smith y O'Brien (2010), todos los niños juegan y es a través del juego como aprenden acerca de sí mismos y el mundo que los rodea. Observar a los niños jugar es como echar un vistazo dentro de su verdadero ser a través de una ventana. El juego ha sido identificado como una de las ocupaciones primarias en las que la gente se involucra, de acuerdo con el marco de práctica de la AOTA (2008). De acuerdo con la definición de Parham y Fazio (2008), el juego es "una actitud o modo de experiencia que involucra motivación intrínseca, con más énfasis en el proceso que en el producto y con más control interno que externo; un elemento de simulación, o 'como si fuera'; tiene lugar en un ambiente seguro, libre de la amenaza de sanciones sociales".

El juego tiene dos lados: la ciencia del juego, en la que el juego es un aspecto crítico del desarrollo humano que merece un estudio serio, y el arte del juego, en el que el terapeuta y el niño son jugadores, donde hay alegría, placer y libertad. Los terapeutas ocupacionales necesitan conocimientos y habilidades en los dos aspectos.

Clark *et ál.* (1991) definieron el juego como "los trozos de actividad significativa, cultural y personal en que los humanos se involucran". Las personas crean sus experiencias cotidianas por medio de la planificación y participación en sus ocupaciones (Yerxa *et al.,* 1989). Las ocupaciones pueden ser explicadas a través de unos subestratos que son la forma, la función, el significado y el contexto. El juego puede ser visto a través de estos subestratos de ocupación como se explica a continuación (Clark *et al.,* 1991):

- *Como actividad* que tiene ciertas características dependiendo del juego (por ejemplo, su forma, incluyendo requerimientos y productos de habilidad motora).
- *Como fenómeno de desarrollo* que contribuye al desarrollo y la cultura del niño (por ejemplo, su función, incluyendo los propósitos, los procesos y las experiencias).
- *Como una experiencia o estado mental* (por ejemplo, su significado, incluyendo lo que motiva o satisface al individuo).

El juego, como cualquier otra actividad, tiene lugar dentro de un contexto, lo cual denota el ambiente del individuo y los elementos personales, físicos y sociales de cada ambiente.

El juego favorece el desarrollo de habilidades sociales, físicas, motóricas y cognitivas, puesto que exige al niño moverse, correr, saltar, caminar pensar y relacionarse en su entorno, así como adaptarse a las demandas de este. Favorece el desarrollo social del niño mediante la exploración de su entorno y sus objetos, aprendiendo las conductas sociales por imitación, las cuales repite para su aprendizaje, y aprendiendo a permanecer y jugar con otros niños, a respetar reglas, a compartir y a convivir. El juego también favorece el desarrollo emocional, ya que a través, él el niño expresa sus sentimientos y puede resolver conflictos emocionales. Son importantes además los factores del juego que ayudan al desarrollo de la imaginación y la creatividad, así como del entretenimiento y la diversión.

En cuanto a las *características del juego,* existen diferencias entre el jugar y el no jugar. Estas últimas incluyen la motivación intrínseca, la abstracción de la realidad, el control interno, el ser espontáneo, divertido, flexible, totalmente absorbente, vitalizante, un fin en sí y de sí mismo y desafiante (Reilly, 1974; Neumann, 1971; Levy, 1978). Estas características se ven en el modelo de *playfulness* de Bundy (véase el capítulo 3).

Según Rubin *et ál.* (1983), el juego se caracteriza por los siguientes rasgos: 1) expresa motivación intrínseca y autodirección; 2) se enfoca en los medios más que en los fines; 3) se centra más en el organismo que en el objeto; 4) es no instrumental o simbólico; 5) muestra independencia de reglas impuestas desde el exterior; y 6) revela participación activa en la actividad.

Takata (1971) definió los siguientes principios del juego: 1) es un conjunto complejo de comportamientos caracterizado por "divertirse"; 2) involucra procesos sensoriales, neuromusculares y mentales; 3) involucra la repetición de experiencia, exploración, experimentación e imitación; 4) procede dentro de sus propios límites de espacio y tiempo; 5) funciona como un agente para integrar los mundos interno y externo; y 6) sigue una progresión secuencial de desarrollo.

En cuanto a las *funciones del juego*, según Case-Smith y O'Brien (2010), incluyen procesos, de experiencias y de propósitos. Históricamente, el juego ha sido descrito como la manera en que un niño desarrolla las habilidades necesarias para la vida, como una manera de consumir los excedentes de energía, o para recreación y relajación. Las teorías modernas o contemporáneas enfatizan el valor del juego al contribuir al desarrollo o enculturación del niño. Incluyen el uso del juego para alcanzar un óptimo desarrollo y las habilidades cognitivas.

Las explicaciones socioculturales incluyen el desarrollo de habilidades sociales, el desarrollo de roles y la contribución del juego a la cultura. Johnson *et ál.* (1999) identificaron tres maneras de considerar el juego y el desarrollo: 1) el juego refleja el desarrollo; 2) el juego refuerza el desarrollo, y 3) el juego es un instrumento para el cambio en el desarrollo.

En cuanto al *significado del juego,* según Case-Smith y O'Brien (2010), se refiere a la calidad de la experiencia o al estado mental de la persona. La actitud que una persona asume durante el juego usualmente se le llama *playfulness* (ser juguetón). Liebermann (1977) sintió que cada persona tiene una disposición interna para jugar que podría describirse a través de cinco dimensiones: espontaneidad física, espontaneidad cognitiva, espontaneidad social, alegría manifiesta y sentido del humor. Barnett (1990, 1991) y Barnett y Kleiber (1982, 1984) relacionaron el ser juguetón con el desarrollo de las habilidades cognitivas. En la literatura de TO, Bundy define las cualidades de *playfulness* o la juguetonería como la motivación intrínseca, el control interno y la habilidad para abstraerse de la realidad de una persona. A estos tres elementos se los refiere mejor como un continuo, y "es la suma de las contribuciones de estos tres elementos lo que inclina la balanza hacia el jugar o no jugar, *playfulness* o no *playfulness*". Además de estos tres elementos, los niños dan y reciben indicios sociales que hacen saber que están jugando (véase el capítulo 3).

El juego también adquiere significado a través del *contexto*. Las actividades de los niños nunca pueden aislarse del ambiente dentro del que juegan, ni de las influencias familiares, sociales y culturales. La presencia o ausencia de otras personas, la disponibilidad de juguetes u otros objetos con los que interactuar, todo esto tiene un efecto profundo en el juego del niño. El contexto de juego incluye expectativas sociales y culturales de juego. Según Yerxa *et ál.* (1989), "el medio ambiente proporciona necesidades y recursos físicos, psicológicos, sociales, culturales y espirituales".

Se muestran a continuación de forma esquemática las clasificaciones más significativas del desarrollo de las habilidades del juego:

Cuadro 6.15. Desarrollo de las habilidades del juego según Mulligan (2006)

Edades	*Habilidades del juego*
3-5 años	Participa en juegos grupales y asociativos, va aprendiendo a compartir y tomar turnos. Se interesa en tener amigos. Continúa con juegos simbólicos, con disfraces y elaborando juegos de ficción. Tiene interés en juegos de mesa: parchís, oca. Le gusta montar en bicicleta con ruedas. Tiene más interés en ver la televisión y en los videojuegos.
5-7 años	Comienzan con juegos de reglas, juegos de mesa y deportes (natación, *skate,* surf, bicicleta). Disfruta con la interacción social y comprende conceptos de cooperación y competición, y la importancia de la amistad. Aumenta las relaciones con los pares. Puede aumentar el juego sedentario (ver la televisión, leer, videojuegos).
7-11 años	Se desarrollan más los intereses de ocio, las actividades de deportes organizados, escuchar o tocar música, realizar manualidades, jugar con el ordenador o los videojuegos, ver la televisión y películas, leer. Dedica más tiempo a la relación con sus iguales y el tiempo de ocio compartido. La identidad y la percepción de sí mismo se ve influenciada por su participación con sus iguales e intereses.

12-18 años	Muestra mayor interés en el ocio, los deportes organizados, la música, las manualidades y las aficiones, el uso del ordenador, los videojuegos y las películas. Pasa más tiempo con sus iguales compartiendo tiempo de ocio. Salen más y hablan entre ellos por teléfono o por medio de las redes sociales. Reducen el tiempo con la familia. La aceptación de sus pares en el grupo influye significativamente en cómo ocupan el tiempo los adolescentes.

Cuadro 6.16. Clasificación de los periodos evolutivos y tipos de juegos que los caracteriza, según Piaget (1971)

Periodos	*Tipos de juegos*
Sensoriomotor (0-2 años)	Juegos sensoriomotores. Se caracterizan por los movimientos motores que el niño repite, y a través de sus sentidos va adquiriendo el control y la coordinación de sus gestos y percepciones, y los efectos que estos producen.
Preoperatorio (2-7 años)	Juegos simbólicos. Se caracterizan porque añaden a la propia actividad el simbolismo y la ficción, es decir, la capacidad de representar papeles por medio de gestos; por ejemplo, hacer "como si" fuera un rey o reina a partir de un cuento, etc. El niño interpreta el mundo que lo rodea en términos de imágenes y símbolos, y aunque no tiene el lenguaje totalmente adquirido lo usa junto con su imaginación e imágenes mentales.
Operatorio concreto (7-12 años)	Juegos de reglas. La aparición del juego de reglas se produce entre los 7 y los 11 años y se desarrolla durante toda la vida. Al principio se inician como imitación del juego de los mayores (reglas transmitidas); después, se organizan espontáneamente (reglas espontáneas) a partir de los 7-8 años, marcando la socialización del niño. El niño comienza a comprender los conceptos sociales de cooperación y competición, acepta las reglas y asume la situación del grupo en el que está incluido.
Operatorio formal (12-16 años)	Juegos en equipo, deportes, competiciones, etc.

Según Piaget (1971), el juego es "el instrumento primordial para el estudio de los diversos estadios cognitivos; por lo que la clasificación que hace del juego está basada en los principios del desarrollo de las estructuras mentales*"*.

Cuadro 6.17. Organización de las etapas lúdicas y tipos de juegos según Nancy Takata (1974)

Etapas lúdicas	*Tipos de juegos: características*
Sensoriomotora (0-2 años)	Exploración sensorial y motora. Exploración de las propiedades de los objetos. Actividad solitaria.
Simbólica constructiva simple (2-4 años)	Inicio de la ficción. De la actividad en solitario hacia la actividad paralela. Realización de construcciones sencillas.
Simbólica constructiva compleja (4-7 años)	Juego simbólico: guiones más complejos, juego dramático con mayor detalle sobre las experiencias cotidianas y las normas sociales. Cuentos infantiles. De la actividad paralela a la asociativa. Mayor participación social. Construcciones complejas.
Juego (7-12 años)	Juego de reglas. Manejo de las reglas: primero, dominio e inmutabilidad de las mismas, y posteriormente, modificación e invención de nuevas reglas. De la actividad asociativa a la participación cooperativa. Importancia de los grupos de amigos. Inicio de interés por los deportes, las artes, por conocer el funcionamiento de las cosas.
Ocio-esparcimiento (12-16 años)	Pertenencia a grupos formales: trabajo en equipo y cooperativo. Juegos que desafían las capacidades y habilidades. Deportes competitivos. Proyectos constructivos realistas y habilidades manuales complejas.

Cuadro 6.18. Clasificación del juego según la edad del niño según Prat (1997)

Juego exploratorio	Antes de los 2 años. Esquema corporal, integración sensorial, motor. Usa el contexto, los juguetes y el cuerpo.
Juego simbólico	De 2 a 4 años. El niño clasifica y perfecciona ideas y acciones, el lenguaje, esquema simbólico. Usa construcciones simples, juegos creativos, psicomotricidad. Juego en paralelo, imitación e interacción cooperativa.
Juego creativo	De 4 a 7 años. Perfecciona las habilidades sensoriales, motoras, cognitivas y sociales. Desarrolla los intereses y la competencia. Juego en pareja y grupo.
Juego recreativo	De 7 a 12 años. Juego de reglas que requieren habilidades de interacción y competición.

El enfoque evolutivo da un conocimiento desde el punto de vista del curso normal del desarrollo del niño, nos proporciona una norma sobre la que basar nuestra intervención clínica y se pueden objetivar anomalías. Desde esta perspectiva, cuanto mejor se conozcan las secuencias normales de los logros del niño, mejor se detectarán las alteraciones de los mismos y se planificará una intervención con objetivos concretos hacia la evolución normal.

Preguntas de autoevaluación

1. Enumera los tipos de reflejos arcaicos.

2. Define los signos de alarma o alerta de un niño de 3 años.

3. Define las etapas evolutivas del desarrollo psicomotor de 24 meses.

4. Define la clasificación del juego según Nancy Takata.

5. Explica las etapas psicosociales según Erickson.

7
Diseño de programas en terapia ocupacional pediátrica

Este capítulo se trata de la elaboración del diseño de los programas de terapia ocupacional (TO) en el ámbito infantil, en las distintas áreas de la ocupación. Estas se han seleccionado según el *Marco de trabajo para la práctica de terapia ocupacional: dominio y proceso* en su segunda edición (AOTA, 2008) para el desarrollo de tres programas. Además, se explican las generalidades que tener en cuenta para elaborar dichos programas de terapia ocupacional (TO). Los programas que se desarrollan son los siguientes: actividades de la vida diaria básicas (AVDB) en niños; juego, ocio y participación social en adolescentes, y adaptación del entorno en un centro de educación especial.

7.1. Generalidades en los diseños de programas de terapia ocupacional

A continuación se describen los conceptos que se deben tener en cuenta a la hora de diseñar un programa de TO cuando se planifica un tratamiento o intervención en la población infantil. En primer lugar, los diseños de los programas se sitúan en la etapa de *planificación de tratamiento* que se define como

> el procedimiento por el cual organizamos la información recogida sobre los problemas en el funcionamiento o desempeño ocupacional de un individuo (obtenida durante la evaluación inicial), para establecer un conjunto de objetivos relacionados entre sí y ordenados en el tiempo de forma jerárquica (Moruno, 2003)

El proceso de la TO pediátrica (véase el capítulo 4) comienza con el proceso de evaluación, el establecimiento del diagnóstico ocupacional, el proceso de intervención o tratamiento (planificación del programa de tratamiento, la puesta en marcha del mismo) y el proceso de resultados (reevaluación, alta o continuación del tratamiento). En este capítulo se van a describir las pautas para el desarrollo del diseño y la puesta en marcha de los programas de TO.

De forma gráfica, se representa en la figura 7.1 el esquema simplificado del proceso clínico de la TO según Rogers y Holm (1991), modificado por Moruno (2010), para situar la fase de planificación de tratamiento en la *etapa 2 de resolución del problema* una vez realizada la evaluación y el diagnóstico ocupacional.

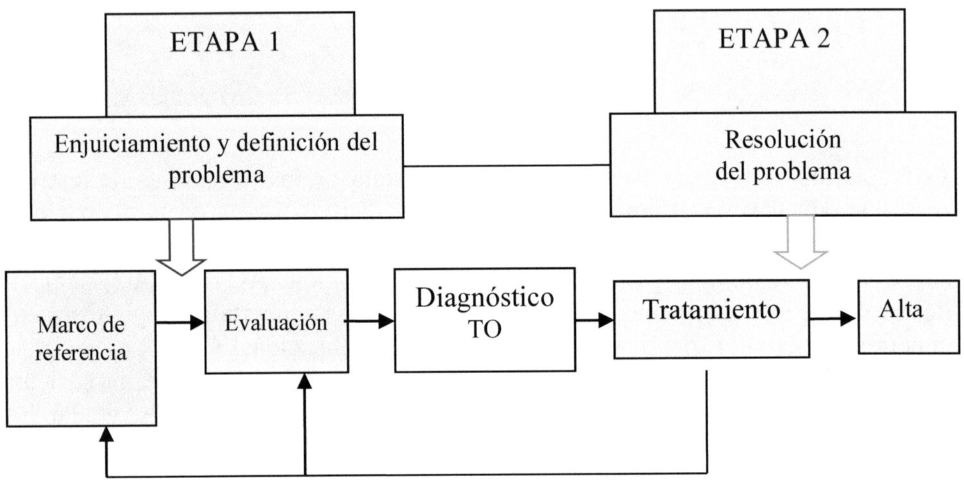

Figura 7.1. Representación simplificada del proceso clínico de la terapia ocupacional (*Fuente:* Rogers y Holm, 1991, modificado por Moruno, 2010).

Según Romero y Moruno (2003), las fases de la planificación de tratamiento, se establecen a partir del diagnóstico ocupacional, donde se ordena la información relativa a las alteraciones en el desempeño ocupacional y a las causas hipotéticas que inciden en dichas alteraciones. Es entonces cuando comienza la etapa de resolución del problema, tratamiento o proceso de intervención en TO.

En el procedimiento de *planificación del tratamiento* se distinguen tres fases: el establecimiento de las prioridades, el encuadre de los objetivos perseguidos y el diseño del programa o plan que constituye su base. A saber:

a) Establecer prioridades. Se definen tres criterios como guía de establecimiento de prioridades (Moruno, 2002):

1. La relevancia clínica de cada actividad (relevancia desde el punto de vista adaptativo, la lógica de la intervención, la interdependencia entre las actividades de cara al tratamiento).
2. El valor subjetivo otorgado por el paciente a cada actividad.
3. Los aspectos coyunturales del servicio o institución.

b) Determinar sus objetivos

1. Encuadrar temporalmente los objetivos del tratamiento (corto, medio y largo plazo).
2. Establecer resultados funcionales, que hacen referencia a comportamientos observables. Incluyen términos como *mejorar, perfeccionar, aumentar, modificar.*
3. Cuantificar los resultados. Si se cuantifican los objetivos con un baremo de referencia nos permitirá organizar temporalmente el tratamiento y los programas según los resultados obtenidos en cada fase. Además favorece la comprensión del paciente y podemos revisar y valorar con él los progresos alcanzados. Se pueden utilizar las herramientas de evaluación inicial para establecer los objetivos y cuantificar los resultados.

c) Diseño del programa de tratamiento o plan de intervención

1. Seleccionar estrategias o abordajes. El diseño del programa asocia objetivos a corto y medio plazo (en déficits de factores del cliente, destrezas y patrones de desempeño) y objetivos a largo plazo (problemas en las áreas de ocupación). Estos objetivos se relacionan con el objetivo final que hay que conseguir en el desempeño ocupacional.
2. Seleccionar las técnicas, las modalidades y los medios específicos. Los tipos de intervención se concretan a través de la selección de técnicas de intervención, que se vinculan con los distintos marcos de referencia teóricos o modelos de práctica.

Los programas de TO están orientados a prevenir, promover, modificar, mantener o desarrollar la función en el desempeño ocupacional. Se incluyen de forma generalizada actividades que entrenen, instruyan o asesoren en:

- *Entrenamiento de las áreas ocupacionales:* AVDB y AVDI, descanso y sueño, educación, juego, ocio/tiempo libre y participación social.

- *Entrenamiento de las destrezas de ejecución*: destrezas sensorioperceptuales, destrezas motoras y praxis, destrezas de regulación emocional, destrezas cognitivas, destrezas de comunicación y sociales.
- *Entrenamiento y asesoramiento en patrones de ejecución*: hábitos, rutinas, roles.
- *Asesoramiento y adaptación de los contextos y entornos*: cultural, personal, físico, social, temporal, virtual.
- *Instrucción, asesoramiento y adaptación en las demandas de la actividad*: de los objetos que utilizamos y sus propiedades, demandas del espacio, demandas sociales, secuencia y tiempo, acciones requeridas, funciones del cuerpo requeridas, estructuras del cuerpo requeridas.

En la elaboración del diseño del programa de tratamiento o plan de intervención se tendrán en cuenta varios factores:

- La *implementación del tratamiento*, que consiste en poner en acción el plan de intervención diseñado (Moruno, 2010). El terapeuta ocupacional diseña el programa de intervención para modificar los factores personales, las destrezas, los patrones de desempeño, las demandas de las actividades y las características del contexto con el fin de mejorar el estado disfuncional del paciente en el desempeño ocupacional y su salud. Se tiene en cuenta, por un lado, los abordajes de intervención que, según la AOTA (2008), se clasifican en promoción de la salud, restablecimiento o recuperación, mantenimiento, modificación, adaptación, compensación y prevención, y, por otro lado, los tipos de intervención propios de la TO utilizando la ocupación como método de tratamiento o intervención (la ocupación como *agente*, como *medio* y como *fin en sí misma*) (Moruno 2003).
- La *dirección de la intervención,* en la que tendremos en cuenta el diseño de los programas que sigue una secuencia ordenada de actuaciones. Previamente a la elaboración del programa se establecerá un calendario o agenda que recoja la frecuencia, la ubicación, los horarios, las actividades y los cometidos de todos los profesionales del servicio o externos al servicio. Se estructura:

  - La programación y coordinación con otros servicios de las sesiones terapéuticas.
  - La provisión del equipamiento y materiales necesarios.
  - La preparación de la sesión o sesiones.
  - La conducción de la sesión.
  - El cierre de la sesión.

El programa se puede diseñar atendiendo a un único objetivo o a varios a la vez. Aunque se parte de la premisa de que, al estar interrelacionados todos los factores que afectan al desempeño ocupacional, la modificación de uno puede variar y afectar a otros.

En la implementación o puesta en marcha de la intervención y, por lo tanto, en el diseño del programa, se tendrán en cuenta los tipos de intervenciones según la AOTA (2008) (véase el capítulo 4).

Se seleccionan las técnicas, las modalidades o medios y los métodos según el marco teórico o modelo de práctica que se haya elegido previamente:

a) Las *técnicas,* según Reed y Sanderson (1999), se definen como los procedimientos aplicados para alcanzar los objetivos del tratamiento.
b) Las *modalidades o medios* son las actividades concretas que se utilizan para llevar a cabo las técnicas seleccionadas.
c) Los *métodos* son la forma que el terapeuta ocupacional comunica y gestiona la técnica y actividad realizada para alcanzar los objetivos. Estos se seleccionan según los siguientes criterios: el fin o propósito en relación con el objetivo que se persigue, el sujeto a quién va dirigido, la disponibilidad o conocimiento por parte del terapeuta, su eficiencia en relación con el tiempo y los recursos humanos, materiales y económicos con los que se cuente.

Según su pretensión, las técnicas se pueden clasificar en dos tipos:

- Las que pretenden que se alcance una *pauta de desempeño ocupacional normalizado*, es decir, que la persona alcance o recupere el desempeño de forma normalizada.
- Las que se persiguen lograr una *pauta de desempeño ocupacional adaptado*, es decir, que la persona modifique el procedimiento normalizado de la realización de la actividad con alguna compensación, sustitución o modificación, temporal o permanente, con pautas de adaptación individual o del entorno.

Estas técnicas se seleccionan según el siguiente orden de preferencia: en primer lugar, las que persiguen el desarrollo, adquisición, recuperación o mejora del desempeño normalizado; en segundo lugar, aquellas en las que se utiliza la adaptación transitoria para realizar el desempeño; y, en tercer lugar, aquellas en las que se utiliza una adaptación permanente del entorno.

Reed y Sanderson (1999) clasifican las técnicas basadas en una *pauta de desempeño normalizado* en técnicas de entrenamiento para el desarrollo, adquisición, mantenimiento, mejora o recuperación del desempeño de actividades en las áreas de ocupación, de la siguiente manera:

- *Actividades de la vida diaria.* Entrenamiento de las actividades de la vida diaria: autocuidado y automantenimiento. Entrenamiento de las actividades instrumentales de la vida diaria: cuidado y mantenimiento del hogar, compras, etc.
- *Laboral (en adolescentes en la etapa prelaboral).* Entrenamiento de habilidades laborales básicas. Entrenamiento laboral específico.
- *Juego y ocio.* Técnicas para el desarrollo de intereses lúdicos y de ocio. Técnicas para el desarrollo de intereses lúdicos y de ocio. Técnicas para la organización y disfrute del tiempo libre.
- *Sensoriomotoras.* Ejercicio terapéutico, actividades físicas y deportivas, psicomotricidad.
- *Cognitivas.* Estimulación e integración sensorial, estimulación y recuperación de capacidades cognitivas y destrezas de procesamiento (atención, comprensión, resolución de problemas, integración de aprendizajes, toma de decisiones, memoria, entre otras), organización del tiempo y configuración de actividades cotidianas.
- *Psicosociales.* Desarrollo de destrezas de afrontamiento, sustitución o disminución de los mecanismos de defensa, mejora de la motivación, del autoconcepto, técnicas grupales (entrenamiento en habilidades sociales y dinámica de grupos), entre otras.

Las técnicas basadas en *pauta de adaptación individual* que describen los mismos autores se enumeran a continuación, solamente las que más se utilizan en la población infantil:

- Asesoramiento sobre organización y planificación de las actividades de la vida diaria básicas e instrumentales.
- Asesoramiento prevocacional.
- Asesoramiento sobre actividades de ocio y tiempo libre: selección, organización, planificación.
- *Biofeedback.*
- Técnicas de facilitación o inhibición neurológica.
- Integración sensorial.
- Entrenamiento de la conciencia sensorial.
- Técnicas asistidas por ordenador.
- Manejo de la ansiedad.
- Entrenamiento de la asertividad.
- Orientación a la realidad.
- Reestructuración cognitiva.
- Grupos de apoyo o soporte.

Las actividades más utilizadas en la población infantil son las siguientes: creativas, expresivas, manuales, artesanales, corporales, deportivas, lúdicas, recreativas, educativas, técnicas con ordenadores y de sostén.

Las actividades, a su vez, se pueden agrupar en distintas modalidades según las áreas de ocupación de la siguiente forma, y se pueden aplicar de forma individual o en grupo:

- Actividades funcionales.
- Actividades básicas de la vida diaria.
- Actividades instrumentales de la vida diaria.
- Actividades vocacionales, prelaborales.
- Actividades educativas.
- Actividades lúdicas y recreativas.
- Actividades de participación social.

Por último, los métodos de entrenamiento, según Reed y Sanderson (1999), se clasifican en demostrativos y ejemplificación, exploración y descubrimiento, explicación y discusión, simulación o *role-playing,* resolución de problemas y toma de decisiones, utilización de medios audiovisuales o asistencia por ordenador, práctica, repetición y modificación de conducta.

Otros métodos de aprendizaje que son más utilizados en la población infantil son, por ejemplo, los derivados del marco de referencia conductual y cognitivo para establecer conductas como sistemas de refuerzo positivo, autoinstrucciones, autorregistros, modelado o para reducir o eliminar conductas, sistemas de eliminación de refuerzos, *time-out,* fuera de tiempo o retirada de atención (véanse los capítulos 2 y 8). Otros métodos que se utilizan son los siguientes:

1. Los catalizadores educativos, que son las acciones que favorecen la adquisición o la realización de una determinada conducta, como definir normas claras, dar instrucciones sencillas, utilizar materiales adecuados, tener expectativas positivas de éxito, etc.
2. La incitación-instigación, que son recursos o ayudas para facilitar el que el niño entienda lo que esperamos que haga. Estos pueden ser de tipo físico, gestual, verbal, de realce, modelado o demostración.
3. La simplificación de actividades, por la que se desmenuza una actividad en pasos pequeños, claros y concretos para facilitar su aprendizaje.
4. La retroalimentación, aconsejar, negociar, estimular a la acción, estructurar dando opciones de elección, etc.

Los métodos se utilizan de forma *directa,* con el propio niño, o *indirecta,* a través del asesoramiento a los padres, profesores de su centro educativo o monitores de actividades extraescolares. De esta manera se consigue reforzar y generalizar el aprendizaje del niño.

En relación con los espacios terapéuticos en los que el terapeuta ocupacional realiza la puesta en marcha del programa, se puede establecer en centros públicos o privados con espacios donde sea factible la realización de las actividades diseñadas, que ayuden a mejorar las habilidades de desarrollo deficitarias del niño, tanto físicas y psíquicas como sociales. Estos espacios, mayoritariamente, son salas amplias con materiales lúdicos para desarrollo motor, mesas, sillas, pizarras, juegos, manualidades, material psicomotriz, o salas con material específico para realizar técnicas determinadas. Otros espacios pueden ser la propia casa del niño, o un departamento de TO con baño, cocina, comedor o dormitorios. También se pueden utilizar recursos de la comunidad, como el centro educativo, el polideportivo, centros lúdicos o el parque que frecuente el niño.

Durante el proceso del programa, el terapeuta ocupacional enseña, entrena y ayuda al niño a conseguir realizar las actividades y ocupaciones con significado por sí mismo y adaptado al entorno. El terapeuta ocupacional observa la forma del "hacer" y "comunicar" del niño cuando realiza dichas actividades, ya que esta información es muy útil para saber cómo se siente y qué nivel de satisfacción personal, tiene él mismo al realizar los desempeños ocupacionales. De esta manera, los desempeños son más efectivos cuando se hacen con un nivel de satisfacción más óptimo. Los niños van creciendo y desarrollando la habilidad de comunicarse por mediación del lenguaje, al principio no verbal y después verbal. El terapeuta ocupacional observa esta forma de "comunicar" a través de gestos, acciones o comportamientos que tienen significado para el niño. En las conductas desadaptadas el terapeuta ocupacional modula las expresiones o actos poniendo palabras a las acciones y actividades a través de la realización de una ocupación. Así, por ejemplo, si un niño con una conducta desadaptada, da golpes, grita y tira los juegos de la sala para conseguir un juguete y jugar, el terapeuta ocupacional, después de observar al niño y saber lo que quiere, pone palabra a las acciones a través de la verbalización adecuada de "pedir el juego" y luego mostrar el desempeño deseado: "jugar". El niño, de esta manera va a ser consciente de lo que quiere y la manera de pedirlo. Por consiguiente, el niño integra su acción, interpreta sus sentimientos y los entiende como suyos, a la vez que expresa con palabras la realización de la ocupación. El proceso cognitivo y emocional del niño pasa de la acción no efectiva, con significado solo para él, a la acción efectiva a través de la ocupación significativa para él y los demás, y la comunicación verbal. Por lo tanto, el desempeño es satisfactorio, con motivación intrínseca para el niño y adaptado al entorno.

En conclusión, para la realización del diseño de un programa de intervención debemos tener en cuenta todas las técnicas, modalidades, medios y métodos terapéuticos, así como el espacio terapéutico para cada caso individual y detallarlo ordenadamente.

7.1.1. Diseño de programas en las áreas ocupacionales en pediatría

Se tendrá presente como base en el diseño de los programas y su puesta en marcha el marco de referencia teórico-aplicado (MRTA) o el modelo de práctica (MP) (véanse en los capítulos 2 y 3) que se ha seleccionado desde el inicio del proceso metodológico, y que condiciona los objetivos, las estrategias y las técnicas terapéuticas que se van a utilizar en el diseño de los programas.

En esta etapa de diseño de programa y puesta en marcha de la intervención, se puede establecer un contrato terapéutico con el niño y los padres, en el que se especifique el consenso de las partes sobre los objetivos y las metas que se han de conseguir. Esta estrategia ayuda a implicar tanto al niño como a los padres en el proceso.

El diseño de los programas de TO en las áreas ocupacionales se hace individualmente para cada caso clínico o programas grupales (figura 7.1), teniendo en cuenta la valoración realizada, los intereses y prioridades del niño y sus padres, así como la comparación de los parámetros de los estadios tanto de edad cronológica como evolutiva (véase el capítulo 6) y los hábitos adaptativos que debería tener en nuestra cultura y país.

El diseño del programa de TO se plantea con unos pasos a seguir, donde se relacionan los objetivos, las actividades, los resultados esperados y los resultados conseguidos, para llegado el momento de la reevaluación de objetivos plantear la toma de decisiones sobre si continua el tratamiento o se le da el alta. Además, el diseño contempla un tratamiento completo e integral en el que se establecen los objetivos generales y específicos con metas alcanzables, en un tiempo determinado (a corto, medio y largo plazo), y estos deben ser, realistas, adecuados, consensuados y significativos para el niño y sus padres.

Las actividades serán las apropiadas para conseguir los objetivos propuestos y deben estar directamente relacionadas con estos.

Las reevaluaciones periódicas tienen como objetivo conocer los progresos en relación con los objetivos y la aceptación de la actividad. Por otro lado, establecen efectividad en el tratamiento, ya que se pueden desarrollar objetivos progresivos, la modificación de los mismos, según se alcancen, cambiar las técnicas de intervención y modificar la intensidad de los servicios prestados. En la planificación del programa se pueden monitorizar los indicadores de cada objetivo específico, para facilitar su seguimiento continuado. Esta monitorización detecta posibles interferencias que pueden alterar el curso del plan de acción establecido en el programa y nos da la oportunidad de corregir el procedimiento (acciones, conductas, pensamientos que intervienen en el desempeño ocupacional) antes de llegar al resultado final. Dicha monitorización puede ser numérica, por ejemplo, estableciendo una clave (4, competente; 3, dudoso; 2, ineficaz; 1, déficit), o con un seguimiento de registro escrito donde se van describiendo los avances del proceso terapéutico. En función del tipo de objetivos que se planteen en el programa se hará un tipo de seguimiento u otro.

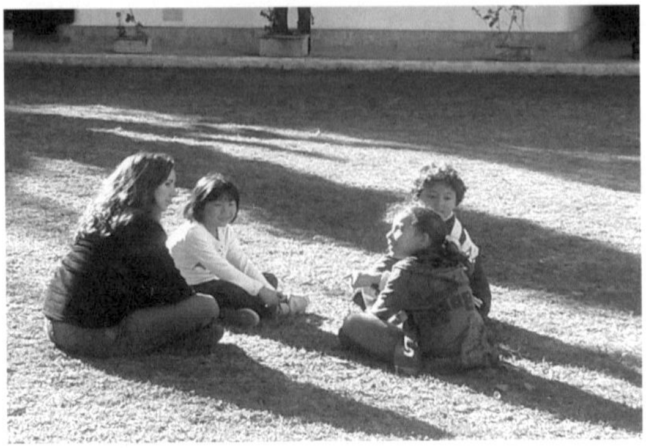

Figura 7.1. Terapeuta ocupacional en un programa de intervención grupal.

Una vez establecido el programa, se realiza la puesta en marcha del plan de tratamiento. Esta depende de varios factores, como el tipo de institución o centro en el que se preste el servicio, los objetivos propuestos, el tipo de prestación y el marco de referencia del terapeuta ocupacional. Antes de comenzar se debe tener en cuenta además el tipo de discapacidad y el estadio en que se encuentre el niño, los servicios que recibe de otros profesionales, el transporte y los horarios de atención.

La planificación del alta y el seguimiento del niño se realiza cuando se han alcanzado los objetivos propuestos. Esta se establece con la valoración de los datos obtenidos en los seguimientos del tratamiento, los resultados de las evaluaciones que se hayan utilizado y los objetivos establecidos con los padres y los niños. Se plantea entonces una toma de decisiones en la que se cuestiona si el niño continúa o no el tratamiento. En caso de que los objetivos se hayan conseguido, el niño no continuará con el tratamiento y se le da el alta. El informe de alta resume el proceso de intervención ocupacional y las recomendaciones terapéuticas, o la derivación a otro servicio. En caso de que los objetivos no se hayan conseguido, el niño continúa el tratamiento de TO y se establece un nuevo plan de intervención.

Se establece a continuación un esquema de los pasos de la planificación de tratamiento para la realización de los diseños de los programas de TO:

- *Nombre del programa.*
- *Breve descripción del programa.*

- *Enfoque de intervención*. Se define el enfoque de intervención teórico que se va a utilizar para en el tratamiento.
- *Objetivo general*. Los objetivos generales se describen de forma global haciendo referencia a lo que se quiere conseguir a través del desarrollo del programa de terapia ocupacional.
- *Objetivos específicos*. Estos objetivos parten de los anteriores. Se describe de forma específica qué se pretende conseguir en los niños, en términos de capacidad, adquisición y mejora de habilidades y actitudes. A su vez, se pueden establecer objetivos a corto plazo, planteados para solventar las necesidades prioritarias y en el proceso de estabilización del niño. Objetivos a medio plazo, orientados a solventar las destrezas de ejecución deficitarias, como las destrezas motoras y la praxis, sensoriales y perceptuales y cognitivas. Y objetivos a largo plazo, orientados a generalizar las habilidades adquiridas en el proceso de intervención hacia el manejo y desarrollo del desempeño ocupacional en las áreas de ocupación.
- *Desarrollo del programa*. Actividades. Se desarrollan y detallan las actividades de cada objetivo específico a conseguir y las estrategias o técnicas que se van a utilizar para conseguirlos. Es muy importante que las actividades estén relacionadas con el objetivo descrito. Se puede detallar si el grado de consecución es bajo, medio o alto.
- *Cronograma de ejecución*. El cronograma nos da la orientación en el tiempo, detallando el número de sesiones, así como los días y las horas a los que se tiene que acudir.
- *Prerrequisitos, recomendaciones y precauciones.*

7.2. Ejemplos de diseños de programas de terapia ocupacional pediátricos

A continuación se va a ejemplificar la descripción del diseño de tres programas de intervención en tres áreas distintas y con diversa población infantil con el objetivo de ejemplificar con la aplicación práctica los contenidos de este capítulo.

7.2.1. Programa en las actividades de la vida diaria básicas

Las actividades de la vida diaria básicas (AVDB), según Rogers y Holm (1994) son las *actividades orientadas hacia el cuidado del propio cuerpo*. El baño, el vestido, la alimentación, usar el retrete, etc., son actividades que se van adquiriendo según se crece en el entorno familiar. Los niños aprenden estas habilidades a medida que maduran, además de adquirir las normas sociales que se les inculcan desde la cultura en la que se desarrollan. Así pues, se tendrá que evaluar tanto el ambiente y el contexto social como el significado de dichas actividades en la familia, es decir, la importancia que le de la familia al nivel de independencia o competencia que tenga el niño y lo que quieren conseguir que logre. La información que obtengamos de estos factores va a orientar el programa y las prioridades del aprendizaje de los hábitos de autonomía personal del niño.

Cuadro 7.1. Programa en las actividades de la vida diaria básicas

Nombre del programa	Programa de actividades de la vida diaria, autonomía personal y técnicas de manejo en adquisición de hábitos para los padres.
Breve descripción	El programa está destinado a entrenar las actividades de la vida diaria para niños de entre 5 y 7 años con dificultades en la adquisición de hábitos. Se harán dos tipos de intervenciones: por un lado, se entrenará a los niños en sesiones grupales, y, por otro, se hará un grupo de padres para darles pautas que puedan seguir en casa.
Enfoque de la intervención	El enfoque del programa de intervención se hace desde la perspectiva del marco de trabajo de la AOTA (2008), una vez identificadas las áreas ocupacionales descritas con dificultad o restricción en el desempeño ocupacional. Se utiliza como tipo de intervención en las sesiones el uso terapéutico del yo, de las ocupaciones/actividades y el asesoramiento dirigido hacia la obtención, el establecimiento y el mantenimiento de los hábitos de autonomía personal. En el abordaje de intervención se utilizan varios modelos y técnicas terapéuticas, como las técnicas de aprendizaje en el entrenamiento de las actividades de la vida diaria, los abordajes cognitivo-conductuales (programa de economía de fichas con refuerzo positivo, extinción, cartel de normas, autoinstrucciones, modelamiento y generalización) y los abordajes de psicomotricidad. La valoración y la obtención de datos de los que partimos se obtiene a través de la entrevista personal de los padres y niños y el autocuestionario COSA sobre la ocupación del niño, que responde el propio niño (véase el capítulo 5). Las actividades que se aplicarán serán las siguientes: actividades funcionales para la adquisición de los hábitos de autonomía personal, actividades básicas de la vida diaria y actividades de participación social. El terapeuta ocupacional actúa como facilitador, capacitador y guía, aportando instrucciones y retroalimentación a los niños y los padres.
Objetivos generales	Que el niño sea capaz de conseguir la autonomía e independencia funcional en las actividades de la vida diaria básica, según su edad cronológica, y conseguir que se maneje en esta área en los entornos normalizados de ocio y participación social.

Objetivos específicos	– *Objetivos a corto plazo.* Que el niño adquiera el grado de conciencia de la importancia del aprendizaje de las actividades de la vida diaria básicas (AVDB) para su vida diaria. Que el niño se adapte a la dinámica de las sesiones de grupo de TO y cumpla las normas del mismo. – *Objetivos a medio plazo.* Que el niño mejore las destrezas de ejecución (destrezas motoras y praxis) que intervienen en la realización de las AVDB, así como el grado de atención, concentración y aprendizaje de los pasos que intervienen en la tarea para su ejecución. Que los padres adquieran estrategias referentes al manejo del niño en el hogar y su entorno respecto a las AVDB trabajadas. – *Objetivos a largo plazo.* Que el niño sea capaz de adquirir el desempeño en las AVDB en el área de desempeño de la alimentación, el vestido, el baño e higiene y control de esfínteres en su vida normalizada. Que el niño sea capaz de incorporar la realización de los hábitos aprendidos en actividades de ocio y participación social. Los objetivos estarán basados en la guía orientativa de las AVDB, extraído del desarrollo de actividades de la vida diaria (AVD) según desarrollo evolutivo (Domingo Sanz, 2008) (véase el capítulo 6). El diseño de cada programa se hará de modo individual para cada caso clínico, pero es posible establecer unas líneas básicas con los principios de tratamiento que nos pueden servir como guía orientativa. No se trata con esto de hacer un recetario donde se deben cumplir todos y cada uno de los ítems, pero sí se plantea un modelo de orientación que seguir según la edad cronológica del niño y las conductas adaptativas que debería tener en nuestra cultura y país. A partir de aquí establecemos los objetivos más concretos.
Desarrollo del programa. Actividades	*Parte 1* Sesión grupal de padres y niños. Presentación del programa. Firma del contrato individual de padres y niños con las normas, deberes que se deben cumplir a lo largo del programa. Elección según la prioridad consensuada de las AVDB que se van a comenzar a trabajar. Explicación del programa de economía de fichas o sistema de puntos y refuerzo positivo según los hábitos elegidos para la elaboración del registro semanal. Sesión individual de los niños. Presentación. Explicación de por qué vienen al grupo, para qué y qué queremos conseguir. Explicación de las normas del grupo. *Parte 2* Sesión grupal de padres. Explicación: cómo elaborar el programa de puntos, como hacer el registro, pautas a tener en cuenta, puesta en marcha del programa. Explicación de las AVDB, su importancia. Adquisición de la higiene y otros hábitos y cómo conseguirlos en casa.

	Sesión grupal de niños. Se dedica al baño, higiene y control de esfínteres. Se detalla la estructura de la sesión, que siempre será igual en todas las sesiones. – *Primera parte:* actividad en mesa, se ponen en común los registros de la semana, se dan los refuerzos positivos apuntando en la pizarra los resultados obtenidos, se dan pautas para adquirir los hábitos de las AVDB que correspondan, con juegos simbólicos, simbolización con muñecos, etc. Se explica la importancia de su adquisición y se hace una práctica con una actividad con juegos y fichas de autonomía personal utilizando técnicas de aprendizaje y autoinstrucciones para afianzar el aprendizaje. – *Segunda parte:* se hace actividad de psicomotricidad motora gruesa, con actividades en la sala, juegos simbólicos y práctica real del hábito que se ha enseñado. – *Tercera parte*: relajación. Conciencia de cuerpo, tensión, relajación. – *Cuarta parte*: merienda e higiene (cepillado de dientes, manos). Se utiliza un cuadrante en la pizarra para ir apuntando al finalizar cada parte de la sesión el refuerzo positivo con caritas felices. *Parte 3* Sesión grupal de padres. Explicación de normas y límites. Elaboración y puesta en marcha del cartel de normas. Explicación de estrategias para aumentar las conductas adecuadas, comportamientos más frecuentes y qué hacer, pautas para dar las órdenes, la educación positiva. Se dedica a hábitos alimentarios y como conseguirlos con las técnicas explicadas. Revisión del registro y pautas individualmente. Sesión grupal de niños. Se dedica a los hábitos de alimentación con juegos simbólicos con muñecos, etc. Se utiliza la misma estructura que la sesión anterior. *Parte 4* Sesión grupal de padres. Explicación de premios y castigos, criterios para elegir premios y castigos. Qué es un reforzador, tipos y su uso eficaz. Catalizadores educativos o facilitadores de comportamientos, tipos y su uso eficaz. Se dedica a los hábitos de vestido y cómo conseguirlos con las técnicas explicadas. Revisión del registro y pautas. Puesta en práctica en ambientes normalizados de la comunidad y actividades de participación social, como polideportivos. Sesión grupal de niños. Se dedica a los hábitos de vestido con actividades funcionales de vestido, con muñecos y disfraces. Se utiliza la misma estructura que las anteriores.
Cronograma de ejecución	El cronograma, da la orientación en el tiempo, detallando el número de sesiones, así como los días y las horas a los que se tiene que acudir. El programa tendrá una duración de tres meses, con una frecuencia de dos

	sesiones semanales (martes y jueves) de 45 minutos de duración las sesiones grupales de los niños y de 45 minutos las sesiones de los padres, con la posibilidad de variar los tiempos durante el proceso de la intervención si es necesario. *Número de sesiones* / *Días* / *Horario* 12 / Martes y jueves / De 10:00 a 10:45, sesión de niños; De 11:00 a 11:45, sesión de padres
Prerrequisitos, recomendaciones y precauciones	El programa está destinado a un grupo de 5 o 6 niños que presenten sintomatología de déficit de atención e hiperactividad, con dificultad en la adquisición de las AVDB y en las destrezas relacionadas con el desempeño de las mismas. Este programa está recomendado para niños que presenten distraibilidad, dificultad para mantener una atención sostenida, excesiva rapidez en la realización de la tarea, hiperactividad, impulsividad, rechazo social y problemas de relación, problemas de conducta, baja autoestima y baja tolerancia a la frustración. Se debe tener precaución en los materiales o útiles de cocina y su manejo. Se recomienda tener la sala despejada, sin estímulos que no sean los materiales con los que se trabaja, y cuando se cambie de actividad, guardar lo anterior antes de sacar otros materiales para la siguiente actividad.

Se recomienda tener en cuenta que:

> la autonomía personal en los niños tiene que irse moldeando poco a poco, sobre todo cuando hay alteraciones de desarrollo u otro tipo de patologías de base. La "manera" de plantear a los niños sus responsabilidades de acuerdo a su edad va a ser la clave del resultado que obtendremos, éxito o fracaso, para que los niños colaboren y vayan adquiriendo los hábitos enseñados. No se trata de exigirles más de lo que pueden dar, sino ir resaltando sus aptitudes/habilidades y delimitando sus responsabilidades (Domingo Sanz, 2008).

7.2.2. Programa de juego, ocio y participación social

El juego compartido, el ocio y la participación social desarrollan aspectos relacionales y de trabajo en grupo esenciales para un desarrollo integral del adolescente.

> El juego posibilita el desarrollo evolutivo en los distintos ámbitos: cognoscitivo-lingüístico, social-afectivo, físico y motriz. Además, siempre se le ha dado un valor como principio metodológico, pedagógico y terapéutico esencial para el desarrollo integral del niño (Domingo Sanz, 2008).

Cuadro 7.2. Programa de juego, ocio y participación social

Nombre del programa	Programa de juego, ocio y participación social para niños de 13 a 16 años.
Breve descripción	El programa está destinado a entrenar las actividades de juego, ocio y participación social para niños de 13 a 16 años con dificultades en la planificación de sus actividades de ocio, juego, participación social y las relaciones con los demás. Se entrenará a los niños en sesiones grupales, y se facilitarán pautas para ellos y sus padres para continuar en casa.
Enfoque de la intervención	El enfoque del programa de intervención se hace desde la perspectiva del modelo de ocupación humana (MOHO), en las áreas ocupacionales descritas con dificultad o restricción en el desempeño (véase el capítulo 3), con el fin de establecer y mantener el desempeño ocupacional en las áreas de juego, ocio y participación social. Las estrategias de abordaje que se utilizan son las siguientes: estrategias de validación del niño, dar consejos, dar retroalimentación, negociar, estructurar dando opciones de elección, estimular a la acción, apoyo físico y verbal para facilitar el desempeño. Se utilizan abordajes de entrenamiento en habilidades sociales, planificación de tareas diarias con uso de registros y generalización. También se dispondrá de una serie de instrumentos de evaluación y se identificarán aspectos personales y ambientales que afecten el desempeño ocupacional. Las actividades están indicadas para el aprendizaje de la adquisición de las habilidades sociales y el logro de las mismas en el desempeño ocupacional y la puesta en práctica y la generalización en actividades de participación social.
Objetivos generales	Que el niño adolescente sea capaz de conseguir la autonomía personal y social de acuerdo a su edad, en la adquisición y manejo del desempeño ocupacional necesario en las áreas de juegos, ocio y participación social en los entornos normalizados. Objetivos específicos según los niveles de función ocupacional: – *Objetivos a corto plazo.* Que el adolescente adquiera el grado de conciencia de la importancia del aprendizaje de las relaciones sociales, y la interacción con sus iguales para lograr un buen desempeño en el juego, ocio y participación social. Que el adolescente se adapte a la dinámica de las sesiones de grupo de TO y cumpla las normas del mismo. Nivel de exploración. – *Objetivos a medio plazo.* Que el adolescente adquiera habilidades sociales para relacionarse con sus iguales, mejore su autonomía personal y toma de decisiones durante las actividades de juego, ocio y participación social que se planteen en las sesiones de TO. Nivel de función ocupacional: exploración y competencia.

- *Objetivos a largo plazo.* Que el adolescente sea capaz de planificar su ocio en situaciones normalizadas de su vida cotidiana con salidas y uso de recursos de la comunidad. Que sepa resolver positivamente las situaciones sociales en la vida cotidiana que se presenten en estas salidas. Nivel de función ocupacional: exploración, competencia y logro.

Se tendrá en cuenta el Assessment of Comunication and Interaction Skills (ACIS), que se ha debido pasar en la fase de evaluación, para ir haciendo el seguimiento y la evolución de los logros en las sesiones de TO.

- Dominio físico: se contacta con otros, contempla (contacto visual), gesticula, maniobra motora en el espacio, se orienta (aquí y ahora), se posiciona ante los demás.
- Intercambio de información: articula, es asertivo, pregunta, se involucra, expresa, modula, comparte conversación, habla, sostiene interacción.
- Relaciones: colabora con otros, cumple las reglas sociales, centra la atención, se relaciona con los demás, respeta.

Clave: 4, competente; 3, dudoso; 2, ineficaz; 1, déficit.

En este programa, el terapeuta ocupacional observa la etapa del desarrollo del juego en la que esté cada niño, para aplicar de forma progresiva las actividades lúdicas que correspondan para estimular; estas líneas evolutivas están basadas en las características de los juegos y en las etapas de desarrollo del niño (véase el capítulo 6, desarrollo de las habilidades del juego).

Desarrollo del programa. Actividades

Metodología: en cada sesión se explica y ensaya la habilidad social concreta que se va a trabajar en el grupo y se realiza una actividad, lúdica y de participación social, de acuerdo a las características y edades de los niños del grupo, donde estos tienen que poner en práctica las habilidades aprendidas, como ponerse de acuerdo con otros, comprender y respetar las normas del juego, y el aprendizaje de habilidades sociales básicas para interrelacionarse con sus iguales en el grupo.

Las sesiones se dividen en:

A. Sesiones parte 1 y parte 2. Nivel de función ocupacional: exploración y competencia.

   - Explicación de la habilidad social concreta con ensayo de la misma por parejas.
   - Planificación y realización de una manualidad creativa, juego, actividades de ocio en el taller, trabajando en equipo.
   - Explicación de técnicas de relajación y control de impulsos.
   - Seguimiento de los registros semanales.

	B. Sesiones parte 3 y parte 4: Nivel de función ocupacional: exploración, competencia y logro. – Planificación y realización de una actividad lúdica o de ocio elegida por los niños. – Puesta en práctica las habilidades sociales aprendidas en la actividad lúdica, de ocio o artística con interacción grupal que se desarrolle en la práctica. – Seguimiento de los registros semanales. – Entrega de dossier y asesoramiento a los adolescentes y a los padres, para generalizar lo aprendido en casa. *Parte 1* Sesión grupal. Presentación del programa. Contrato individual de padres y niños con las normas, deberes que se deben cumplir. Diseño de registro semanal individual de actividades de ocio y participación social que necesiten mejorar. Contenidos: las habilidades sociales en las relaciones interpersonales, identificación de emociones, técnicas de relajación y control de impulsos. *Parte 2* Sesión grupal. Contenidos: estilos interactivos (agresivo, pasivo, agresivo), aprendizaje de habilidades sociales básicas y ensayo, tipos de habilidades sociales. *Parte 3* Sesión grupal: contenidos: El juego (tipos, importancia), actividades de interacción grupal: juegos y dinámicas. *Parte 4* Sesión grupal: contenidos. Practica en ámbitos normalizados de la comunidad. Identificar y utilizar recursos de ocio, tiempo libre y participación social: polideportivos, cines, museos, partes de atracciones, teatros. Planificación y puesta en práctica de salidas, quedada con amigos, etc. La importancia de los amigos para el desarrollo de las habilidades interpersonales.
Cronograma de ejecución	El programa tendrá una duración de tres meses, con una frecuencia de dos sesiones semanales (lunes y miércoles) de 50 minutos de duración las sesiones grupales y 15 minutos de sesiones individuales con cada participante para el seguimiento del registro semanal, con la posibilidad de variar los tiempos durante el proceso de la intervención si es necesario.

Número de sesiones	Días	Horario
12	Lunes y miércoles	De 11:00 a 11:50, sesión de niños De 12:00 a 13:15, sesiones individuales

Prerrequisitos, recomendaciones y precauciones	El programa está destinado a un grupo de entre 13 y 16 años que presenten sintomatología tipo, dificultad en exteriorizar las habilidades sociales básicas para la convivencia y la interacción grupal, en controlar la impulsividad, la hiperactividad, la atención y el control de las emociones, o el desequilibrio en los niveles de tolerancia-frustración, que no les permitan establecer las destrezas para lograr la interacción y relación social en el desempeño en las áreas de juego, ocio y participación social. Como precaución, en las últimas fases de puesta en práctica, los usos de recursos se harán con supervisión de un adulto hasta que el adolescente sea capaz de hacerlo solo. Se recomienda como apoyo al seguimiento, la utilización de un autorregistro de actividades de juegos, ocio y tiempo libre que los participantes del grupo entregarán semanalmente. En el cuadro 7.3 se representa un ejemplo. Se pueden modificar las actividades en consenso con el niño.

Cuadro 7.3. Autorregistro de actividades de juegos, ocio y tiempo libre

Pon SÍ (si lo haces) o NO (si no lo haces) y tu grado de satisfacción (1, satisfecho; 2, no satisfecho) según corresponda. Entrégalo semanalmente el día de grupo a la terapeuta ocupacional							
Nombre y apellidos: Edad: Fecha de nacimiento: Curso: Terapeuta ocupacional: Fecha:							
Actividades	*L*	*M*	*X*	*J*	*V*	*S*	*D*
Juegos de participación social en casa con la familia	GRUPO TO		GRUPO TO				
Salidas con amigos							
Uso de polideportivos u otras actividades deportivas							
Uso de recursos de ocio, cine, teatro, otros							

7.2.3. Programa de adaptación del entorno en un centro de educación especial

A continuación se describe un programa de TO para los alumnos de un centro de educación especial (CEE) con necesidades educativas especiales (NEE) para proporcionar los medios de adaptación y participación en el centro escolar.

Cuadro 7.4. Programa de TO para alumnos con NEE

Nombre del programa	Programa de adaptación, habilitación y modificación del entorno en un centro de educación especial (CEE) para el desempeño de tareas escolares.
Breve descripción	El programa está destinado a habilitar y modificar el entorno físico de los niños del CEE con problemas de movilidad funcional en el entorno escolar. Se entrena a los niños en sesiones individuales para habilitarlos en el desempeño escolar, y se proporciona la adaptación de su entorno escolar con las ayudas técnicas y los productos de apoyo y tecnológicos que necesiten.
Enfoque de la intervención	El enfoque del programa de intervención se hace desde la perspectiva del modelo de Persona-Entorno-Ocupación (PEO), abordando las limitaciones del desempeño, teniendo en cuenta estos tres aspectos. En cuanto a esta perspectiva, por un lado están las sesiones terapéuticas destinadas a proporcionales las destrezas de ejecución (destrezas motoras y praxis manual) que intervienen en la realización de las tareas escolares. Se abordarán con el marco de referencia de integración sensorial de Ayres; y, por otro lado, las sesiones terapéuticas de adaptación de su entorno escolar se tratarán desde el punto de vista del marco de referencia rehabilitador. En estas sesiones, se aplicarán los abordajes de diseño, realización y entrenamiento de las adaptaciones, ayudas técnicas o tecnologías de apoyo necesarias para el desempeño de las actividades escolares que tengan dificultad o restricción.
Objetivos generales	Que el niño tenga cubiertas las necesidades educativas en el área de educación y de accesibilidad a su aula para la realización de las tareas escolares en el aula.
Objetivos específicos	– *Objetivos a corto plazo.* Que el niño tenga las oportunidades y adaptaciones de acceso en aspectos relacionados con el desempeño ocupacional: acceso a su aula, adaptaciones de mobiliario, acceso al patio, al comedor, a los materiales didácticos, de escritura, acceso al ordenador según las características de los niños con discapacidad física.

	– *Objetivos a medio plazo.* Que el niño adquiera el grado desarrollo y afianzamiento de habilidades en las destrezas de ejecución motora para realizar las praxis manuales específicas para desenvolverse en las tareas escolares de aula. Que el niño use adecuadamente las ayudas técnicas, órtesis, prótesis en el desempeño de las tareas escolares en el aula. Que los profesionales del entorno escolar, profesores y la familia conozcan las técnicas y medios de adaptación diseñados para el niño y favorezcan la puesta en marcha de las medidas terapéuticas en las tareas escolares y de estudio. – *Objetivos a largo plazo.* Que el niño tenga un desenvolvimiento autónomo en todos los aspectos relacionados con sus tareas escolares y estudios.
Desarrollo del programa. Actividades	– *Intervención directa.* Se favorecen sus procesos de aprendizaje desde todas las áreas del desarrollo (sensoriomotora, cognitiva, afectivo-social, comunicativa) y su progreso evolutivo, de acuerdo a las necesidades específicas que los niños presenten de forma individual. Se incide en el entrenamiento de las conductas básicas para el aprendizaje motor (postura corporal y praxis manual) y uso de adaptaciones, ayudas técnicas o tecnologías de apoyo, para el afianzamiento de habilidades propias específicas para el desenvolvimiento del desempeño en la realización de tareas escolares y estudio. Se diseñan actividades para el desarrollo de la escritura, uso de materiales didácticos, uso de ordenadores, y se recomiendan las adaptaciones curriculares que se precisen. Esta intervención se realiza en la sala de terapia ocupacional, en sesiones individuales de entrenamiento y en las aulas escolares para su puesta en práctica y generalización. – *Intervención indirecta.* Se asesora a los profesionales, profesores, equipos de orientación escolar, otros profesionales sanitarios y a los familiares de las técnicas y medidas terapéuticas diseñadas en el plan de tratamiento del niño para que favorezcan su utilización y puesta en marcha en los entornos donde trabajen con el niño, por ejemplo el empleo de una ayuda técnica para el uso del ordenador. Puntualmente se realizan intervenciones conjuntas con otros profesionales. Esta intervención se pone en práctica en reuniones programadas de equipo, con los profesionales o familiares, en el entorno del colegio donde se requiera, como el aula escolar, el aula de ordenadores, la biblioteca y otros recintos escolares, y en el hogar.
Cronograma de ejecución	El diseño del programa se concreta con el siguiente cronograma:

Intervención en aulas	L, M, X, J de 10:00 a 12:00 L, M, J, V de 14:30 a 16:30
Intervención individual	M y J de 15:45 a 16:30
Reuniones con profesionales o familiares	V de 10:00 a 11:00

Prerrequisitos, recomendaciones y precauciones	El programa está destinado para la intervención en todas las aulas del colegio de educación especial, con un total de 70 alumnos y está recomendado para niños que tengan parálisis cerebral u otras afectaciones motoras que les dificulten el desempeño para la realización de tareas escolares y estudio. Se recomienda utilizar como método de evaluación el seguimiento continuo, mediante la observación directa del niño y la toma de datos en las fichas de registro, por ejemplo con el Sensory Integration and Praxis Test (SIPT) del modelo de integración sensorial. Además, hay que llevar a cabo la evaluación conjunta con los profesionales que intervienen con cada alumno, que quedará reflejada en las fichas de evaluación periódicas y en el informe final. Como recursos, se recomiendan los siguientes: – Espaciales: una sala de TO, las aulas escolares, sala de ordenadores, biblioteca, hogar del niño. – Materiales: distintos materiales didácticos, táctiles, manipulativos, de escritura visomanual, ayudas técnicas, material informático adaptado (ordenador, programas).

Preguntas de autoevaluación

1. Representa gráficamente y explica el proceso clínico de la TO.
2. Describe las fases de establecimiento de prioridades en el procedimiento de planificación del tratamiento.
3. Define los pasos que hay que seguir en la planificación de tratamiento para realizar los diseños de los programas de TO.
4. Enumera las actividades, según las áreas de ocupación, que se pueden utilizar en los programas de TO.
5. Diseña un programa de un área ocupacional en el que se detallen los pasos a seguir recomendados en este capítulo.

8
Trabajo con las familias y guía de asesoramiento para padres con niños con TDAH

8.1. Generalidades para tener en cuenta en el trabajo con los padres

El trabajo con la familia, en especial con los principales cuidadores, normalmente los padres, de los niños que se tratan en terapia ocupacional (TO), es fundamental para obtener un buen resultado en la intervención terapéutica. Se trata con especial cuidado desde el primer momento que llegan a la consulta demandando asesoramiento y pautas para solventar las distintas dificultades del desempeño ocupacional en la vida diaria que puedan tener sus hijos, causado por diversas alteraciones patológicas. Durante todo el plan de intervención se cuenta con las informaciones y la cooperación de los padres o tutores: desde la primera entrevista, en la que se recopila la información y la demanda susceptible de tratamiento; posteriormente, en el desarrollo del programa de intervención, en el que se los asesora con pautas terapéuticas; y, por último, durante el seguimiento del tratamiento y la obtención de los resultados esperados se cuenta con la colaboración, coordinada y conjunta, de los padres.

Esta cooperación se hace extensible a la hora de generalizar los contenidos de los programas en los entornos normalizados del niño, como son el hogar, el colegio o los centros o instituciones de esparcimiento de la comunidad. El terapeuta ocupacional, como guía terapéutico, hace un acompañamiento en el aprendizaje tanto de los padres como de los niños en el desarrollo y tratamiento de las dificultades en el desempeño ocupacional que se detecten necesarias y preocupantes.

Según Humphry y Case Smith y O'Brien (2010), *la familia desempeña un rol muy importante en el desarrollo global de los niños y contribuye de forma significativa a la resiliencia* (capacidad de una persona o grupo para seguir proyectándose en el futuro a pesar de acontecimientos desestabilizadores, condiciones de vida difíciles o traumas graves) *del niño o su vulnerabilidad en situaciones adversas.*

Es en el contexto familiar donde tiene lugar el desarrollo del niño por excelencia. Las relaciones familiares son las que proporcionan más estabilidad emocional y son más duraderas a través del tiempo. Hoy en día, el concepto de "familia" ha variado mucho en la sociedad y la cultura en la que vivimos.

Según Humphry y Case Smith y O'Brien (2010), la familia cumple seis funciones principales, a saber: proveer y fomentar el afecto, proveer apoyo emocional, socializar entre los miembros de la familia para participar en ocupaciones fuera del núcleo familiar, proveer oportunidades de distracción, promover la salud y la independencia en las actividades básicas de la vida diaria y preparar para la educación formal y el empleo.

La familia forma parte de un sistema ecológico en la comunidad, donde todo cambio de uno de los miembros puede influir a los otros, este punto de vista hace que se observe y evalúe el funcionamiento de la unidad familiar como *único.*

El papel de funcionamiento familiar se refiere a los roles, ocupaciones, hábitos, desempeños y maneras de ser y de actuar de cada miembro. Estos factores se pueden medir por variables, como la cantidad de tiempo que pasan unos con otros realizando actividades, los patrones de comunicación e interacción que utilizan, de quién depende la economía familiar, la salud física y emocional de los miembros familiares y un sinfín de roles e interacciones que influyen en la manera de funcionamiento familiar y en cómo se desarrolla cada miembro con un rol determinado.

De esta manera se entiende, en el proceso de evaluación, el "significado" de ser miembro de una unidad familiar, ya que las estructuras familiares pueden ser muy diferentes. No es lo mismo ser padres solteros, divorciados, casados con segundas parejas con más hijos, abuelos como principales cuidadores, padres del mismo sexo, etc., y con la misma o distinta cultura, formación educacional, ocupaciones laborales, red de apoyo social y estilo o práctica de crianza. Esta diversidad forma los roles, responsabilidades y actividades que cada niño va a asumir en el contexto familiar y cómo estas van a influir en el desarrollo global del mismo.

Los padres tienen un rol significativo en la socialización del niño, además de influir tanto en el desarrollo de la personalidad como en los comportamientos futuros. Así, desde que son pequeños, los padres se van a ir centrando progresivamente en que los niños adquieran habilidades de autocuidado, promover la socialización, regular sus emociones, mostrar autocontrol, aprender valores, normas sociales y culturales; y, cuando son más mayores, adquirir capacidades en actividades deportivas, ejercitar la toma de decisiones basada en valores, independencia y responsabilidad en sus acciones, entre otras.

> Las ocupaciones de los niños en el entorno familiar van desde que el niño participe en actividades de ocio y juego a tener responsabilidades establecidas, conversar durante la comida, cuidar de hermanos menores, ver televisión, tener responsabilidades en el hogar, hacer tareas del colegio, ir al cine juntos, etc. La exploración de estas actividades aportará al terapeuta ocupacional información sobre la capacidad que tiene el niño para adaptarse a las rutinas o actividades familiares y cumplir con el rol de miembro de familia. Deberemos tener en cuenta que las relaciones de familia le capacitarán para darle estabilidad y apoyo emocional durante toda la vida (Domingo, 2007).

En la entrevista con los padres el terapeuta ocupacional explora las distintas áreas del desempeño ocupacional. Se observan y tiene en cuenta los vínculos socioafectivos de padres e hijo durante la exploración, es decir, la información sobre los aspectos referentes a cómo es la interacción del niño con los padres, por ejemplo, si son dependientes de ellos o los ignoran, y las reacciones de ambos en distintas situaciones. También se obtiene información sobre las características afectivas con otras personas familiares o amigos en relación con el niño, las preferencias del niño, los intereses, las motivaciones y el estilo de aprendizaje del niño.

A través de la entrevista con los padres y la observación de las interacciones familiares, el terapeuta ocupacional recoge la información relativa a la relación padres-hijo que le ayudará a detectar las demandas, los problemas y las motivaciones e intereses de cada uno para ajustar la intervención. Es importante que en la entrevista y las sesiones de TO estén presentes los dos padres como partícipes de la intervención.

En la primera entrevista, con el objetivo de detectar posibles problemas en la relación afectiva entre padres e hijos que puedan influir en el desempeño ocupacional de los niños, se observan los siguientes aspectos:

- El estado de ánimo de los padres y el niño: si están alegres o tristes, si cambian de humor con facilidad, si están ansiosos, agresivos, depresivos u otras reacciones.
- El tipo de comunicación entre ellos: cómo es el lenguaje verbal y no verbal entre padres e hijo, si estos son permisivos, o si lo refuerzan o castigan en las distintas conductas y las reacciones de cada uno.
- Tipo de juego del niño con los padres: si espontáneamente surge juego entre ellos o el niño juega solo y se le ignora, si el niño se dirige a los padres para iniciar el juego y cómo reaccionan ellos, o si los niños dependen de los padres para iniciar el juego, entre otras conductas que observar.
- Tipo de relación en actividades de la vida diaria: si el niño muestra curiosidad por aprender desempeños, si manifiesta iniciativa para comenzar actividades y se lo permiten, si utiliza estrategias para resolver ta-

reas: ensayo-error, analiza, planifica, y si en estas situaciones pide ayuda o se la dan sin pedirla.

- Cómo es la relación entre padres e hijo: si es de aceptación, dependencia, ignorancia, si el niño comunica intenciones y deseos a los padres y cómo manejan los espacios, materiales y situaciones de actuación del niño.
- Cómo es la relación entre los dos padres ante las distintas situaciones del niño: si toleran las decisiones del otro, si están de acuerdo con ellas, si se comunican afectivamente, cuál de los dos tiene un rol más activo y decisivo en las actuaciones que hay que tomar respecto a las conductas del niño y cuál de ellos tiene un papel más pasivo.

8.1.1. Técnicas y habilidades de comunicación necesarias en el abordaje con las familias

El terapeuta ocupacional maneja una serie de técnicas y habilidades de comunicación a la hora de iniciar una relación de ayuda con los padres de los niños que se tratan. Esta comienza en la primera entrevista. (Se recomienda la lectura de la "entrevista motivacional" de Miller [1999] para profundizar en el estudio de este tipo de entrevista y las estrategias que se utilizan desde la persuasión y la motivación al cambio del propio individuo, en sus hábitos saludables).

Los padres se sienten bien cuando perciben que se les escucha. *La escucha activa* es una de las habilidades que debe tener el terapeuta ocupacional a la hora de establecer el primer contacto con los padres y los niños en la consulta. Esta habilidad se puede entrenar con una serie de técnicas para hacer posible la adherencia al tratamiento y la colaboración de los padres y niños en las terapias. Algunas consideraciones que hay que tener en cuenta son las siguientes: mostrar una actitud personal empática, establecer contacto visual y una postura adecuada con un lenguaje no verbal cercano y que de confianza.

En la relación que se establece con los padres se pueden tener dos fines distintos en nuestra comunicación: un fin meramente *informativo o referencial*, como, por ejemplo, comunicar que los refuerzos sirven para aumentar las conductas que queremos que se repitan, o un fin *interpersonal o persuasivo*, que es cuando se logra un cambio de conducta u opinión sobre el desempeño ocupacional desde la decisión propia del individuo, como, por ejemplo, explicar a los padres cómo hacer los refuerzos para que cambie la conducta del niño: reforzar al niño verbalmente después de poner la mesa a la hora de comer diciéndole "lo has hecho muy bien", "genial", y hacer gestos de aprobación como guiños o choque de manos. Los dos tipos de comunicación pueden ser informativos y persuasivos a la vez y el terapeuta ocupacional los utilizará indistintamente a la hora de comunicar y asesorar a los padres.

Es recomendable comprender el estado de ánimo y las emociones que pueden causar la patología de los hijos en los padres y observar la recepción de los mismos cuando se les explican las pautas. El terapeuta ocupacional utiliza las técnicas de comunicación y en muchas ocasiones actúa como modelo conductual en las interacciones con los niños para conseguir que los padres aprendan las técnicas, las pautas o los asesoramientos de la intervención y las pongan en práctica con sus hijos.

Algunas de las técnicas de comunicación o apoyo narrativo que se ponen en práctica para lograr una interacción efectiva con los padres son las siguientes:

- La empatía: nos ponemos en el lugar del otro diciendo "entiendo, comprendo cómo se siente...", acompañados de gestos no verbales.
- La facilitación: para ayudar a iniciar el relato, puede ser de tipo no verbal, como cabeos, miradas, asentimientos, etc., o verbal como "sí, sí", "aja", "siga, siga lo escucho", etc.
- Las frases por repetición: se usa la repetición de una palabra o la última frase que ha dicho el sujeto para orientar la atención del mismo hacia un contenido determinado.
- El señalamiento: se ponen de manifiesto emociones o conductas del sujeto mostrándoselas a él mismo, por ejemplo, "parece como si estuvieras enfadado con el niño".
- La clarificación: ayuda a aclarar los conceptos y saber si hemos entendido lo que nos han querido decir, por ejemplo, poner cara de extrañeza preguntando "¿qué ha querido decir con...?", así obligamos a que nos explique el sentido de la idea que nos estaba diciendo.
- El silencio funcional: se usa dejando un espacio de tiempo durante la conversación sin hablar ni gesticular, después de la narrativa del paciente, esto provoca la reflexión y meditación de lo que se está hablando. Implica asertividad, manejo no verbal y habilidades de escucha por parte del terapeuta ocupacional.

El último fin que se pretende con el asesoramiento de los padres es conseguir que reflexionen y reconozcan el problema concreto, no solamente de su hijo, sino de cómo repercute este en la familia, y lleguen a ser "coterapeutas" o ayudantes en las terapias desde la implicación motivada y elegida por ellos mismos en realizar las pautas de tratamiento que influyen en la progresión del desarrollo, habilidades, hábitos y rutinas para lograr un desempeño ocupacional óptimo en sus hijos. Es necesario que las pautas que se les den las pongan en práctica en situaciones de su vida cotidiana para conseguir el funcionamiento normalizado y la generalización de las conductas del niño en todos los ámbitos. El hecho de asesorar a los padres con las técnicas que se utilizan con sus hijos influirá en los resultados finales de la terapia y en su generalización en contextos normalizados.

En el asesoramiento a los padres se siguen una serie de fases en la cooperación conjunta durante el proceso clínico de la TO. Son las siguientes:

a) Fase de entrevista y proceso de evaluación del desempeño. A través de una primera entrevista, se detecta el problema conjuntamente con los padres y el niño (dependiendo de la edad), se identifican las áreas de desempeño ocupacional deficitarias por las que se comenzará la intervención y se invita a la reflexión concreta de cómo influyen estos déficits en el funcionamiento normal de la vida de la familia y en su entorno. El terapeuta ocupacional completa la fase de valoración con otras informaciones y escalas de evaluación que considere. Con esta información, el terapeuta ocupacional posteriormente define el diagnóstico ocupacional y establece las prioridades de intervención.

b) Fase de tratamiento: plan de tratamiento y puesta en marcha.

1. Se pautan por orden de prioridad los objetivos terapéuticos junto con los padres y el niño antes de iniciar el programa de tratamiento.
2. Con la puesta en marcha del programa de tratamiento se asesora de las técnicas y abordajes para alcanzar los objetivos conjuntamente.
3. Se identifican los diferentes grados de dificultad de las actividades propuestas, así como las ayudas necesarias para su puesta en práctica. Se identifican los puntos fuertes y débiles y se parte de ellos para apoyar la terapia, aumentar la autoestima, la motivación y evitar frustraciones en el transcurso del tratamiento.
4. Se facilita un espacio de práctica supervisada por el terapeuta ocupacional de las técnicas, abordajes y actividades aprendidos donde también se resuelvan sus dudas.
5. Se hacen seguimientos continuos y se implica a los padres y el niño para que aporten soluciones en las dificultades que presenten en la generalización del desempeño ocupacional en su vida cotidiana.
6. Se favorecen actitudes hacia el "cambio" de hábitos, dotando de los recursos necesarios para su mayor adaptación e integración al medio comunitario de una manera satisfactoria.

c) Fase de alta o continuación del tratamiento. Se informará a los padres y el niño de los resultados obtenidos y, dependiendo de estos, se recomienda la continuación del tratamiento, la derivación a otro profesional o el alta del menor.

Los asesoramientos a los padres pueden ser de forma individual o dentro de un programa de grupo para padres en el que se dan pautas de forma general para el uso y puesta en marcha de las técnicas que se tengan que realizar en casa.

8.2. Guía práctica de asesoramiento con padres de niños con trastorno de déficit de atención e hiperactividad (TDAH)

A continuación se va a mostrar una guía de asesoramiento para un grupo de padres de niños con trastorno de déficit de atención e hiperactividad (TDAH) que se aplica en los programas de tratamiento de TO. La intención de mostrar esta guía práctica de asesoramiento a padres es, por un lado, dar una herramienta al lector para extraer de la información general la que le sea útil para los casos particulares que atienda en la clínica, y, por otro lado, que sirva de modelo o plantilla para realizar este tipo de guía para otras patologías.

8.2.1. Diagnóstico ocupacional y objetivos generales en los programas de terapia ocupacional en el asesoramiento a padres

En el grupo de padres de niños con TDAH, una de las informaciones importantes que hay que explicar a los padres es qué hace el terapeuta ocupacional y en qué basa sus tratamientos cuando hay una disfunción o falta de desarrollo en el desempeño ocupacional. Esta información debe ser lo más clara posible y entendible para ellos. El terapeuta ocupacional utiliza el diagnóstico ocupacional para explicar las causas de la disfunción del desempeño ocupacional. Es decir, explica la causa de los problemas y cómo influyen en el desempeño ocupacional de sus hijos y su entorno, y a partir de esta definición marca los objetivos de tratamiento y les da solución a través de las técnicas o abordajes de tratamiento.

Las pautas de asesoramiento a los padres van ligadas a los objetivos específicos de desempeño ocupacional que se han de tratar en el niño. Al inicio de las sesiones se les entrega un cuadernillo o dosier en el que, a forma de guión, se explican los contenidos del programa, con los diagnósticos de TO, los objetivos de tratamiento, las técnicas, los abordajes o las actividades que deben realizar en el hogar y en los demás lugares donde el niño participe activamente (colegio, actividades extraescolares).

A continuación se indica a modo de orientación el diagnóstico ocupacional que puede aplicarse a los niños con TDAH y que se utiliza en la guía de asesoramiento a los padres. Se ha descrito todo lo amplio que puede ser el diagnóstico ocupacional sin corresponder a un caso concreto. Esta información le servirá al lector para extraer el diagnóstico ocupacional concreto en el caso clínico que se va a tratar.

Cuadro 8.1. Diagnóstico ocupacional posible en TDAH

Diagnóstico ocupacional	*Debido a*
Imposibilidad o dificultad de realizar, adquirir, aprender y mantener como hábito o rutina el desempeño de las actividades de la vida diaria en el entorno familiar, escolar y extraescolar, con déficit de autonomía personal en la realización de las mismas, *debido a...*	1. *Alteraciones en las destrezas de procesamiento cognitivo*, disfunción en la atención (dificultad en procesar varios estímulos simultáneamente, en distinguir estímulos relevantes de los irrelevantes, mantener la atención de forma continuada), la concentración, el aprendizaje, la secuenciación y la finalización de las actividades. 2. *Alteraciones en las destrezas motoras,* hiperactividad (le cuesta estar quieto en actividades que lo requieren; por ejemplo, estar sentado cuando come). 3. *Alteraciones en las destrezas sensoriales-perceptuales,* con rechazo a ciertas texturas o prendas de vestir, rechazo al tacto de ciertos materiales (por ejemplo, rechazo a peinarse). 4. *Alteraciones en las destrezas de regulación emocional* (con baja tolerancia a la frustración y descontrol emocional cuando algo no le sale).
Imposibilidad o dificultad de realizar, aprender y mantener como hábito y rutina el desempeño en el entorno escolar, *debido a...*	1. *Alteraciones en las destrezas de procesamiento cognitivo*, déficit de atención (dificultad en atender a estímulos que aparecen con una frecuencia lenta, no se centra en lo que hace), dificultad en concentrarse, dificultad en aprender y recordar lo aprendido, mayor sensibilidad a las variaciones del contexto o del ambiente de trabajo, estilo de procesamiento cognitivo: impulsivo, rápido e inexacto, dependiente del campo perceptivo que se le presente, predominio de actitudes poco analíticas, estrategias de ensayo y error poco elaboradas y rigidez cognitiva, dificultades en la comprensión lectora, cálculo, resolución de problemas matemáticos, escritura y nociones perceptivo-espaciales, dificultades para seguir instrucciones y mantener la motivación, olvidos frecuentes de sus materiales escolares con la consecuencia de que no puede realizar las tareas en casa. 2. *Alteraciones en las destrezas motoras y praxis:* hiperactividad (le cuesta estar quieto en actividades que lo requieren; por ejemplo, estar sentado atendiendo a las explicaciones o haciendo tareas), impulsividad (es incapaz de esperar su turno, responde sin pensar) y alteraciones en la praxis manual (dificultad en escribir y dibujar, actividades que le cuestan mucho y tiende a no querer hacer). 3. *Alteraciones de las destrezas de comunicación y sociales,* con predominio en el desinterés en el aprendizaje escolar, comunicación inefectiva con el profesor y sus compañeros, falta de normas y poco interés en seguirlas.

	4. *Alteraciones en las destrezas de regulación emocional*, con predomino a tener baja tolerancia a la frustración y descontrol emocional cuando algo no le sale.
Imposibilidad o dificultad de realizar, aprender y mantener habilidades sociales en las actividades de participación social con iguales y con adultos, *debido a:*	1. *Alteraciones en las destrezas de comunicación y sociales*, con falta de habilidades sociales y de comunicación, con comportamientos impulsivos y verborrea, que lo hacen poco competente socialmente. 2. *Alteraciones en las destrezas de regulación emocional,* con baja tolerancia a la frustración, baja autoestima por las escasas experiencias de éxito, aparición de sentimientos depresivos, desfase entre capacidad intelectual y emocional, inmadurez, comportamiento infantil e inestable, cambios bruscos de humor, necesidad de llamar la atención, comportamiento desobediente, aun a costa de ser castigado o premiado, con apariencia de que no le importan las consecuencias de sus actos, dependencia de la aprobación de los adultos, tienden a culpar a los demás de sus errores, les cuesta ponerse en el lugar del otro y tener en cuenta sus deseos y sentimientos, menos autónomos, dificultades en las relaciones (son más rechazados por sus iguales). 3. *Alteraciones en las destrezas de procesamiento cognitivo*, con dificultad de atención y concentración para llevar a cabo la secuencia de una conversación. 4. *Alteraciones en las destrezas motoras,* con hiperactividad (no puede estar quieto e invade el espacio de los demás) e impulsividad (puede golpear, o no respetar su turno), provocando rechazo social.
Imposibilidad o dificultad de realizar, aprender y mantener habilidades para realizar juegos, ocio/tiempo libre, o actividades extraescolares, *debido a...*	1. *Alteraciones en las destrezas sensoriales-perceptuales* (integración sensorial) con rechazo a ciertas texturas (arena, pintura de dedos, tejidos), a los sonidos (graves o agudos, ambientes con bullicio). 2. *Alteraciones motoras y praxis* con dificultad en la coordinación, equilibrio y control corporal para hacer actividades deportivas y en la manipulación fina para hacer actividades manuales o juegos de mesa. 3. *Alteraciones de las destrezas de regulación emocional*, con cambios de humor repentinos, rabietas y alteraciones de las destrezas de comunicación y sociales con rechazo a los niños cuando pierde. Suele culpabilizar a los demás de sus errores, le cuesta hacer juegos o deportes de equipo, que suelen finalizan con rechazo social hacia él. Esta situación suele bajarle la autoestima y provocar el abandono de las actividades extraescolares o de participación social, sin llegar a terminar el curso.

Imposibilidad o dificultad de descansar durante el día o conciliar el sueño o dormir durante toda la noche *debido a...*	1. *Alteraciones de destrezas emocionales,* como ansiedad, nerviosismo. 2. *Alteraciones de destrezas motoras* con aumento de tono muscular, que causan inquietud motriz, imposibilidad de estar en calma y relajarse.
Dificultad en las funciones psicomotoras relativas al movimiento *debido a...*	1. *Falta de madurez en el desarrollo psicomotor,* como, por ejemplo, reacciones involuntarias, control de movimiento voluntario e involuntario, patrones de marcha.

Después de explicar las posibles causas de las dificultades en el desempeño ocupacional de los niños, se exponen los objetivos de tratamiento de forma general para trabajar en los programas de padres de niños con TDAH, los cuales se han detallado individualmente con cada familia anteriormente.

A continuación, se detallan los objetivos más comunes de manera general, teniendo en cuenta que no todos los objetivos que se exponen son para todas las familias y que cada una tendrá sus prioridades y necesidades individuales. Son objetivos para niños de entre 6 y 8 años.

Cuadro 8.2. Objetivos de tratamiento posibles para niños con TDAH de entre 6 y 8 años

Área	*Objetivos*
Adquisición de las actividades de la vida diaria, según la edad madurativa de cada niño	• Que sea capaz de atender a las explicaciones para aprender y realizar los hábitos y rutinas en la alimentación, el vestido, el baño, el aseo y el control de esfínteres. • Que sea capaz de mantener los hábitos, rutinas y sus secuencias por sí mismo o lo más autónomamente posible. • Que sea capaz de generalizar las actividades de la vida diaria a los contextos normalizados en actividades de participación social en la comunidad. • Que sea capaz de tolerar las percepciones sensoriales del tacto, especialmente en las actividades de la vida diaria. • Que sea capaz de regular sus emociones, consiguiendo una adecuada tolerancia a la frustración y motivación para aprender las actividades de la vida diaria.
Rendimiento escolar	• Que sea capaz de mantener un hábito adecuado de la realización de tareas escolares y estudio en casa. • Que sea capaz de atender, escuchar, pensar y realizar las instrucciones que le mandan en las tareas escolares adecuadamente.

	• Que sea capaz de planificar las tareas escolares en orden, secuencialmente, dándose cuenta de los errores a tiempo. • Que sea capaz de llevar todos los materiales y tareas escolares al colegio y a casa, evitando olvidos con el uso de la agenda. • Que sea capaz de esforzarse y ser constante en su trabajo. • Que sea capaz de adecuar las habilidades sociales, de comunicación y la regulación de sus emociones en las situaciones de clase u otros espacios del colegio. • Que sea capaz de controlar las conductas inadaptadas, con un adecuado control motor, postural y relajación. • Que sea capaz de generalizar su comportamiento normalizado en las actividades de la educación formal, lo que incluye la participación académica, no académica, extracurricular y extraescolar, vocacional.
Socialización y participación social con iguales y adultos	• Que sea capaz de interactuar en sociedad con los patrones de comportamiento y las habilidades sociales (empatía, asertividad). • Que sea capaz de participar en actividades de grupo en la comunidad, con la familia, amigos, según las normas sociales establecidas (respeto y tolerancia). • Que sea capaz de regular sus emociones y controlar su propio cuerpo en el espacio, en las actividades de participación social.
Juego, ocio y tiempo libre	• Que sea capaz de normalizar su integración sensorial tolerando los estímulos, y permitiéndole la realización del juego. • Que sea capaz de iniciar, mantener y terminar un juego de tipo imaginario, con reglas, constructivo, simbólico y cooperativo tanto de mesa como en el espacio respetando las normas. • Que sea capaz de obtener, utilizar y mantener los juguetes y equipos de juegos apropiadamente, así como compartirlos. • Que sea capaz de participar en juegos de grupo, sin conductas disruptivas y teniendo en cuenta a los demás. • Que sea capaz de explorar e identificar sus propios intereses, habilidades y actividades de ocio y tiempo libre. • Que sea capaz de planificar y participar en actividades de esparcimiento de su propio interés, como ocio, tiempo libre y actividades con los amigos (con supervisión si es necesario). • Que sea capaz de mantener un equilibrio entre el juego, el ocio y el tiempo libre con las demás áreas de ocupación.
Control corporal, descanso, sueño y relajación	• Que sea capaz de identificar la necesidad de relajarse, reducir la participación en actividades físicas, mentales o sociales y practicar la relajación muscular. • Que sea capaz de participar en las rutinas de preparación para el sueño y descanso (ponerse ropa cómoda, leer), así como preparar el entorno físico (preparar su cuarto para el descanso y sueño).

	• Que sea capaz de controlar los impulsos y mantener un control corporal, así como integrar en sus comportamientos movimientos corporales adecuados (tono, coordinación, equilibrio y espacio vital). • Que sea capaz de controlar y manejar sus movimientos motrices (tono muscular: tensión-relajación) y tener conciencia de sus signos vitales (la respiración, temperatura corporal y pulsaciones).
Regulación emocional	• Que sea capaz de controlar y manejar las fluctuaciones emocionales con habilidades sociales adecuadas, así como el manejo consciente de los signos vitales.
Madurez psicomotora y expresión corporal	• Que mejore el grado de madurez psicomotor si es necesario. • Que sea capaz de interiorizar, reproducir y expresar las sensaciones del propio cuerpo adaptándose al entorno. • Que sea capaz de interiorizar y reproducir la información percibida, en esquemas perceptivos, a través de la organización y estructuración del esquema corporal, espacial y temporal. • Que sea capaz de interiorizar y reproducir la capacidad representativa-simbólica con la información y estructura sensitiva.

8.2.2. Pautas y asesoramientos a los padres de las técnicas en los programas de terapia ocupacional en TDAH

Se van a mostrar a continuación las pautas de las técnicas que servirán como estrategia de trabajo a los padres en los programas de niños con TDAH. Estas son técnicas generales que, dependiendo de la edad del niño, el marco o modelo de trabajo que utilice el terapeuta ocupacional y el programa individualizado que se haya diseñado, se podrán aplicar unas u otras según convenga. El terapeuta ocupacional utilizará como herramienta inminente en el tratamiento de TO la "ocupación" como fin, como medio o como agente (Moruno, 2003).

A) Técnicas de adquisición de hábitos y rutinas (AVD, tareas escolares, etc.)

Establecer hábitos y rutinas como patrones de ejecución. El hábito es el comportamiento automático que se integra en patrones más complejos y que le permite a las personas funcionar día a día (Neistadt y Crepeau, 1998), por ejemplo, el acto de encender automáticamente la luz de la habitación cuando se entra en ella. Las rutinas son patrones de comportamiento que son observables, regulares o fijos y repetitivos, y que proveen una estructura a la vida diaria, por ejemplo, la secuencia para vestirse, bañarse, preparar el desayudo (AOTA, 2008). Los dos patrones de ejecución son aprendidos y se pueden moldear de acuerdo a las influencias que se reciben del medio ambiente. La familia, la escuela, los amigos, influyen en el niño para construir su identidad, el estilo de vida, así como su sistema de creencias y valores. Se define así la actitud que tendrá ante la vida y el rol que ocupará en la sociedad.

Para conseguir los hábitos y las rutinas en los niños, se tiene que ser perseverante en el entrenamiento y la regularidad de la repetición de las mismas, ya que esto nos asegura su adquisición y mantenimiento. Se tendrán en cuenta las siguientes consideraciones: el nivel de maduración óptimo del niño que permita realizar la actividad, designar tareas desde las más sencillas que puedan cumplir a las más complicadas, que las actividades tengan un horario fijo o que se realicen después de otra actividad concreta y que pueda cumplir todos los días (por ejemplo, lavarse los dientes después de comer), secuenciar en pasos las actividades y utilizar técnicas de modelado, moldeado, economía de fichas, cartel de normas y refuerzos positivos para su adquisición (véase el capítulo 2). Se darán pautas para el desarrollo de un *cronograma de actividades* con los días de la semana y horarios fijados para la realización de las actividades y se colocará en un lugar visible donde el niño y los padres lo tengan a su alcance para consultarlo.

Se asegurará un ambiente adecuado para el aprendizaje con tolerancia y motivación, se darán las ayudas según las necesite y también se retirarán cuando ya no las necesite. Además, se les puede motivar presentando la actividad como parte de un juego o con acciones lúdicas que le refuercen, como jugar con muñecos a bañarles, vestirles, darles de comer, o haciendo una "competición" con el niño para recoger la habitación.

Algunas de las rutinas que hay que trabajar en casa son ayudar a poner y quitar la mesa, vestirse, lavarse los dientes, bañarse, echar la ropa sucia a lavar, ordenar su ropa, hacer la tarea escolar, recoger sus juguetes o ir a dormir (figura 8.1). En las tareas escolares se recomienda hacer uso de la agenda o un listado recordatorio para evitar que se le olviden, y en casa hacer un horario con cada actividad.

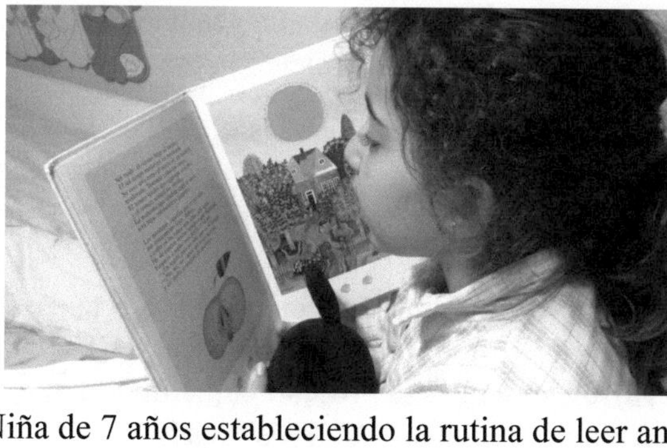

Figura 8.1. Niña de 7 años estableciendo la rutina de leer antes de dormir.

B) Técnica de economía de fichas o sistema de puntos

La economía de fichas es una técnica psicológica de modificación de conducta basada en el condicionamiento operante, se utiliza con niños para promover y reforzar las emisiones de determinadas conductas socialmente deseables, seleccionadas y definidas al iniciar el programa. Generalmente, se trata de conductas que el niño no realiza espontáneamente o no tan frecuentemente como esperan quienes lo educan o desean modificar su conducta. Consiste en aplicar sistemáticamente una estrategia de premios que tiene por objetivo iniciar o incrementar la práctica de una conducta, por ejemplo, que el niño recoja la habitación o se acueste todos los días a la misma hora. En estos programas, el niño gana puntos cada vez que realiza determinadas conductas definidas previamente y puede canjearlos por algún premio preestablecido. Es una herramienta muy potente para los niños y al empezar su aplicación debemos determinar que se hará de forma constante, continua y buscando la motivación real del niño en los premios que se pacten. En general, los programas de puntos funcionan bien para reforzar o iniciar cualquier conducta que se desea convertir en hábito, como, por ejemplo, las actividades de la vida diaria: vestirse, comer, lavarse, etc. (figura 8.2).

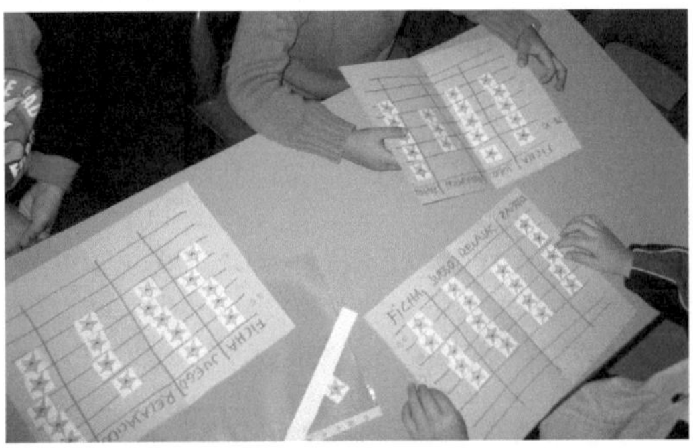

Figura 8.2. Programa de puntos en programa grupal de actividades de la vida diaria, revisión de los resultados semanales.

C) Establecimiento de normas y límites. Cartel de normas

Los límites son una referencia que ayudan al niño a tener claro qué puede y qué no puede hacer. También le enseñan a saber renunciar a sus deseos y lo entrenan para tolerar la frustración. Este proceso paulatino de tolerancia a la frustración le permitirá manejar la ansiedad y la agresividad.

Las normas son los límites cuando estos se establecen con un orden de funcionamiento en la práctica diaria, y son los padres quienes los ordenan, convirtiéndose en figuras de autoridad para el niño. Las normas marcan la organización necesaria para que una familia funcione en convivencia. A través de las normas el niño aprende lo que está permitido y lo que esta prohibido, para eso es necesario decirle "no" y mantenerlo cuando sea necesario. En la casa debe haber unos límites o normas; el niño ha de conocerlos y saber las consecuencias de su cumplimiento o incumplimiento. *El cartel de normas* sirve para identificar y tener presente las normas pactadas en casa. Se pondrán cuatro o cinco normas que tendrá que cumplir el niño. Las normas deben ser muy claras y específicas, y deben definir la consecuencia de su cumplimiento y su incumplimiento. Toda la familia firmará el cartel de normas comprometiéndose a cumplir lo pactado.

D) Pautas para dar refuerzos

Un reforzador es un objeto, actividad o suceso que, al administrarse después de una conducta o comportamiento determinado, incrementa la probabilidad de aparición de dicha conducta. Los reforzadores pueden ser *positivos o negativos*. Un reforzador positivo es un estímulo que, al ser administrado tras la emisión de una respuesta, incrementa la probabilidad de que esta se vuelva a repetir en el futuro porque es algo que nos gusta. Desde esta perspectiva, un reforzador positivo se podría entender como una recompensa o premio, es aquello que va a ayudar a que la conducta se mantenga. Por ejemplo, un premio o reforzador positivo sería darle un beso o un caramelo al niño después de recoger los juguetes, lo que aumentará las probabilidades de que vuelva a recogerlos al día siguiente.

Por el contrario, un reforzador negativo es cualquier estímulo aversivo (que no le gusta al niño) que al ser retirado después de la realización de una conducta incrementa la probabilidad de aparición de una respuesta porque nos quitan algo que no nos gusta o que queremos evitar. Por ejemplo, se dice al niño que si se come el primer plato de lentejas entero no tendrá que comerse el pescado que no le gusta; la retirada del pescado es el refuerzo negativo que aumenta la conducta de comerse el primer plato entero.

En cambio, los castigos se utilizan para eliminar conductas y existen castigos *positivos y negativos*, el castigo positivo consiste en dar algo malo como consecuencia de una conducta. Por ejemplo: el niño no quiere poner la mesa, y para que se extinga la conducta lo castigamos con trabajo extra, como que después de cenar quite la mesa. El castigo negativo consiste en quitar algo bueno (que le gusta) y tiene normalmente. Por ejemplo, si no recoge los juguetes, se le quita algo que le gusta, como obligarlo a irse a dormir sin ver su programa favorito o retirarle el postre o no ir al parque. También la retirada de atención o *time-out,* fuera de tiempo, sería un ejemplo de castigo negativo, este se utiliza para eliminar conductas como rabietas, lloros etc., y modificar la conducta para conseguir de manera efectiva y adecuada el pedir algo al adulto. Consiste en retirar la atención del adulto a esta conducta, esta debe ser inmediatamente a su emisión, evitando el contacto ocular, la palabra o el gesto al niño (cuadro 8.3).

Cuadro 8.3. Tipos de refuerzos y castigos

Conducta		
Aumenta	Refuerzo +	Damos algo que le gusta
Aumenta	Refuerzo −	Quitamos algo que no le gusta
Disminuye	Castigo +	Damos algo que no le gusta
Disminuye	Castigo −	Quitamos algo que le gusta

Desde el programa de terapia ocupacional se trabaja con refuerzos positivos para aumentar las conductas de desempeño ocupacional. Se motiva al niño para que desde el refuerzo extrínseco del terapeuta ocupacional y sus padres lo interiorice y lo haga refuerzo intrínseco, de interés propio.

A la hora de aplicar los reforzadores se tendrá en cuenta el aplicarlo de forma sistemática y constante por todos los implicados en la casa y averiguar cuáles son los refuerzos para el niño. Véase el tipo de reforzadores y el uso eficaz de utilizarlos en el capítulo 2.

Lo que se haga ante las respuestas del niño irá generándole su propio esquema estable de comportamiento. Las conductas y acciones del niño se guían con normas y límites y se regulan mediante consecuencias hasta que adquiera la capacidad de autocontrol y la seguridad en sí mismo y desarrolle sus capacidades en el desempeño ocupacional. De esta manera aprenderá que las cosas no siempre se consiguen cuando uno quiere y desarrollará la capacidad emocional para equilibrar los niveles de tolerancia a la frustración. Esta capacidad, además, le ayudará a controlar su comportamiento para realizar el desempeño ocupacional eficazmente.

E) Pautas de la educación positiva

La educación positiva es la que cumple los siguientes requisitos: tener objetivos claros de lo que queremos enseñar a nuestro hijo, que estos sean pocos, concisos y compartidos con la pareja, es decir, ambos padres deben estar comprometidos y ser consecuentes con la educación de su hijo. Para que los objetivos sean claros, se enseñará con claridad las actividades, es decir, mediante instrucciones sencillas y detalladas paso a paso. Además, se respetará el tiempo de aprendizaje de cada niño y se le ayudará hasta que automatice los hábitos y rutinas. La educación positiva valora siempre los intentos del niño y reconoce sus esfuerzos por mejorar (resalta lo que hace bien más que lo que hace mal). También da ejemplo con acciones para que las repitan, confía en el niño, huye de "discursos" cuando ya se sabe lo que tiene que hacer y reconoce los errores propios tomándolos como posibilidad de aprender, no como fracaso. Esta forma de educar proporciona seguridad, tranquilidad y ánimo a tomar decisiones a los niños, aunque se equivoquen.

F) Pautas para el juego

El juego acompaña como constante la evolución, maduración y el aprendizaje del niño. Claparède, 1975 señala que desde los primeros meses toda actividad del niño es juego, sin incluir la nutrición o las emociones, como el miedo o la cólera. Sin embargo, Piaget (1982) afirma y sitúa la aparición de juego en el segundo estadio del periodo sensoriomotor, cuando vemos que el niño reproduce determinadas conductas por el placer que le ocasiona, como sus sonidos guturales, juegos con las manos en su campo visual, coger y soltar objetos. Se utilizan las clasificaciones del juego de Mulligan y Shelley, Takata, Prat o Piaget, que se describen en el capítulo 6, para situar la etapa de desarrollo en que está el niño en cada caso.

El terapeuta ocupacional asesora a los padres sobre los juegos y ejercicios que facilitan el desarrollo de las capacidades del niño. Estos deben llevarse a cabo sin perder de vista su momento evolutivo y edad cronológica. Lo mejor que se puede utilizar para la estimulación del niño está en el propio recurso personal que el padre o madre le puede proporcionar, como la voz, el canto, el baile o los movimientos. Cuando se usan estos materiales, se entra en contacto íntimo con el niño y se le proporciona seguridad emocional. Es muy importante el tiempo y la calidad que dedican el padre y la madre a jugar con su hijo.

Dependiendo de la edad del niño, se elegirán unos u otros juegos y juguetes, siempre teniendo en cuenta las preferencias del mismo. Orientativamente, según la edad, se elegirán los siguientes juegos:

1. *Hasta los tres años:* juegos que estimulen la adquisición del desarrollo madurativo, como juegos motores, de manipulación o sensoriales.
2. *De tres a seis años:* los juegos que estimulan al niño son los que lo hagan moverse y manipular con más precisión; en estas edades el juego se hace

más social y deben ser ricos en experiencias de movimiento, estimular la imitación y la expresión de sentimientos y de valores como compartir, colaborar y relacionarse con otros niños y adultos. Son, por ejemplo, los juegos motores en el parque utilizando columpios; bailes, instrumentos musicales; juegos manipulativos como puzles, bloques de construcción, ordenadores infantiles, plastilina, pintura de dedos, lápices para colorear, marionetas; juegos que inicien el simbolismo, casas, cochecitos de muñecas, cocinitas, ropa para disfrazarse, zoológicos, coches.

3. *De seis a nueve años:* en esta etapa el juego se va asemejando cada vez más a la realidad, aunque se instaura el juego simbólico, y se va haciendo un juego más reglado y social. Por ejemplo: juegos simbólicos con disfraces, muñecos, cuentos o películas en las que van a imitar a los personajes; juegos deportivos con balones, monopatines, patines, bicicletas, surf; juegos al aire libre, como cometas, coches teledirigidos; juegos de mesa, de preguntas y respuestas, de memoria, cartas o manualidades; juegos competitivos, como futbolines, carreras con trenes y coches o juegos de experimentos.
4. *A partir de once-doce años:* son juegos con reglas establecidas, o que requieren más habilidad intelectual o física para realizarlos. Además, están influidos por los intereses y motivaciones del niño y su grupo de amigos. Tienden a realizar actividades lúdicas y de ocio, compartiéndolas con sus amigos. Pueden ser juegos de competición deportiva, como fútbol, baloncesto, tenis, surf, bicicross; juegos intelectuales, como juegos de ordenador, Play Station, Wii, de estrategia, memoria, agilidad mental o actividades de ocio, como ir al cine a salones manga, etc.

G) Pautas para fomento de habilidades sociales

Las relaciones sociales son las que se establecen con las personas que nos rodean. Los niños con dificultades en las habilidades sociales tienen problemas en los contextos sociales donde interaccionan, como en casa, el colegio, el parque o en las actividades extraescolares. El fomento del desarrollo de las habilidades sociales en estos niños se pueden incentivar para que tengan una buena producción de las mismas y sean hábiles socialmente. Los padres tienen un papel muy importante en el desarrollo y adquisición de las habilidades sociales, ya que pueden aumentar las probabilidades de que sus hijos las desarrollen y les permitan establecerlas con éxito. La dificultad en establecer habilidades sociales puede manifestarse por defecto o por exceso de las mismas, es decir, por defecto en el caso de niños a los que les cueste relacionarse al no iniciar conversaciones, por ejemplo, y por exceso en niños que invadan el espacio vital de los demás, incluso físicamente. Estas dos situaciones pueden darse en el mismo niño dependiendo del contexto en el que se encuentre. En el inicio del entrenamiento de las habilidades sociales se dan unas pautas de orientación básicas de funcionamiento social a los niños y se les comunica a los padres para que las practiquen y lleven a cabo en el día a día. Estas pautas son, en principio, la explicación de las normas y límites de funcionamiento social, para que comprenda el niño cuál es el comportamiento adecuado y lo que se espera de él. También se impulsarán sus capacidades, habilidades y autoestima con actividades que le interesen, y se le ayudará a que exprese lo que siente en cada momento.

En segundo lugar, se explica la diferencia entre las habilidades sociales, básicas y avanzadas, y que sin las primeras no se pueden aprender y desarrollar las segundas. Las habilidades sociales básicas son las técnicas básicas de la comunicación eficaz y las habilidades sociales avanzadas son las conductas socialmente deseables que se espera que se emitan. Cada situación requerirá mostrar unas habilidades u otras, dependiendo de las características de la situación y de la dificultad de la misma. El terapeuta ocupacional realiza actividades lúdicas con los niños para el entrenamiento de las habilidades sociales. Las habilidades sociales que se van a entrenar se agrupan en:

1. *Grupo I. Primeras habilidades sociales (básicas):* escuchar, iniciar y mantener una conversación, formular una pregunta, dar las gracias, presentarse, presentar a otras personas, hacer un cumplido. Estas habilidades las practicaremos durante las primeras sesiones; una vez adquiridas, pasaremos a las habilidades avanzadas.
2. *Grupo II. Habilidades sociales avanzadas:* pedir ayuda, participar asertivamente, dar instrucciones y seguirlas, disculparse, convencer a los demás.
3. *Grupo III. Habilidades relacionadas con los sentimientos*: conocer, expresar, comprender los propios sentimientos y de los demás, manejar el enfado del otro, expresar afecto, resolver el miedo, resolver conflictos, autorrecompensarse. Se hará hincapié con técnicas adecuadas y formas de expresar los sentimientos y opiniones con pautas para regular las emociones, como responder a los sentimientos y opiniones con pautas para regulación emocional, como responder a los sentimientos de los demás reconociendo o brindando apoyo, persistir en una tarea a pesar de las frustraciones, controlar la ira disminuyendo los actos de agresión, evitar críticas, mostrar emociones apropiadas a las situaciones y utilizar estrategias de relajación para el manejo del estrés.
4. *Grupo IV. Habilidades alternativas a la agresión:* pedir permiso, compartir algo, ayudar a los demás, emplear el autocontrol, responder a las bromas, evitar los problemas con los demás, no entrar en peleas. Estas habili-

dades se utilizarán como pautas y normas de comportamiento en la realización de los juegos relacionales para fomentar así su generalización.

H) Pautas para facilitar el equilibrio de las destrezas sensoriales-perceptuales y de integración sensorial

Estas son aquellas pautas encaminadas a realizar acciones o comportamientos a través de una variedad de sensaciones de tipo visual, auditivo, propioceptivo, táctil, olfativo, gustativo y vestibular para localizar, identificar, responder, interpretar, asociar y organizar dichas sensaciones y dar una respuesta sensorial adecuada y adaptada. Se utiliza el marco de referencia aplicado de la integración sensorial de Ayres (1960-1970), por el cual se provee al niño de la información sensorial necesaria para que le ayude a organizar su sistema nervioso central y modular así la información sensorial que le hemos proporcionado (véase el capítulo 2). El terapeuta ocupacional estará formado específicamente en este modelo para dar tratamiento y pautas a los padres.

Los niños con TDAH suelen tener una *respuesta hiper* a la entrada sensorial. Esto quiere decir que el nivel de actividad es alto, por lo que con un pequeño estímulo responde de manera sobredimensionada, aumenta su nivel de alerta y suele estar en movimiento constante. Además, manifiestan conductas de tipo "rechazo táctil", es decir, se alejan del contacto de texturas, no les gusta caminar descalzos, prefieren tocar a ser tocados, manifiestan desagrado a ser peinados, lavarse los dientes o la cara, tienen tendencia a caminar en puntillas, evitan usar sus manos o tomar cosas con las xmanos abiertas que dificultan el desempeño ocupacional en su vida diaria.

A los padres se les dan pautas sobre actividades relativas a la tolerancia del contacto táctil con diversos materiales, como arcilla, arena, pintura, la conciencia del posicionamiento y la localización del cuerpo en el espacio, la discriminación de los sonidos, los sabores de los alimentos o bebidas, entre otras.

I) Técnicas para el control corporal, la psicomotricidad y la relajación

Se entrenan técnicas de trabajo corporal, como la psicomotricidad, el conocimiento de su propio cuerpo, técnicas de respiración, conciencia y control corporal y relajación. El terapeuta ocupacional estará formado específicamente en estas técnicas para dar tratamiento y pautas a los padres.

La psicomotricidad es una técnica basada en la visión integral de la persona. Integra y relaciona las áreas motoras, cognitivas, emocionales, simbólicas y sensoriomotrices en la capacidad de ser y expresar en un contexto psicosocial. La terapia psicomotriz aporta a los niños que estos vivan con placer las acciones que desarrollan durante el juego libre o dirigido. Esto se logra en un espacio habilitado especialmente para ello, en el que el niño puede ser él mismo, aceptando unas normas que ayudarán a su desarrollo cognitivo y motriz bajo un ambiente seguro para él y sus compañeros. En la práctica psicomotriz se tratan el cuerpo, las emociones, el pensamiento y los conflictos psicológicos, todo ello a través de las acciones de los niños (juegos, construcciones, simbolizaciones) y la forma de relacionarse con los objetos y con otros niños. Con las sesiones de psicomotricidad se pretende que el niño llegue a gestionar de forma autónoma sus acciones de relación y participación con el mismo y los demás, así como mejorar sus capacidades psicomotrices.

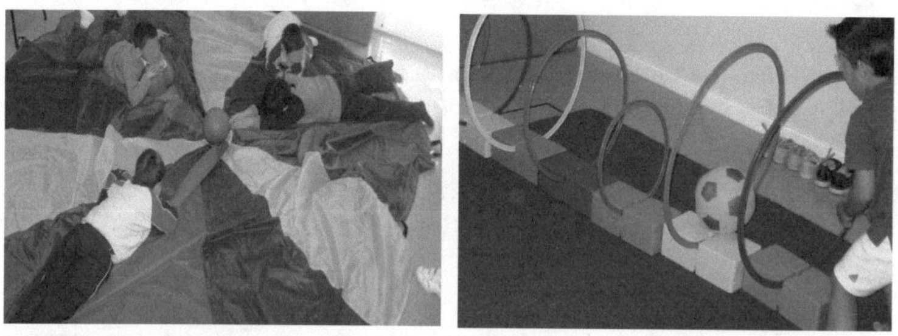

Figura 8.3. Sesión de psicomotricidad con niños de cuatro años.

La relajación es el método, procedimiento o actividad que ayuda a la persona a reducir su tensión física y mental. Existen varios tipos especialmente para niños: la relajación progresiva de Jacobson adaptada para niños (1929), la relajación autógena de Schultz (1932), el masaje Shantala de Leboyer (1978), la eutonía de Gerda Alexander (1976). En la primera infancia de 2 a 6 años se inicia la relajación como un juego, y en la infancia de 7 a 9 años se introducen técnicas de relajación, como la progresiva (tensión-distensión) y la autógena, adaptando la técnica a la edad del niño. En la preadolescencia, de 10 a 12 años, se elige la técnica dependiendo de las preferencias del niño. En la adolescencia, de 13 a 17 años, se recomienda que sea el propio niño quien consolide el hábito de aplicar las técnicas de relajación por sí mismo; normalmente prefieren las de tipo autógeno. En caso de que el niño desconozca las técnicas, se le iniciará en todas para que pruebe y elija. Se recomienda el siguiente orden: relajación progresiva, autógena, pasiva y autorregulación del tono, con la posibilidad de hacer una mezcla entre ellas.

En las pautas de descanso durante el día y la conciliación del sueño durante la noche se recomienda establecer rutinas anticipatorias antes de dormir, como un baño, ponerse ropa cómoda, leer un cuento, preparar el cuarto y la cama. En caso de que el niño se despierte por la noche y vaya a la cama de los padres, la pauta es volverlo a llevar a su cama.

En conclusión, las pautas y asesoramientos descritos en este capítulo, servirán como guía orientativa, y es el terapeuta ocupacional el que decidirá junto a los padres que intervención es más adecuada a cada caso.

Preguntas de autoevaluación

1. En la primera entrevista que realiza el terapeuta ocupacional a los padres para detectar posibles problemas en la relación afectiva que influyan en el desempeño ocupacional, ¿qué aspectos hay que tener en cuenta?

2. Denomina las técnicas de comunicación o apoyo narrativo que manejan el terapeuta ocupacional para lograr una interacción efectiva con los padres.

3. Describe algún diagnóstico ocupacional que sirva para explicar a los padres de niños con TDAH las causas de la disfunción en el desempeño ocupacional.

4. Describe los objetivos de tratamiento de la TO en los programas de TDAH.

5. Denomina y explica las pautas de las técnicas de TO para niños con TDAH.

9

Productos de apoyo y tecnológicos para el desempeño y la participación

En este capítulo se exponen los principales productos de apoyo y tecnológicos para la movilidad funcional, la comunicación y la participación en el juego, así como las consideraciones que hay que tener en cuenta y las características que deben cumplir.

9.1. Productos de apoyo y tecnológicos para la movilidad funcional

Dentro de la población infantil con discapacidad física, la movilidad funcional es uno de los principales hándicaps y uno de los campos en el que los productos de apoyo y tecnológicos juegan un papel decisivo. Es conocido que la falta de movilidad conduce al denominado círculo de deprivación. Las dificultades para trasladarse de un sitio a otro reducen las oportunidades de juego y de exploración e interacción con el entorno, algo que produce a su vez una disminución o ausencia de estímulos que reduce la motivación, aumenta la frustración y genera una falta de confianza, la cual limita de nuevo las oportunidades de juego y de exploración; se genera así una dinámica que no favorece el desarrollo. Así, Butler (citado en Wright-Ott, 2010) afirma que:

> cuando el desarrollo está restringido, retrasado o distorsionado en alguna área, otras se verán también afectadas de forma negativa (p. 622).

Es decir, que la falta de movilidad funcional afecta al desarrollo del niño de una forma globalizada. Por tanto, es necesario facilitar, desde los primeros momentos, alguna manera de desplazamiento para favorecer el desarrollo global del niños con discapacidad física, con el objetivo de brindarles las máximas posibilidades para interactuar con el entorno de la misma manera que lo hace su grupo de pares.

Por otro lado, el concepto de *movilidad aumentativa* hace referencia a todos los tipos de movilidad que complementan o aumentan la movilidad en sí misma. Writht-Ott (2010) considera que el concepto de movilidad aumentativa no solo debe hacer referencia a la adquisición de la movilidad funcional, sino que debe incluir aquellos tipos de movilidad que, sin llegar a ser funcionales, permiten y facilitan de algún modo al niño la vivencia de su propio movimiento, explorar sus efectos y aprender a cómo moverse.

Antes de pasar a describir los principales productos de apoyo que existen en el mercado para favorecer la movilidad en niños con discapacidad física, es importante reflexionar sobre el propio proceso de elección del dispositivo.

A la hora de orientar al niño y a su familia hacia un determinado producto para la movilidad, es necesario tener en cuenta una serie de *consideraciones:*

- *Capacidades motrices del niño.* Es importante determinar el control que el niño tiene de su tronco y de su cabeza, la capacidad de sostenerse o no sobre sus dos piernas, si es capaz de disociar los movimientos de las extremidades inferiores, qué tipo de agarres realiza con las manos y evaluar la fuerza y la destreza global de las extremidades superiores. Esta información, aparte de permitir discernir el tipo de producto del que el niño se puede beneficiar, ayuda a elegir más específicamente los accesorios que pueden aplicarse a cada uno de los dispositivos existentes en el mercado.
- *Capacidades cognitivas del niño.* El uso de un producto de movilidad requiere habilidades de tipo perceptivas, capacidad de orientación en el espacio y también la adquisición de conductas relacionadas con la seguridad: ser capaz de considerar situaciones potencialmente peligrosas, como cruzar una carretera, acercarse a una zona de desnivel, escaleras, etc. La severa afectación cognitiva de un niño reduce notablemente las posibilidades de beneficiarse de un dispositivo que le ayude en los desplazamientos.
- *Contextos.* Hay que conocer dónde se va a utilizar el producto, cuáles son las características del contexto físico, el tipo de suelo (para tener en cuenta las fuerzas de deslizamiento), el espacio disponible (por ejemplo, para evaluar posibilidades de giro o donde almacenarlo), si va a ser utilizado por los padres o dentro del entorno escolar, en cuyo caso habrá que asegurarse de que tiene los apoyos necesarios para colocar el equipamiento de ser necesario, entre otras. También es importante el contexto familiar. Muchos de estos productos requieren de un cuidado especial y un mantenimiento que ha de procurarlo la familia. Si se duda de que el contexto familiar reúne las características de responsabilidad para hacerse cargo de las necesidades del producto, habrá que valorar otro tipo de dispositivo.

- *Tamaño, peso y edad del niño.* La mayoría de los dispositivos disponibles tienen tallas organizadas en relación con el peso y la talla del cliente. El criterio edad y el conocimiento de su patrón de crecimiento también es una información que hay que valorar en el proceso de elección del producto. En un niño en edad de crecimiento, hay que considerar el tamaño y la talla elegidos con el fin de que el dispositivo le dure al menos el tiempo que hay entre una prescripción y otra.
- *Uso previsto del producto.* Es necesario valorar qué uso se tiene previsto darle al producto. Si, por ejemplo, se está valorando proveer al niño de una silla de ruedas, hay que tener en cuenta si esta va a ser transportada a menudo dentro del coche y si es necesario plegarla para poder acoplarla en el maletero, o si por el contrario habitualmente el niño se desplaza en transporte adaptado y, por tanto, su transporte no es relevante. O saber si va a ser su medio habitual de transporte o se trata de un apoyo, por ejemplo, en el caso de que un niño vaya a usar el andador solo en casa, porque para ir a la calle los desplazamientos son más funcionales con la silla.

9.1.1. Tipos de productos para la movilidad

A continuación, se presentan los principales productos de apoyo para la movilidad, acompañados de algunas reflexiones que incluyen los requisitos necesarios o consideraciones a tener en cuenta en cada uno de ellos.

A) Andador anterior

Este tipo de dispositivo requiere que el niño sea capaz de mantener la bipedestación solo con el apoyo de las manos en el andador. Es necesario que tenga algún tipo de presa de agarre para asir el aparato, puesto que el niño camina apoyado agarrado sobre el soporte. Se le supone un adecuado nivel de control de la cabeza y el tronco contra gravedad, además de una disociación de las extremidades inferiores.

Indicado para niños que tienen un predominio del tono extensor. Ayuda a caminar con el centro de gravedad más anteriorizado.

En pediatría, los modelos más habituales son los modelos de cuatro ruedas, en los que las traseras suelen ser fijas (es decir, solo avanzan en una dirección) y las delanteras móviles (se mueven sobre un eje que permite el movimiento en todas las direcciones). Existen también andadores de tres ruedas. Este tipo de andadores son muy rápidos y hay que asegurarse de que el niño tiene las habilidades necesarias para manejarlo. Adecuados para interiores y exteriores.

Cuadro 9.1. Requisitos necesarios para el uso de los dispositivos de movilidad funcional

Tipo de andador	*Requisitos mínimos necesarios*
Andador anterior	Control del tronco y la cabeza Apoyo sobre las extremidades inferiores Existencia de posibilidad para asir el dispositivo Disociación de las extremidades inferiores
Andador posterior	Control del tronco y la cabeza Apoyo sobre las extremidades inferiores Existencia de posibilidad para asir el dispositivo Disociación de las extremidades inferiores
Andador con sujeción tronco-pelvis	Apoyo moderado sobre las extremidades inferiores Movimiento selectivo en las extremidades inferiores Recomendable el control de la cabeza
Andador tipo "flecha"	Apoyo moderado sobre las extremidades inferiores Movimiento selectivo en las extremidades inferiores Recomendable el control de la cabeza
Andador dinámico	Control de cabeza Apoyo moderado sobre las extremidades inferiores Algo de movimiento selectivo en las extremidades inferiores para accionar el sistema de poleas
Bipedestador autopropulsable	Capacidad para mantenerse en carga sobre las extremidades inferiores Posibilidad de manejar las ruedas o el dispositivo eléctrico Recomendable el control de cabeza

B) Andador posterior

Los requisitos necesarios para usar este producto, son los mismos que los del andador anterior: ser capaz de mantener la bipedestación con solo apoyo de las manos en el andador, tener una presa de agarre y un adecuado control antigravitatorio de la cabeza y del tronco, así como la disociación de las extremidades inferiores.

El niño camina apoyado sobre el soporte que le ofrece el andador. Indicado para niños que tienen un predominio del tono flexor. Ayuda a caminar con el centro de gravedad más posteriorizado.

La mayoría de los andadores posteriores disponibles tienen un sistema de seguridad en las ruedas traseras, que impide que el andador vaya hacia atrás en el caso de que el niño se siente o se apoye en él. Por otro lado, las ruedas delanteras pueden ser fijas o móviles. Muchos de los modelos cuentan con un sistema de bloqueo de las ruedas móviles, transformándolas en fijas, una medida que resulta interesante al principio del entrenamiento con el nuevo dispositivo, puesto que resta movilidad al andador y el niño se siente más seguro. Adecuados para interiores y exteriores.

C) Andador con sujeción tronco-pelvis

Este tipo de ayuda tiene menos exigencias en relación con las capacidades motrices del niño. Si bien el niño debe ser capaz de mantener un apoyo moderado sobre las piernas, el andador proporciona ya el control sobre el tronco, la pelvis o sobre ambos, y disminuye el peso que han de soportar las extremidades inferiores. Sí es recomendable que se tenga control de la cabeza (figura 9.1). En algunos modelos no es necesario asir el dispositivo, por lo que no hace falta siempre el requisito de tener una presa funcional.

Indicado para niños que disocian las extremidades inferiores, pero que no tienen control suficiente del tronco o no pueden soportar el peso completo de su cuerpo en bipedestación.

Necesita la intervención de una persona que coloque al niño en el dispositivo. Puede utilizarse en interiores y exteriores.

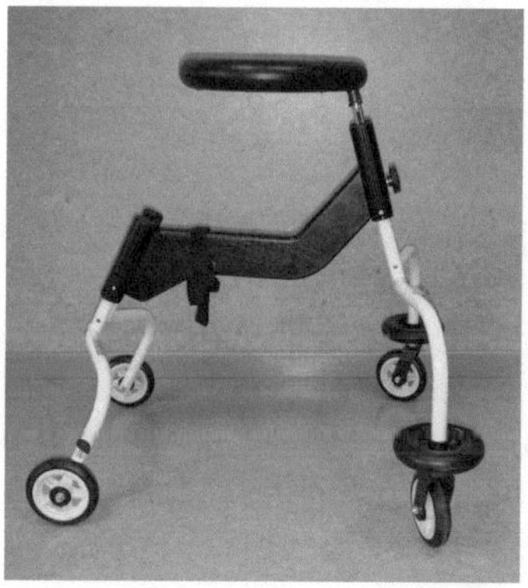

Figura 9.1. Andador con sujeción de tronco. El tronco del niño va colocado dentro del soporte superior.

D) Andador tipo "flecha"

Este dispositivo hace referencia al tipo de andadores que en la parte delantera tienen una estructura en forma de ángulo agudo, a modo de flecha. El niño debe tener movimientos selectivos de las piernas para promover el desplazamiento. No hace falta control ni de cabeza ni tronco y tampoco que sea capaz de mantenerse en apoyo sobre las extremidades inferiores. El dispositivo puede ofrecer todos los controles necesarios y permite el soporte de la pelvis sobre un "asiento".

Es un dispositivo muy rápido debido a la configuración y el tipo de ruedas que suele tener, y esto mismo solo lo hace adecuado para su uso en interiores. Necesita que una persona coloque al niño.

E) Andador dinámico

El más conocido dentro de este tipo concreto de andadores es el NF-Walker. Se trata de un andador dinámico que simula los movimientos de la marcha y produce el desplazamiento del niño mediante un sistema de poleas. Cuando el niño hace el movimiento de flexión con su pierna, esto facilita el movimiento del andador y su desplazamiento hacia delante.

Es necesario mantener el control de cabeza, ser capaz de mantener un apoyo moderado sobre las extremidades inferiores y tener un pequeño movimiento selectivo de estas. El andador proporciona el control sobre el tronco y la pelvis.

Indicado por tanto para niños que disocian un poquito las extremidades inferiores, no tienen buen control de tronco o no pueden soportar el peso de su cuerpo en bipedestación. Se puede usar en exteriores, aunque depende el tipo de pavimento. Necesita una persona que coloque al niño.

F) Bipedestador autopropulsable

Este producto consiste en un bipedestador (aparato que ofrece los controles del tronco, la pelvis y las extremidades inferiores para mantener una bipedestación estática) que lleva acoplado unas ruedas de gran diámetro, como las de una silla autopropulsable y permite con el manejo de estas el desplazamiento en el espacio. Existen modelos eléctricos que hacen que el desplazamiento sea a través del manejo de un *joystick* o similar.

Es necesario ser capaz de mantener, aunque sea con cinchas, la bipedestación, y ser capaz de mover ruedas grandes con los brazos o, como se ha comentado previamente, manejar un sistema eléctrico.

Existen modelos en los que el bipedestador se coloca en la parte posterior del cuerpo del niño (bipedestador anterior), y modelos llamados "de prono" (el aparato se coloca en la parte anterior del niño). En estos modelos no es obligatorio mantener la posición vertical, de forma que puede ir unos grados inclinado.

Los beneficios de estos productos son los propios de la posición bípeda, a la vez que permite maniobrar y explorar en el entorno.

Requieren para desplazarse de entornos grandes debido a su gran tamaño y, en el caso de los modelos de rueda, bastante esfuerzo en los brazos, pues el niño debe manejar no solo su peso, sino también el del bipedestador. Pueden ser apropiados para realizar las actividades escolares o ver la televisión, momentos en los que las necesidades de desplazamientos a otro sitio son pequeñas.

Necesita la intervención de una persona que coloque al niño.

G) Silla de ruedas

La silla de ruedas suele ser el producto de apoyo más utilizado, ya que muchos de los niños con discapacidad física, a pesar de que sean capaces de desplazarse, ya sea sin ayudas o con el apoyo de otros productos, utilizan la silla para los desplazamientos más largos.

Dentro de este grupo de productos hay que hablar de las sillas autopropulsables, y de aquellas que necesitan de una otra persona para su desplazamiento.

Es importante reflexionar sobre algunas características comunes a ambos tipos de sillas. Sea cual sea el modelo elegido, este debe intentar mantener la pelvis en una correcta posición, pues del posicionamiento de esta depende la alineación del tronco. La pelvis se configura como la intersección entre el tronco y las piernas, y la posición que adopte va a promover posturas en los otros segmentos, de forma que hay que procurar que la pelvis quede en la posición más neutra posible, evitando las rotaciones, las oblicuidades y los desplazamientos anteroposteriores. Para esto, es importante contar en la silla con una base rígida que evite, por un lado, que la elasticidad y las características de la tela permitan los movimientos de esta, y, por otro, que ofrezca una base estable para facilitar el enderezamiento del tronco sobre la pelvis. También hay que considerar la posibilidad de colocar cintos para su control. La idea clásica del posicionamiento ideal hablaba de que la posición entre las piernas y el tronco fuera de 90º, 90º de flexión de rodillas y 90º o posición neutra del tobillo. Actualmente se da más prioridad a la posición de la pelvis, buscando su correcto posicionamiento, aunque esto suponga variar los ángulos 90-90-90.

La elección de una silla autopropulsable o no depende de si el niño tiene capacidad para manejar las ruedas con las extremidades superiores. Algunos autores no recomiendan una silla autopropulsable antes de los 5 años, pues consideran que antes de esa edad no se tiene la fuerza suficiente en los brazos para conseguir un desplazamiento funcional con la silla. Sin embargo, esta idea contradice de algún modo la idea expuesta previamente en relación con facilitar desde el primer momento que el niño pueda experimentar el movimiento para interactuar como lo hace su grupo de pares. La solución a esto sería proporcionar al niño un dispositivo eléctrico, que permita sus desplazamientos sin necesidad de recurrir a otra persona. Este planteamiento es poco habitual en nuestro contexto, puesto que la adquisición de productos de apoyo suele estar ligado a un catálogo de prestaciones del Estado, que en general no contempla la prescripción de productos eléctricos a menos que se considere establecida la discapacidad. Algo que no sucede en la infancia, donde se tiene la idea de que el estado funcional del niño puede variar por la influencia de factores como el desarrollo de la propia discapacidad o de la asistencia a programas habilitadores. Es por tanto habitual que los niños dispongan de una silla autopropulsable cuando aún no están preparados para su uso, y esta sea usada la mayoría del tiempo, manejada por otra persona.

Otra decisión que hay que tomar en este sentido tiene que ver con elegir una silla fija, basculante o reclinable. Las sillas fijas son aquellas que no permiten modificar el ángulo entre el asiento y el respaldo, y a su vez este se mantiene siempre igual con respecto a la horizontal. Las sillas reclinables son aquellas que permiten modificar el ángulo asiento-respaldo, y las basculantes permiten la modificación de la posición del asiento respecto a la horizontal. Existen sillas que son a la vez reclinables y basculantes. La decisión a favor de una silla tipo reclinable o basculante suele ir ligada a la gravedad de la discapacidad que presente el infante. En niños con grandes problemas motores, obligados a pasar la mayoría del día en la silla, y que apenas tienen capacidad para moverse dentro de esta, se recomienda este tipo de sillas con el objetivo de poder variar durante el día la posición del niño, ofrecer ratos de descanso eliminando el efecto de la gravedad y, sobre todo, para cambiar las zonas de presiones, para evitar la aparición de las úlceras por presión.

Sea cual sea el tipo de silla elegida, hay que tener en cuenta el posicionamiento dentro de esta. La elección del cojín, la elección del respaldo y su altura, la selección de sus complementos, los controles laterales, los cintos torácicos, la necesidad o no de un cabecero, son decisiones que requieren de una valoración previa por parte del terapeuta ocupacional, que muchas veces comparte con otros compañeros del equipo, como los fisioterapeutas, los técnicos ortopedas o los trabajadores sociales que van a aportar información necesaria sobre las capacidades del niño, los recursos existentes y su entorno. Por tanto, la elección de estos dispositivos suele tratarse de forma conjunta con la familia, el niño y los compañeros del equipo.

H) Silla de ruedas eléctrica

Para la elección de una silla de ruedas eléctrica hay que tener en cuenta las consideraciones expuestas anteriormente en relación con la posición de la pelvis, la elección de una silla fija, basculante o reclinable, y los tipos de accesorios que requiere.

Como característica propia, hay que mencionar la valoración del sistema de acceso a la propulsión de la silla. Habitualmente, el acceso a la propulsión se hace a través de un *joystick*, colocado en el lado de la mano más habilidosa, y en una posición que permita el mejor control. Pero hay numerosos tipos de acceso que permiten el control de la silla eléctrica desde la barbilla, desde los pies o desde la cabeza. Por tanto, es necesario realizar una valoración de las características y habilidades de la persona, con el objeto de determinar cuál será la manera más eficaz de promover el desplazamiento autónomo.

I) Triciclos

Los triciclos son unos dispositivos que permiten al niño no solo sus desplazamientos, sino participar de una actividad deportiva con su grupo de iguales. El uso del triciclo para aquellos niños con dificultad para manejar una bicicleta les ofrece oportunidades de participación en entornos más lúdicos.

Al igual que los andadores, requieren por parte del niño control del tronco y la cabeza, así como la disociación de las extremidades inferiores y una presa, habitualmente digitopalmar, para asir el manillar. Además hay que incluir como requisito que el niño tenga fuerza en las piernas para promover el desplazamiento. Este tipo de productos suele tener un catálogo de accesorios más limitado, por lo que se hay menos posibilidades de diferentes tipos de agarre.

J) Dispositivos de prono

Esta categoría incluye aquellos productos que permiten el desplazamiento del niño mientras este está posicionado en decúbito prono. Se incluyen algunos modelos de gateadores y de patines de prono.

Los primeros aportan un soporte del tronco para facilitar al niño la posición cuadrúpeda y que este se desplace gateando. Los patines son más sencillos, y el niño se coloca tumbado boca abajo sobre una superficie con ruedas, que se mueve, o bien por el impulso de los brazos contra el suelo, o por combinación de los brazos y los pies.

K) Otros dispositivos

En la bibliografía americana se describen varios productos de tipo eléctrico que permiten la movilidad del niño desde edades muy tempranas (los dos años, edad en que se considera que un niño sin alteraciones del desarrollo se desplaza autónomamente). Sin embargo, estos productos no se comercializan aún en España.

9.2. Productos de apoyo y tecnológicos para la comunicación

Puesto que la comunicación es un proceso que implica el intercambio de información, en este apartado no solo se abordan aquellos productos de apoyo específicos para la comunicación, sino que se engloban también aquellos que facilitan el acceso al ordenador y los dispositivos de apoyo a la escritura.

9.2.1. Productos de apoyo y tecnológicos para el acceso al ordenador

Los sistemas de acceso al ordenador, según Suárez (1998), se refieren a

> todos aquellos recursos que permiten el uso del ordenador a personas que, debido a sus dificultades motoras, no pueden acceder al teclado y al ratón convencionales, o tienen dificultades en su uso. Estos sistemas incluyen periféricos de entrada, programas especiales [...] y suponen el uso de un ordenador normal pero de forma diferente (p. 53).

Dentro de estos sistemas de acceso se debe hablar de las configuraciones de accesibilidad de los principales sistemas operativos, de los teclados alternativos y de los ratones.

A) Accesibilidad de los principales sistemas operativos

Los principales sistemas operativos presentan bajo el epígrafe "opciones de accesibilidad" una serie de posibilidades que pueden ser interesantes. Por ejemplo, se puede facilitar el uso a niños con discapacidad visual, usando el efecto lupa, opción que aumenta directamente el tamaño tanto de los iconos como de los contenidos de los programas. Se puede enlentecer el ratón, de forma que aquellos que presenten dificultades en la precisión o en el control del movimiento, puedan manejar el ratón adecuadamente; o se puede sustituir la presión simultánea de varias teclas (como por ejemplo Ctrl + alt) por una secuencia de ambas, opción interesante para aquellos que solo disponen de una mano o solo manejan un dedo o un puntero para teclear. Otra posibilidad es la de retrasar el efecto de repetición de teclas durante un tiempo determinado, de forma que se evita que una presión mantenida sobre la tecla, genere un montón de letras o símbolos en el documento. También se puede elegir el tipo de cursor más conveniente, por temas de tamaño o color, por ejemplo.

Cuadro 9.2. Relación entre problema de acceso al ordenador y su posible solución

Problema	*Posible solución de acceso al ordenador*
Limitación del rango articular y la fuerza	Uso de teclados reducidos y que requieran poca presión Ratones tipo *trackball*
Dificultad para levantar el dedo de la tecla	Configurar el retraso en la repetición de letras
Problemas para el manejo del ratón	Enlentecimiento del ratón Uso de ratones alternativos Sustitución del ratón por comandos en el teclado
Uso de una sola mano	Teclados reducidos Configuración en opciones de accesibilidad para sustituir la presión simultánea por pulsación secuencial
Incapacidad para usar dos teclas a la vez	Configuración en opciones de accesibilidad para sustituir la presión simultánea por pulsación secuencial
Problemas visuales	Configuración del modo lupa Configuración del tamaño y el color del cursor Teclados con letras más grandes o pegatinas
Tocar dos teclas a la vez en vez de una	Carcasas
Poca precisión	Enlentecimiento del ratón Teclados más grandes Ratones tipo *multimouse*
Movilidad muy restringida	Ratones controlados por mirada o cabeza Teclados de pantalla

B) Teclados

Dentro de este apartado es necesario abordar, en primer lugar, los productos que permiten adaptar el teclado habitual. Así, se encuentran las carcasas, que son unos dispositivos que se colocan encima del teclado, de forma que impiden que se pueda teclear más de una letra a la vez, o pegatinas con letras que facilitan la identificación visual del contenido de cada tecla (figura 9.2, izquierda).

- *Teclados reducidos o ampliados.* Se pueden encontrar en el mercado teclados de tamaño inferior a los originales que resultan adecuados para aquellas personas que solo puedan usar una mano (amputaciones del miembro superior, hemiplejias, entre otras) o para niños con dificultades de rango articular, como pueden ser el caso de las miopatías tipo Duchenne, en las que mover el brazo en un teclado normal puede resultar complicado. Igualmente, existen teclados más grandes, con teclas más grandes, indicados para aquellos niños que tienen problemas de precisión en el movimiento (figura 9.2, derecha).

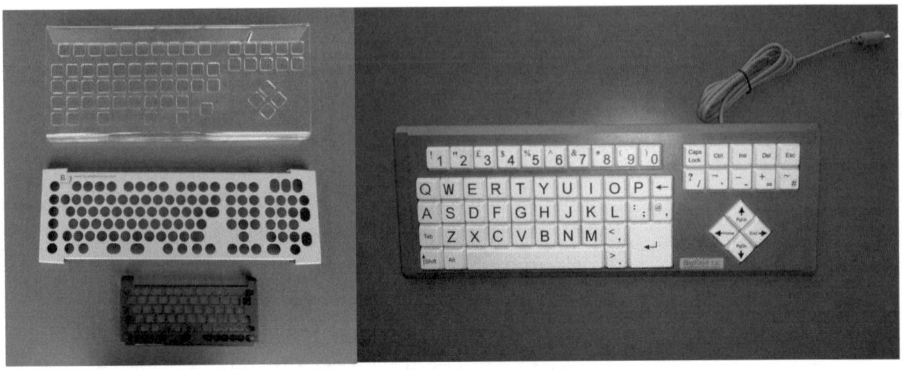

Figura 9.2. A la izquierda, diferentes modelos de carcasas para diferentes tipos de teclado. A la derecha, teclado grande.

- *Teclados sensibles o de conceptos.* Este tipo de teclados consiste en una superficie libre sensible a la presión y configurable, de forma que a cada área que se defina (habitualmente se pueden configurar el tamaño y número de áreas) le corresponde una o varias funciones. De esta forma, se pueden colocar sobre la superficie diferentes plantillas que tengan asignadas diferentes tareas, como, por ejemplo, accesos directos a programas concretos o usarlo como comunicador, de forma que tocando una casilla determinada el ordenador diga una palabra. También se pueden configurar las letras colocadas en sitios más estratégicos para aquellos niños con dificultades para acceder a todo el teclado.
- *Teclados de pantalla.* Cuando el niño presenta una gran dificultad para manejar el teclado, pero sin embargo puede utilizar un ratón (ya sea convencional o alternativo), se puede optar por un teclado de pantalla en el que se va seleccionando cada una de las letras mediante el clic (o mecanismo alternativo) del ratón. Son programas transparentes, que aparecen con cualquier otro programa, y algunos de ellos incorporan predictores de texto (este tema se aborda en el siguiente epígrafe).

C) Ratones

Se comercializan diferentes tipos de ratones adaptados. En este apartado se muestran los más relevantes.

- Ratones tipo *trackball*. Este tipo de ratones consiste en una base firme, más o menos grande, donde se presenta la bola que permite el movimiento. De esta forma, el desplazamiento del cursor sobre la pantalla se consigue accionando la bola, en vez de deslizando el ratón. Lo habitual es que presenten los botones del ratón, de forma independiente. Existen varios modelos en el mercado y suelen venir acompañados de un *software* que regula tanto la resistencia de la bola como el tipo de puntero, o cómo conseguir el clic y el doble clic. Resultan adecuados cuando no se tienen movimientos precisos, o los movimientos son limitados (figura 9.3, izquierda).

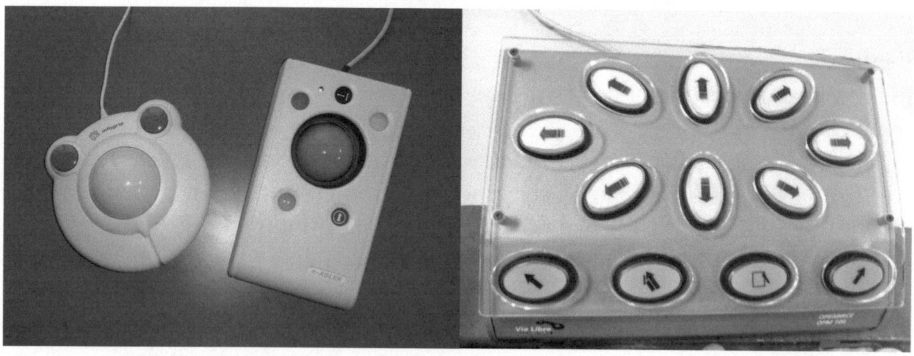

Figura 9.3. Ratones tipo *trackball* (izquierda) y *multimouse* (derecha).

- Ratones tipo *multimouse*. Este tipo de ratones desplaza el cursor sobre la pantalla accionando teclas de dirección. Hay ratones comercializados con tan solo las cuatro teclas principales (arriba, abajo, derecha, izquierda), pero también existen ya ratones que incorporan diagonales. Lo habitual es que además dispongan de otro botón para el clic, y algunos modelos incorporan directamente otro botón para el doble clic (figura 9.3, derecha).
- Ratones tipo *joystick*. Estos modelos hacen referencia a los dispositivos de palanca de tres ejes, cuyo movimiento produce el desplazamiento del puntero en la pantalla. Existen en el mercado *joysticks* diseñados específicamente como ratones (son algo más caros) y aquellos cuyo uso está pensa-

do para los videojuegos. Estos últimos son más baratos y tienen menos opciones de configuración, pero resuelven algunos de los problemas de acceso.

- Ratones controlados con la mirada o movimientos de cabeza. Están indicados para aquellas personas sin capacidad para realizar movimientos en las extremidades, pero que tienen buen control de los movimientos oculares o de la cabeza, respectivamente. Funcionan colocando un sensor o una cámara que registra los movimientos de los ojos (control del iris) o de la cabeza (en este caso, lo habitual es colocar una especie de pegatina en la frente, que actúa como referencia), de forma que cuando el sistema detecta que se ha detenido la mirada o la pegatina sobre un icono, gráfico o letra, este resulta seleccionado. Para la escritura, por ejemplo, se acompañan de teclados virtuales.

9.2.2. Productos de apoyo y tecnológicos para comunicación

Se entiende por comunicación aumentativa aquella que complementa al lenguaje oral, y por comunicación alternativa aquella que sustituye el lenguaje oral cuando este no es posible.

Antes de abordar los diferentes productos y dispositivos, es necesario concretar la forma de acceso a estos, así como la forma en que se va a representar el lenguaje. Se definen dos formas de acceso: directa o indirecta. El acceso directo es la forma más sencilla y habitual. Consiste en señalar o pulsar las teclas con un dedo, la mano o cualquier otra parte del cuerpo, con el uso de un puntero o, como se abordó en el epígrafe anterior, el uso de sistemas ópticos que detectan que cuando te has detenido en una tecla entienden que el deseo es pulsarla.

El acceso indirecto se basa en el uso de conmutadores con los que se controla el sistema de búsqueda, exploración o barrido de los ítems. En estos casos, los sistemas de comunicación ya son un poco más sofisticados y suelen contar con un orden de barrido configurable, de forma que van pasando por todos los iconos hasta que el sujeto encuentra el ítem deseado y aprieta el conmutador. Aquí el niño no tiene que tener ni muchas destrezas motoras ni mucha fuerza, pero sí que requiere de habilidades para accionar el conmutador, habilidades cognitivas y de atención, entre otras, para entender el procedimiento de búsqueda. Por otro lado, dentro de los conmutadores existen gran variedad de modelos, que permiten seleccionar el más adecuado para cada caso. Existen dispositivos que pueden accionarse con el pie, el mentón, con la lengua e incluso a través del soplido (figura 9.4).

En relación con la representación del lenguaje, este puede ser representado a través de la escritura, con el uso de letras, sílabas, palabras o incluso expresiones completas; o puede ser representado a través de pictogramas, lo que supone el uso de dibujos, fotos o imágenes en lugar de letras. Los sistemas de pictogramas más utilizados en los niños con discapacidad son el sistema Bliss, el sistema pictográfico de comunicación (SPC) o el Minspeak.

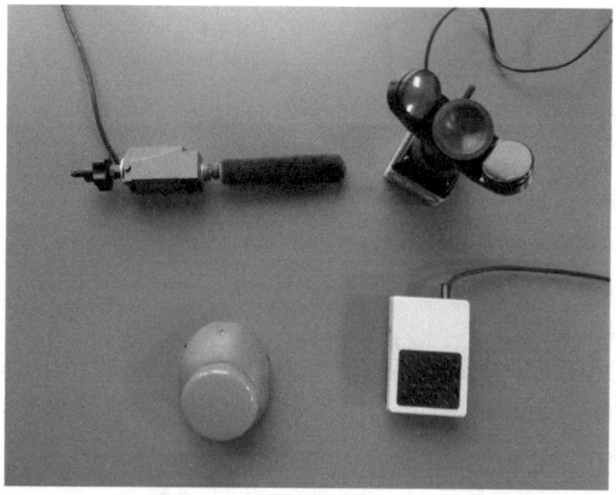

Figura 9.4. Conmutadores de varilla, de mentón, sencillo y de pie.

A continuación se describen los principales recursos disponibles.

A) Tableros o cuaderno de comunicación

Los tableros de comunicación son soportes en los que están organizados los elementos para la comunicación, ya sean las letras, sílabas, palabras o los pictogramas, dibujos o imágenes. Los cuadernos pueden incluir varias páginas. Son ayudas sencillas y se pueden fabricar sobre cartón, madera, plástico, etc.

Lo habitual es que estos tableros se creen de forma específica para cada niño y requieren, además de un entrenamiento en el uso, un consenso entre el pequeño, el terapeuta y el entorno, con el objetivo de definir el contenido del tablero o el cuaderno.

Es importante tener en cuenta, además de lo dicho hasta el momento, dónde se va a colocar el tablero y también conocer si va a ser transportado. Tener en cuenta estas variables ayuda a gestionar el tamaño y forma del mismo, puesto que no es lo mismo un tablero que va a acompañar al niño en todas sus actividades (debe ser por tanto manejable), que un tablero que solo se usará en el entorno educativo (puede ser menos funcional e incluir temas solo relacionados con los contenidos curriculares).

B) Comunicadores portátiles

En este grupo hay que diferenciar los comunicadores electrónicos con voz digital y aquellos que tienen voz sintetizada. Los primeros son más sencillos y reproducen mensajes básicos, mientras que los otros transforman electrónicamente el texto en voz.

- *Comunicadores con voz digital*

Los más sencillos consisten en pequeños aparatos, a veces con un solo pulsador, que cuando se acciona reproduce un mensaje grabado previamente. Son útiles para iniciar al niño en las tareas comunicativas, como saludar o despedirse. Algunos modelos almacenan hasta cuatro mensajes que se reproducen consecutivamente, de modo que, por ejemplo, cuando presiona el niño el comunicador dice "hola" y, tras sucesivas presiones, "¿qué tal estas?", "adiós" y "que te vaya bien". Tanto grabar como regrabar se pueden hacer fácilmente, de manera que permite cambiar los mensajes según el contexto (figura 9.5).

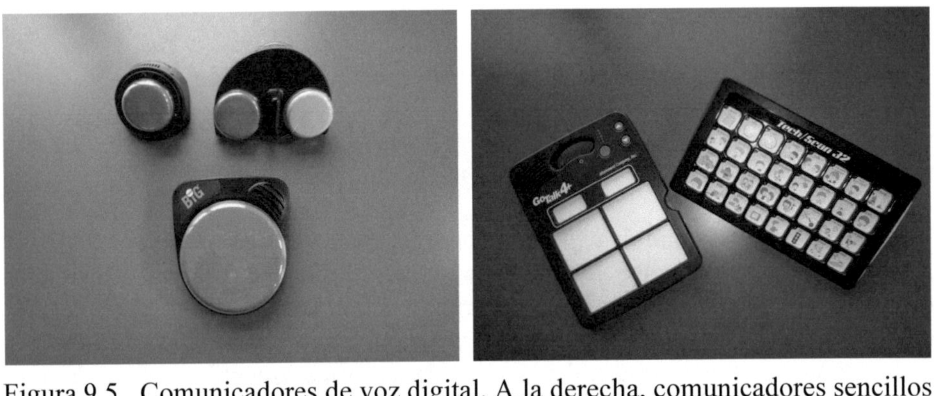

Figura 9.5. Comunicadores de voz digital. A la derecha, comunicadores sencillos de una o dos mensajes. A la izquierda, comunicadores con más opciones.

Dentro de este grupo se incluyen también aquellos comunicadores que tienen varias casillas (las hay de hasta 20 casillas) y en cada casilla pueden grabar un mensaje (figura 9.5). Para hacer referencia al mensaje que tiene cada casilla, lo habitual es colocar un pictograma que ayude a identificar la grabación que se va a reproducir. Estos sistemas permiten el funcionamiento en más situaciones de la vida diaria y se pueden incluir entre los mensajes expresiones de necesidades ("tengo sed") y de sentimientos ("me encuentro cansado"). Pueden ser accionados de manera directa, presionando directamente la casilla, o a través de conmutador por sistema de barrido.

Un poco más sofisticados que estos son aquellos dispositivos que presentan la opción de almacenamiento de vocabulario o expresiones. En estos casos, se funciona por niveles, de forma que, seleccionando una casilla denominada, por ejemplo, de forma genérica "peticiones", se accede a otro menú en el que todas las casillas son demandas. Implica buenas habilidades cognitivas por parte del sujeto, pues debe memorizar de alguna manera en qué casilla está cada mensaje. Si el niño no es capaz de memorizarlo, el adulto tendrá que cambiar de plantillas según vaya cambiando de niveles.

- *Comunicadores con voz sintetizada*

Como se ha explicado en párrafos anteriores, estos dispositivos transforman la escritura en voz, de forma que es requisito para su uso que el niño tenga adquirido la lectoescritura. Algunos de ellos incluyen también predictores de texto, por lo que no siempre hay que teclear la palabra completa.

Algunos modelos combinan el deletreo con mensajes preprogramados, o combinan voz digital con voz sintetizada.

C) Programas informáticos de comunicación

Existen programas informáticos que permiten comunicarse igualmente a través de pictogramas o de escritura, y que con la evolución de los ordenadores, la aparición de las tabletas y las agendas digitales, convierten estos dispositivos portátiles en elementos útiles para favorecer la comunicación cuando está comprometida.

9.2.3. Productos de apoyo y tecnológicos para la escritura

La escritura manual forma parte del programa educativo desde los primeros años de la educación infantil. En el caso del niño con problemas motóricos, es importante proporcionarle las estrategias que le faciliten el seguimiento de los objetivos curriculares desde el primer momento. Pero no solo los niños con discapacidad física que afecte a las extremidades superiores van a tener claras dificultades para realizarla, sino que los problemas visuales y perceptivos también pueden afectar su ejecución. Además, la escritura requiere, entre otras habilidades, habilidades de organización del pensamiento y las ideas, del uso correcto del lenguaje y la gramática, lo que la convierte en una tarea compleja. Si bien no es muy común que en nuestro contexto los terapeutas ocupacionales se hagan cargo de los niños que presentan dificultades en los procesos de escritura, en Estados Unidos, y de acuerdo con las áreas del desempeño que marca la AOTA, las habilidades escolares relacionadas con las escritura son objeto de nuestro perfil profesional y aquellos colegas que ejercen dentro del ámbito escolar incluyen en su labor diaria la resolución de problemas relacionados con estas dificultades.

Hay que destacar también la importancia de un adecuado posicionamiento de cara a la escritura. La postura del tronco y la cabeza incide sobre la movilidad de las extremidades superiores y, por tanto, aunque no se aborda en este texto, es importante destacar la necesidad tanto de valorar como de adaptar el posicionamiento del niño frente al pupitre.

Centrándose sobre todo en las habilidades motoras y sensoriales de la escritura, se van a abordar y presentar algunos de los recursos existentes en el mercado.

A) Dispositivos de bajo coste

Bajo este epígrafe se incluyen aquellas ayudas que principalmente van a solucionar los problemas de presa en los niños con alteraciones sensitivo-motrices y que se pueden realizar con materiales baratos.

En la página web del Centro Estatal de Autonomía Personal y Ayudas Técnicas (CEAPAT) se pueden encontrar, dentro del apartado de "Bajo coste", algunas de las ideas relacionadas con este concepto. Así, por ejemplo, adaptaciones para la presa realizadas con material moldeable, sustituir el agarre del lápiz por el agarre de una pelota pequeña, aumentar la percepción propioceptiva del bolígrafo a través de una espiral de silicona, son algunos de los ejemplos que se pueden encontrar ilustrados en dicho recurso. En el mercado se pueden encontrar igualmente algunos productos de apoyo relacionados con el engrosamiento del lápiz o para sustituir cualquier presa en la que participen los dedos, para sustituirlo por un agarre a la altura de la muñeca.

Para aquellos niños con problemas sensoriales, resulta interesante jugar tanto con los bolígrafos como con el tipo de papel. La textura del papel puede contribuir a variar la sensación propioceptiva utilizando diferentes tramas (más o menos rugosas, más o menos brillantes), la tinta tipo gel o escribir con rotulador facilita el trazo, usar el color para favorecer más o menos el contraste junto con el color de la tinta para las dificultades visuales, o usar papeles rayados pueden ser ideas útiles para favorecer la escritura manual. En algunos casos puede ser igualmente interesante usar bolígrafos más pesados o incluso hay bolígrafos comercializados que incluyen vibración, lo que los convierte en una opción para aquellos problemas relacionados con la falta de sensibilidad táctil y propioceptiva.

A veces el problema con la escritura no está relacionado directamente con la presa o las dificultades sensoriales. En algunas ocasiones, los problemas pueden estar relacionados con la dificultad para sujetar el papel mientras se escribe (por ejemplo, en niños con hemiplejia) o con la dificultad para mantener la postura. En estos casos, el uso de tapetes antideslizantes, fijar con cinta adhesiva el papel a la mesa o inclinar la base de apoyo son suficientes.

No obstante, la escasez de recursos comercializados a este nivel presenta el desafío, al terapeuta ocupacional, de realizar una adecuada valoración del usuario y generar, usando los conocimientos y la creatividad, el dispositivo adaptado para cada niño particular.

B) Dispositivos tecnológicos

Frente a los problemas de escritura que no son solucionables con los dispositivos de bajo coste, se pueden optar por los dispositivos tecnológicos.

Si la dificultad tiene que ver con la velocidad, por ejemplo para tomar notas en clase, una grabadora de voz puede ser una solución sencilla. Esto puede solucionar problemas quizás a adolescentes, obligados a coger apuntes durante las clases. Sin embargo, si la dificultad está relacionada con la necesidad de escribir para completar tareas o realizar exámenes, se puede recurrir al ordenador.

Dentro de este recurso, podemos optar por diferentes tipos de software, como los predictores de palabras o los programas de reconocimiento de voz.

Los predictores de palabras suelen ir asociados a programas de textos, de manera que cuando tecleas alguna de las letras de la palabra se proponen varias opciones de palabras con esas letras, de forma que no hay necesidad de teclearla completamente. Algunos de los teclados de pantalla incluyen un sistema de predicción de texto. Dentro de los *softwares* gratuitos no asociados a teclado virtual se encuentra el teclado mágico, como parte del proyecto Fressa, disponible en http://www.xtec.cat/~jlagares/f2kesp.htm. Se trata de un programa que predice palabras o expresiones que hayamos configurado previamente. Según se escriben las primeras letras, aparecen en un desplegable las opciones marcadas según la entrada. El problema que presenta es que, si se han configurado muchas palabras, la lista que aparece en el desplegable es demasiado larga y se convierte en poco funcional.

Otro recurso de acceso libre es SpeedTyping. Es bastante ágil y permite preconfigurar unas secuencias de teclado con cuya pulsación genera automáticamente la palabra o expresión. No es, por tanto, un predictor al uso, sino que combinando teclas en el propio teclado generas palabras dentro del texto.

Y, por último, el Etype es otro predictor gratuito disponible en la red. Se trata de un predictor como tal, pues al poner una letra aparecen las palabras más usadas que empiecen por esa vocal o consonante, y a medida que se sigue tecleando van ajustándose las opciones.

Por otro lado, los programas de reconocimiento de voz transcriben lo que oyen en texto. Algunos de ellos permiten no solo la transcripción de texto (sería el modo dictado), sino también la activación de funciones (modo comando). No obstante, este tipo de programas presentan bastantes dificultades cuando la persona que habla tiene una voz poco inteligible, como es el caso de muchas personas con lesión neurológica en las que las dificultades motóricas no solo se manifiestan en la motricidad global, sino también en problemas con la articulación del habla. Requieren, por tanto, de buena dicción, hablar lentamente y hacer pequeñas pausas entre palabras, por lo que están indicados para personas con problemas graves de movilidad, pero sin problemas de articulación (tipo miopatías).

9.3. Productos de apoyo y tecnológicos para el esparcimiento

9.3.1. Productos de apoyo y tecnológicos para el juego

Es habitual que el entorno del niño con discapacidad motora se centre desde el primer momento con los programas habilitadores, y suele ser frecuente que el juego pase a segundo plano. Sin embargo, el juego es una de las áreas de ocupación del ser humano, y además está reconocido como un derecho universal de la infancia por la Asamblea General de la Naciones Unidas. En palabras de Papalia, Wendkos y Feldman (2010):

> El juego contribuye a consolidar todos los dominios del desarrollo. Por medio del juego los niños estimulan los sentidos, ejercitan sus músculos, coordinan la visión con el movimiento, obtienen dominio sobre su cuerpo, tomas decisiones y adquieren nuevas habilidades (p.265).

Existen muchos tipos de juego: sensoriomotor, simbólico, cooperativo, con reglas, en equipo, y cada edad de desarrollo se asociada a un tipo de juego diferente. Antes de entrar a reflexionar en este capítulo sobre la accesibilidad del niño con discapacidad física al juguete, entendiendo este como objeto fundamental dentro de la actividad lúdica, es importante tomar consciencia de la importancia del entorno para facilitar el juego.

Knox (2010) afirma que es trabajo del terapeuta ocupacional preparar un entorno que facilite el juego. Especialmente en niños con discapacidades severas.

Este entorno debe ofrecer variedad de experiencias y permitir la creatividad, la ilusión, la oportunidad y el cambio, además el niño necesita ser capaz de controlar el espacio y tener oportunidades para moverse en él, lo mismo que para manipular los juguetes.

En las primeras etapas del desarrollo del juego, el juguete ayuda a comprender la relación causa-efecto. Así pues, el niño aprieta al osito en la barriga, y este responde moviendo las manos, o golpea una pelota y se encienden unas luces, o teclea sobre un piano y suena una melodía. Existen en el mercado multitud de juguetes infantiles que reaccionan tras la intervención por parte del niño, pero es difícil encontrar alguno cuyo manejo sea accesible al niño con dificultades motóricas en las extremidades superiores. El Centro Estatal de Ayudas Técnicas (CEAPAT), en colaboración con la Asociación para la Investigación de la Industria del Juguete (AIJU), ha desarrollado unas guías para tener en cuenta los principios de diseño universal en los juguetes, y además en ellas sugieren una serie de recomendaciones para poder facilitar el acceso al juguete a los niños con problemas motores. Se trata de adaptaciones de bajo coste que ayudan a solventar problemas sencillos (CEAPAT, 2010):

- Fijar las bases de los juguetes (con velcro, imanes, gatos, etc.) a la mesa, para evitar movimientos no deseados durante el juego.
- Modificar los vestidos de las muñecas para facilitar su manipulación (por ejemplo, colocando velcros en las costuras).
- Engrosar piezas, mangos o agarradores para facilitar su agarre y manejo.
- Añadir cuerdas o varillas para facilitar el arrastre de algunos juguetes.
- Modificar las dimensiones del juguete (altura, profundidad, etc.) para permitir el acceso al mismo de forma frontal.
- Incorporar elementos en relieve (tacos, palancas, anillas, etc.) que faciliten el giro o agarre de las piezas.

Con estas recomendaciones se pueden solucionar algunos de los problemas de acceso de algunos niños; sin embargo, la tecnología de bajo coste no es siempre suficiente, y se hace necesario pasar a la de medio coste. Se hace referencia a la adaptación de los juguetes a través de pulsadores.

Un pulsador o conmutador, tal y como se definió anteriormente, es un dispositivo externo que se ha programado para la realización de una función, que se obtiene tras la activación del mismo. Existen muchos tipos de pulsadores, clasificados según el mecanismo de activación (de soplo, de presión, etc.), según la parte del cuerpo con qué se activa (de lengua, de mentón, de cabeza, de dedo, de puño, de pie, etc.) (figura 9.8) o la fuerza necesaria para la presión.

El sistema de adaptación de los juguetes por medio de pulsadores es relativamente sencillo y no supone tampoco mucho desembolso económico. El CEAPAT tiene publicado en su página web un libro titulado *¿Jugamos? Manual de adaptación de juguetes para niños con discapacidad* (1997), disponible en versión digital y gratuita, que explica paso a paso el proceso y los materiales, así como la fabricación de diferentes tipos de pulsadores. Igualmente, el centro ofrece cursos de formación gratuitos sobre este proceso de creación y adaptación, así como un servicio de adaptación de aquellos mecanismos que requieran de una aplicación más complicada.

Por otro lado, los videojuegos y videoconsolas han surgido en el ámbito de la discapacidad no solo como juegos y juguetes, sino como sistemas alternativos a los programas de rehabilitación. Existen planteamientos terapéuticos basados en los juegos que tienen como objetivo, entre otros, mejorar la coordinación oculomanual, la fuerza muscular o las habilidades cognitivas (atención, memoria, etc.).

Preguntas de autoevaluación

1. Enumera cuáles son las consideraciones que hay que tener en cuenta a la hora de orientar al niño y su familia sobre los productos de apoyo.
2. Explica los requisitos mínimos necesarios para poder usar un andador tipo “dinámico”.
3. Refiere los diferentes tipos de ratones que se explican en el texto y sus principales características.
4. Detalla la diferencia entre los comunicadores con voz digital y los comunicadores con voz sintetizada.
5. Describe las adaptaciones de bajo coste que se pueden tener en cuenta a la hora de facilitar el acceso al juguete a un niño con discapacidad.

CUARTA PARTE

Dispositivos de la terapia ocupacional en pediatría

10

Dispositivos en salud mental infantojuvenil, rehabilitación física y educación

Este capítulo se centra en la descripción de las instituciones de índole pública en salud mental, rehabilitación física y educación para la población infantojuvenil y la definición de las funciones del terapeuta ocupacional en dichas instituciones. En primer lugar, se describe el papel del terapeuta ocupacional en general en los distintos dispositivos y, en segundo lugar, las características de cada institución y las funciones específicas del terapeuta ocupacional en cada unidad.

10.1. Papel del terapeuta ocupacional en los dispositivos infantiles

Los profesionales terapeutas ocupacionales que desarrollan su trabajo con niños tienen conocimientos relacionados con los marcos de referencia teóricos y modelos de terapia ocupacional (TO) que se van a aplicar (véanse los capítulos 2 y 3), así como el proceso metodológico en la práctica de la TO (véanse los capítulos 4, 5 y 7) y los conocimientos del desarrollo y desempeño ocupacional normal (véase capítulo 6). Además, serán conocedores de las distintas patologías que atañen a la población infantil, ya sea en el campo de la rehabilitación física, salud mental o la educación.

El papel del terapeuta ocupacional infantil en los distintos dispositivos, tanto de salud mental como rehabilitación física y educación, está definido por las funciones que desempeña. Estas funciones están definidas en el proceso de TO que se establece en el marco de la AOTA (2008) (véase el capítulo 4). Por un lado, realiza los *servicios directos* con los niños que se han de tratar, entre los que se incluyen el proceso de evaluación, los métodos e instrumentos de evaluación, el proceso de intervención y el proceso de resultados, y, por otro, los servicios indirectos, que son los relativos a la prestación de servicios indirectos de organización, supervisión, administración, consulta y formación. Entre estos se incluyen algunos como la organización del departamento de TO, la supervisión de otro personal a su cargo, la supervisión de los programas de TO, la actualización de conocimientos relativos a los recursos de la comunidad, la actualización de conocimientos formativos propios de TO, el asesoramiento del equipo en relación a lo que compete sobre el desempeño ocupacional, el asesoramiento a otros profesionales (profesores, monitores, etc.), sobre adaptaciones ambientales, hogar, escuela, centros o recursos sociales, etc., y el realizar coordinaciones con el equipo multidisciplinar.

Por otro lado, el terapeuta ocupacional infantil es el profesional capacitado para desempeñar las siguientes funciones generales:

1. Tener conocimientos del desarrollo normal del niño y de la patología que se va a tratar, así como formación específica de TO en el ámbito infantil y aptitudes comunicativas y relacionales con los niños.
2. Recoger datos de la historia clínica de interés.
3. Realizar la evaluación de las capacidades y limitaciones del niño sensoriales, motoras, sociales, comunicativas y cognitivas relacionadas con la funcionalidad para realizar el desempeño ocupacional normal para su edad. Detectar y evaluar disfunciones en el desarrollo del niño. Conocer y utilizar los instrumentos de evaluación (estandarizados o no estandarizados) adecuados a la edad cronológica del niño.
4. Establecer un diagnóstico ocupacional acorde con la evaluación realizada y determinar en forma conjunta con el niño y los padres la jerarquización de los objetivos del tratamiento.
5. Desarrollar y poner en marcha el plan de tratamiento con la planificación, elaboración, ejecución y evaluación de los programas, individualizados o grupales, según las necesidades y su posterior evaluación.
6. Entrenar, educar y hacer seguimiento en las áreas de desempeño ocupacional del infante: las actividades básicas e instrumentales de la vida diaria, las actividades educacionales tanto regladas como no regladas, el juego, las actividades de participación social, el sueño/descanso, el ocio y el tiempo libre.
7. Tomar decisiones sobre el alta o la permanencia en el tratamiento de TO.
8. Obtener la implicación tanto del niño como de sus padres o familia en su propio tratamiento, estableciendo objetivos en conjunto.
9. Asesorar a familias con programas de "escuela de padres" u otros programas, recomendaciones o indicaciones terapéuticas.

10. Capacitar y entrenar al niño para lograr el mayor grado de reinserción social posible como miembro activo dentro de su comunidad, promoviendo la recuperación de las capacidades y destrezas cognitivas, sensoriomotoras, psicosociales y psicológicas en desarrollo, deterioradas o perdidas, por medio de la realización de actividades significativas.
11. Adaptar el entorno, así como prescribir y entrenar el uso de productos de apoyo sensoriomotor, cognitivo, psicosocial y psicológico.
12. Realizar coordinaciones con los profesionales y equipos multidisciplinares de la salud, la educación, etc., tanto públicas como privadas, en la propia institución donde se trabaja y en otras en las que sea necesario.
13. Colaborar con instituciones públicas o privadas para la promoción y desarrollo de programas de intervención de terapia ocupacional en la población infantil con discapacidad.

10.2. Descripción de los servicios

En España hay diferentes instituciones y centros donde se ofrecen los servicios de TO. Estos pueden ser de índole pública o privada.

Tradicionalmente se reconocen los siguientes *ámbitos institucionales* donde se aplica tratamiento a niños y adolescentes con la figura del terapeuta ocupacional entre los profesionales sanitarios:

a) *Ámbito sanitario.* Hospitales y clínicas, es el principal ámbito de actuación. En este ámbito se ejerce la labor profesional en dos niveles asistenciales en los servicios públicos de nuestro país: por un lado, en *la atención primaria* (primer nivel asistencial) y, por otro, en la *atención especializada* (segundo y tercer nivel asistencial). Dentro de estos dos niveles, el terapeuta ocupacional centra su área de intervención en la rehabilitación física infantil y la salud mental infantil. Otro campo de actuación sanitaria son los centros de día u hospitales de día, tanto públicos como privados, otras clínicas privadas exclusivas de TO y los centros médicos u hospitales privados con el servicio de TO.

b) *Ámbito educativo.* Es un ámbito menos numeroso en nuestro país, aunque se prevé un incremento importante en los años venideros. Los terapeutas ocupacionales cada vez están más presentes en centros educativos públicos y privados, en centros de educación especial y de integración, entre otros.

c) *Centros de desarrollo infantil y unidades de atención temprana.* Suelen ser de índole privado, aunque normalmente están concertados con subvenciones que provienen del estado público español. El TO figura en algunos centros de atención temprana, según la normativa de la comunidad autónoma de la que se trate. Actualmente se está luchando desde los colegios y asociaciones profesionales de TO para que sean parte del equipo multidisciplinar que lo integra.

d) *Ámbito de asesoramiento.* Actualmente en España se está incrementando cada vez más el número de terapeutas ocupacionales en este ámbito, sobre todo en la población infantil, ya que está muy justificada su intervención y cada vez se demandan más los asesoramientos de estos profesionales. Son los centros de ayudas técnicas, ortopedias, comisiones de urbanismo, así como en tribunales de peritaje de incapacitación para menores.

e) *Ámbito docente e investigación*: en las universidades, impartiendo asignaturas de TO en pediatría, en centros de formación o investigaciones de ámbito infantil.

f) *Asociaciones* y organizaciones no gubernamentales de afectados por diversas patologías físicas, mentales y sensoriales.

g) *Centros ocupacionales.*

h) *Centros ortopédicos y de diseño de material ergonómico.*

i) *Programas de atención a la marginación social.*

j) *Atención domiciliaria.*

k) *Centros o clínicas privadas de TO infantil.*

A continuación se describen los servicios de ámbito público del sistema sanitario público español en salud mental infantil, rehabilitación física y educación, así como las funciones específicas de los terapeutas ocupacionales en ellos. Se han elegido estos dispositivos por tener criterios legales unificados y un funcionamiento reglado a nivel nacional, aunque este puede variar por la legislación específica de las distintas comunidades. Por ejemplo, se especifica, en concreto, el funcionamiento de las unidades del sistema público de salud mental infantojuvenil de Andalucía, cuyo funcionamiento es hoy por hoy diferente al de las demás comunidades españolas. También las unidades de rehabilitación física tienen diferente funcionamiento según las distintas comunidades, por ejemplo en A Coruña, que cuenta con un programa de atención temprana en el sistema público.

10.2.1. Unidades de salud mental infantojuveniles

Se ha visto en el primer capítulo de este libro la historia de algunas de las instituciones públicas donde se inició la TO en salud mental infantil y juvenil en España. La mayoría de estas unidades se constituyen como dispositivo asistencial para la atención a las patologías más severas de salud mental infantil y adolescente pertenecientes al sistema sanitario público español. Aunque en España hay otras unidades de salud mental infantojuvenil, este apartado se centra en la explicación del funcionamiento de unas de las más recientes de índole pública: las unidades de salud mental infantojuvenil (USMIJ) del Sistema Sanitario Público de Andalucía. Es en el año 2002, a partir del Decreto 137/2002, de 30 de abril, de Apoyo a las Familias Andaluzas, cuando estas unidades incorporan a los terapeutas ocupacionales al añadir en sus servicios las funciones de hospital de día (HD) y hospitalización completa a las consultas ambulatorias ya existentes. Se detallan en el cuadro 10.1 las características de las USMIJ-HD públicas en Andalucía.

Cuadro 10.1. Características de la USMIJ-HD en Andalucía

Objetivo general	Proporcionar una atención integral e individualizada en todos los entornos del niño, tanto familiar como escolar y social, que esté ajustada a sus necesidades y que requieran una atención en salud mental.
Coordinaciones y colaboraciones	Con los dispositivos *hospitalarios,* como los equipos de salud mental de distrito, neuropediatría, radiodiagnóstico, laboratorio y los dispositivos *extrahospitalarios,* como los servicios de atención temprana, los pediatras, los servicios sociales, el servicio de menores, la educación (profesores de escuelas infantiles, colegios, institutos), los equipos de orientación escolar, los equipos específicos de la consejería de educación.
Cobertura (edad)	Desde los 0 a los 18 años.
Equipo profesional	Psiquiatra, psicólogo, terapeuta ocupacional, enfermero, auxiliar de enfermería, auxiliar administrativo y, en algunas unidades, monitor ocupacional o maestro.
Funciones	*a) Función de consultas externas nivel ambulatorio,* para la población derivada desde los equipos de salud mental de distrito con patología psiquiátrica severa o del pediatra. Los casos clínicos llegan en primera consulta a los psicólogos y los psiquiatras de la USMIJ para su evaluación, diagnóstico, tratamiento o derivación al hospital de día (HD). *b) Función de hospitalización psiquiátrica,* con un número de camas en el servicio de pediatría del hospital. La indicación del ingreso la puede llevar a cabo desde la consulta externa el psicólogo/psiquiatra de la USMIJ, o, por urgencia médica, otros especialistas psicólogos/psiquiatras de los equipos de salud mental o los que estén de guardia hospitalaria, según la ley del menor, recogida en la Ley Orgánica 5/2000. *c) Función de hospital de día,* o tratamiento intensivo a tiempo parcial. El acceso al HD se realiza a través de consultas externas por

	indicación y derivación del psicólogo o psiquiatra de la USMIJ-HD. En el HD se realiza un programa individual de tratamiento en horario de mañana y tarde, que incluye, entre otras, las siguientes actividades de los distintos profesionales: 1. Psicólogo y psiquiatra: atención de consultas, atención a la familia, psicoterapia individual, psicoterapia grupal y otras actividades en coordinación con el equipo. 2. Terapeuta ocupacional: lleva a cabo la planificación global del HD en coordinación con el equipo, atención de consultas e intervenciones de TO y las funciones propias del terapeuta ocupacional en este servicio. 3. Enfermero: atención de consultas e intervenciones de enfermería, atención en HD en coordinación con el equipo y las funciones propias del enfermero en este servicio. 4. Profesores, monitores ocupacionales (si los hubiera) y auxiliar de enfermería: los primeros realizan la puesta en marcha de las actuaciones educativas, y los segundos y terceros realizan los talleres ocupacionales de sostén en HD, en coordinación con el terapeuta ocupacional y el resto del equipo. La finalidad del HD es la reinserción escolar, familiar y social.
Tratamiento en el HD	Intensivo en régimen de HD. Implica un trabajo en equipo multidisciplinar con un enfoque activo, integral y con una acotación temporal limitada, lo que exige objetivos terapéuticos concretos y una evaluación continuada que valore la consecución o no de los mismos y su posible modificación o reformulación. La atención al niño o adolescente en el HD se realizará siguiendo las directrices establecidas en su programa individualizado de tratamiento (PIT), el cual debe contemplar los siguientes aspectos: diagnóstico clínico y psicopatológico, diagnóstico situacional sobre el medio familiar y social, una jerarquización de los objetivos terapéuticos en función de las demandas y los diagnósticos anteriores, un asesoramiento y coordinación con los padres en el logro de su colaboración en el tratamiento de sus hijos.
Derivación a TO	Por indicación del psiquiatra o psicólogo de la USMIJ-HD.
Programas de TO en HD	Grupales e individuales. Los grupales se agrupan según la edad.
Indicaciones clínicas	Niños o adolescentes atendidos en régimen de consultas externas con patologías que ocasionen importantes problemas de adaptación familiar, escolar, social y que puedan beneficiarse de un tratamiento intensivo. Las patologías más frecuentes son las siguientes: esquizofrenia y

	otros trastornos psicóticos, trastornos de personalidad, trastornos de la conducta alimentaria, trastorno del desarrollo psicológico, trastorno del comportamiento y de las emociones, trastornos afectivos y del humor, trastornos neuróticos severos.
Funciones específicas de la TO	Como objetivo general, el terapeuta ocupacional realiza el plan de tratamiento orientado a entrenar las destrezas de ejecución para obtener la adquisición, mantenimiento y evolución del desarrollo biopsicosocial hacia la mejora de las conductas de comportamiento adaptado, la instauración de hábitos normalizados en las áreas ocupacionales, la regulación emocional y la adaptación al entorno, acorde a la edad evolutiva del niño, en colaboración con los padres. Realiza valoraciones específicas de salud mental del desempeño ocupacional. Supervisa los programas del HD y elabora el cronograma de actividades. La TO en salud mental infantil efectúa las siguientes funciones: *a)* Reuniones internas de equipo para la derivación, coordinación, seguimiento de pacientes, supervisión de programas y asesoramientos: 1. Coordinación con el psicólogo y psiquiatra para la derivación, evaluación y posible entrada del niño a las terapias tanto individuales como grupales de TO como a HD. 2. Coordinación con el enfermero en el reparto de actividades de HD o programas comunes. 3. Coordinación con el auxiliar de enfermería y el monitor ocupacional (si lo hubiere) para la coordinación y supervisión de los talleres ocupacionales. 4. Coordinación con profesores del aula hospitalaria de Pediatría que atiendan a pacientes hospitalizados y que estos acudan al HD de la USMIJ. 5. Asesoramiento de adaptaciones de actividades, ambientales, etc., a los padres, educadores y otros profesionales. 6. Coordinación con los equipos de otras USMIJ-HD para el seguimiento de pacientes, la formación, la información y el intercambio de experiencias. *b)* Reuniones o seguimientos telefónicos: 1. Seguimiento y contactos telefónicos con usuarios para concretar citas de evaluación u otras. 2. Seguimiento telefónico o reuniones con tutores del colegio, equipo de orientación escolar, para asesorar o pedir informe de evolución. 3. Reuniones o citas con los padres para seguimiento e información de las terapias y evoluciones de los niños.

c) Realización de informes:

1. Informes de alta, una vez llegado el término de la estancia en el HD o los programas individuales o grupales.
2. Realización de otros informes tipo: diseño de programas de apoyo para reforzar en los colegios, en casa, otros.
3. Diseño de programas y cronograma de actividades del HD.

d) Actividades administrativas:

1. Revisión de material y pedidos para los programas de HD o los talleres ocupacionales.
2. Recogida diaria de actividades realizadas por la TO en el ordenador.

e) Formación continuada:

1. Formación e investigación multidisciplinar que forma parte de las mismas como miembro del equipo de la USMIJ-HD con actividades formativas acreditadas por la Agencia de Calidad Sanitaria de Investigación e Innovación Española.
2. Formación continuada como docente o discente en ciclos de formación interna de los que dispongan el propio hospital u otros dispositivos, como los equipos de salud mental infantil, otras USMIJ-HD, universidades, congresos de salud mental, etc.).
3. Formación específica de TO en salud mental infantil.

10.2.2. Rehabilitación física

Existen varias instituciones a nivel público y privado, como centros y unidades de rehabilitación física infantil (URFI), mutuas, asociaciones u ONG en las que trabajan terapeutas ocupacionales con funciones muy similares y atendiendo las mismas patologías, aunque dependiendo de la institución, el terapeuta ocupacional trabaja de una u otra manera.

En este apartado se va a explicar el funcionamiento de las unidades de rehabilitación infantil de contexto hospitalario en las que se atiende a niños con patología de índole física. Estas unidades se ubican en los hospitales generales públicos de las distintas provincias del territorio español y es en ellas donde se encuentran los departamentos de TO que tratan a la población infantil. Las orientaciones que se describen son generales; el funcionamiento de cada hospital es distinto del de los demás, aunque comparten la misma base.

La Clasificación Internacional del Funcionamiento, de la Discapacidad y de la Salud (CIF, 2010) señala que el proceso rehabilitador reside en la actividad que presta un servicio de medicina y rehabilitación física, que incluye desde la primera consulta hasta el alta definitiva, diferenciando un proceso de diagnóstico y tratamiento rehabilitador.

Se entiende la rehabilitación física en la población infantil como un proceso continuo, encaminado a lograr que los niños con discapacidad logren y mantengan un estado funcional óptimo desde el punto de vista físico, sensorial, psíquico o social, de manera que cuenten con medios para modificar su propia vida y ser más independientes.

Por otro lado, la atención temprana es uno de los programas importantes que se realizan en algunas de estas unidades. Según el Libro Blanco de la Atención Temprana, esta se define como

> el conjunto de intervenciones, dirigidas a la población infantil de 0-6 años, a la familia y al entorno, que tienen por objetivo dar respuesta lo más pronto posible a las necesidades transitorias o permanentes que presentan los niños con trastornos en su desarrollo o que tienen el riesgo de padecerlos. Estas intervenciones, que deben considerar la globalidad del niño, han de ser planificadas por un equipo de profesionales de orientación interdisciplinar o transdisciplinar. (Federación Estatal de Asociaciones de Profesionales de Atención Temprana, GAT, 2005).

Según el concepto de atención temprana, la aplicación de las intervenciones se amplía cuando existe una problemática familiar, social y ambiental en los diversos entornos del niño.

Se detallan a continuación las características de las URFI públicas en España (cuadro 10.2).

Cuadro 10.2. Características de las unidades de rehabilitación física infantil (URFI) en España

Objetivo general	Proporcionar una atención integral e individualizada, incluyendo la promoción, la prevención, el restablecimiento y la adaptación o compensación, a los niños que requieran una atención en rehabilitación física. Este objetivo se puede diferenciar en dos grupos de intervención: por un lado, ayudar al niño a conseguir el máximo nivel de funcionalidad y desarrollo, prevenir las complicaciones, reducir la incapacidad y aumentar la independencia; y, por otro lado, acercar el tratamiento del proceso rehabilitador a su entorno social, familiar y educacional.

Coordinaciones y colaboraciones	Con los servicios y organismos tanto *hospitalarios* (neonatología, neuropediatría, lactantes, unidad de cuidados intensivos, pediátrica, ortopedia infantil, salud mental infantil y servicios del hospital –genética, laboratorios, neurofisiología, radiodiagnóstico–), como *extrahospitalarios* (atención primaria, servicios sociales, equipos de orientación educativa de los colegios públicos con niños integrados, educación –profesores de educación infantil y primaria–, entre otros).
Cobertura edad	Varía dependiendo del criterio del hospital, sin que tenga una limitación clara. En los programas de atención temprana se acoge a los niños desde los 0 a los 6 años, aunque algunos hospitales amplían esta edad hasta los 14 años (edad pediátrica) o más, para dar igualdad de oportunidades y continuación de tratamientos a niños según van creciendo.
Equipo profesional	Médico especialista rehabilitador, médico especialista traumatólogo, terapeuta ocupacional, fisioterapeuta, logopeda, técnico ortoprotésico, enfermero, trabajador social, psicólogo (no en todas las unidades), auxiliar de enfermería y celador.
Funciones	Las funciones de las unidades de rehabilitación física quedan diferenciadas en las siguientes: *a) Función de consultas externas*: realizada por los médicos especialistas, rehabilitador o traumatólogo, que incluye desde el punto de vista clínico, el diagnóstico, la realización de pruebas funcionales y de valoración del estado orgánico deficitario (morfológico y funcional). *b) Función de hospitalización:* con un número de camas en las plantas de pediatría o traumatología que acuden a rehabilitación física o se les atiende en las habitaciones, desde el ingreso hospitalario. *c) Función de los departamentos de rehabilitación física:* se accede a través de la consulta externa derivado por el médico rehabilitador. Se puede acceder al departamento de terapia ocupacional, fisioterapia o logopedia. Los distintos departamentos de rehabilitación utilizan medios terapéuticos para la prevención, mantenimiento y curación de las enfermedades. Sus objetivos son la prevención de deficiencias funcionales, el mantenimiento de las funciones comprometidas, la reeducación de las deficiencias funcionales, la rehabilitación de las personas con discapacidad y la reinserción social.
Derivación a TO	Derivados por el médico especialista rehabilitador de la unidad, mantiene coordinaciones tanto con él como con el resto de los profesionales del hospital (fisioterapia, logopeda, médico especialista traumatólogo, trabajador social, técnico ortoprotésico, enfermero y psicólogo, si lo hubiera), así como con profesionales externos, como los profesores, los educadores, el equipo de orientación escolar, etc.
Programas de TO	Grupales e individuales. Los grupales se organizan según la edad.

Indicaciones clínicas	Las indicaciones clínicas incluyen a toda la población infantil con procesos invalidantes y situaciones residuales deficitarias de la patología del aparato locomotor, el sistema nervioso, cardiovascular y respiratorio, y las afecciones sensoriales, así como su repercusión social y educacional. Las patologías más frecuentes son las siguientes: enfermedades del sistema nervioso, malformaciones congénitas, deformidades y anomalías cromosómicas, traumatismos, politraumatismos y secuelas de los mismos, enfermedades del sistema osteomuscular y del tejido conjuntivo (artropatías infecciosas –artritis juvenil–; condropatías –osteocondrosis juveniles–), quemaduras y corrosiones de la superficie externa del cuerpo y sus secuelas, trastorno específico del desarrollo psicomotor, ciertas afecciones originadas en el periodo neonatal (estos son tratados en UCI y posteriormente pueden pasar al departamento de TO en rehabilitación física), enfermedades del sistema cardiovascular (trasplantes), respiratorio y afecciones sensoriales, amputados, procesos oncohematológicos.
Funciones específicas de la TO	Como objetivo general, el terapeuta ocupacional realiza su plan de tratamiento orientado a entrenar las destrezas de ejecución para obtener la adquisición, el mantenimiento y la evolución del desarrollo biopsicosocial hacia la mejora de la capacidad funcional, conductas motoras y praxis, hábitos normalizados en las áreas ocupacionales y adaptación del entorno acorde a la edad evolutiva del niño, en colaboración con los padres. Realiza una valoración funcional del desempeño ocupacional y el tratamiento en el desarrollo psicomotor del niño afectado. Realiza el asesoramiento, la confección y el entrenamiento de prótesis, órtesis y ayudas técnicas o productos de apoyo y adaptaciones que sean necesarios para el hogar, la escuela, el juego, la participación social y el ocio. Evalúa los medios de transporte particulares y públicos y recomienda sus posibles adaptaciones. Supervisa la realización de programas domiciliarios. La TO en rehabilitación física realiza las siguientes funciones: *a)* Reuniones internas de equipo para la derivación, coordinación, seguimiento de pacientes, supervisión de programas y asesoramientos: 1. Coordinación con el médico rehabilitador y el médico traumatólogo para la derivación, evaluación y posible entrada del niño al departamento de TO. 2. Coordinación con el departamento de fisioterapia y logopedia en la disposición de horarios de los tratamientos y otra infomación de interés. 3. Coordinación con la auxiliar de enfermería para el asesoramiento y la supervisión de los programas de TO . 4. Asesoramiento de adaptaciones de actividades, productos ortoprotésicos, ayudas técnicas y eliminación de barreras arquitectónicas a los padres, los educadores, los equipos de orientación escolar y otros profesionales que lo necesiten.

5. Coordinación con los equipos de otras unidades de rehabilitación infantil para el seguimiento de los pacientes, la formación, la información y el intercambio de experiencias.

b) Reuniones o seguimientos telefónicos:

1. Seguimiento y contactos telefónicos con usuarios para concretar citas de evaluación u otras.
2. Reuniones o citas con los padres para seguimiento e información de las terapias y evoluciones de los niños.

c) Realización de informes:

1. Realización de otros informes tipo: diseño de programas de apoyo para reforzar en casa, escuela, otros entornos.
2. Informes de alta, una vez llegado el término del programa de TO.
3. Diseño de programas y cronograma de actividades en el departamento de terapia ocupacional.

d) Actividades administrativas:

1. Revisión de material y pedidos para los programas de TO.
2. Recogida diaria de actividades realizadas por el terapeuta ocupacional en el ordenador.

e) Formación continuada:

1. Formación e investigación multidisciplinar entre el equipo de la unidad de rehabilitación con actividades formativas acreditadas por la Agencia de Calidad Sanitaria de Investigación e Innovación Española.
2. Formación continuada como docente o discente en ciclos de formación interna del propio hospital u otros dispositivos: universidades, congresos de rehabilitación física, etc.
3. Formación específica de TO en rehabilitación física.

10.2.3. Educación

Los ámbitos educativos donde se atiende a niños para dar respuesta a las necesidades educativas especiales (NEE) que presenten son los siguientes:

- Equipos de atención temprana.
- Centros ordinarios de integración.
- Centros de educación especial (CEE) para alumnos cuyas NEE no puedan ser cubiertas en centros ordinarios.

Este apartado se centra en los CEE de índole público para alumnos con NEE que incorporan en sus equipos multiprofesionales al terapeuta ocupacional. Son centros situados en algunas comunidades autónomas, como Madrid o el País Vasco.

El objetivo de estos centros está recogido en las diferentes leyes que se han ido modificando a los largo de los años. Se recoge a continuación un extracto de las tres últimas leyes que han marcado los objetivos educativos hasta la actualidad.

La Ley Orgánica General del Sistema Educativo (LOGSE, 1990) es el marco legal de ordenamiento jurídico-educativo del Estado español. Esta ley cambia el concepto del modelo educativo en global e introduce el concepto de *necesidades educativas especiales* como alternativa a términos como *deficiente, disminuido* o *minusválido*, que resaltan los déficits y las limitaciones de los alumnos y eran utilizados en leyes anteriores. La LOGSE, en su artículo 36, recoge:

> 1. El sistema educativo dispondrá de los recursos necesarios para que los alumnos con NEE temporales o permanentes puedan alcanzar dentro del mismo sistema los objetivos establecidos con carácter general para todos los alumnos.
> 2. La identificación y valoración de las NEE se realizará por equipos integrados por profesionales de distintas cualificaciones, que establecerán en cada caso planes de actuación en relación con las NEE de los alumnos.

La ley Orgánica 10/2002 de Calidad de la Educación (LOCE) introduce nuevos conceptos para el alumnado con necesidades educativas especiales (NEE), que modificará a la LOGSE de 1990. Más tarde lo hará la LOE del 2006 y por último la LOMCE del 2013. Así, la LOCE, en su artículo 44 (Ámbito) contempla el concepto de Alumnos con Necesidades Educativas (ACNEE), entendiendo que "los ACNEE que requieran, en un periodo de su escolarización a lo largo de toda ella, y en particular en lo que se refiere a la evaluación, determinados apoyos y atenciones educativas específicas por padecer discapacidades físicas, psíquicas, sensoriales o por manifestar graves trastornos de la personalidad o de la conducta, tendrán una atención especializada con arreglo a los principios de no discriminación y normalización educativa, y con la finalidad de conseguir su integración". Estos principios ya se describían en el artículo 36.3 de la LOGSE. En el artículo 45 de la LOCE sobre valoración de necesidades expone que los ACNEE serán escolarizados en función de sus características, integrándolos en grupos ordinarios, en aulas especializadas en centros ordinarios, en centros de educación especial o en escolarización combinada. Además, recoge que, una vez realizada la identificación y valoración de necesidades, los equipos deben contar con la opinión de los padres, el equipo directivo, los profesores implicados, y los resultados de la evaluación permitirán introducir las adaptaciones precisas en el plan de actuación. Sin embargo, en la LOGSE en su artículo 36.2 no incluía a los padres, profesiones y equipo directivo en la identificación y valoración de las NEE, indicando que esta se haría por equipos integrados por profesionales de distintas cualificaciones, que establecerían en cada caso planes de actuación en relación con las NEE de los alumnos. Sobre recursos de los centros, en el artículo 47 de la LOCE, ya expone que se dotarán del personal especializado y de los recursos necesarios para garantizar la escolarización de alumnos con NEE.

La Ley Orgánica de Educación (LOE, 2006) amplía el término ACNEE, e incluye un concepto más amplio, entiende que "es aquel alumnado que requiera, por un periodo de su escolarización o a lo largo de toda ella, determinados apoyos y atenciones educativas específicas derivadas de discapacidad o trastornos graves de conducta". Además comparte algunas características básicas con el concepto de NEE: evita connotaciones negativas e introduce las de carácter positivo, pone énfasis en la respuesta educativa y no en sus limitaciones, es un término amplio que da a entender que todos los alumnos son especiales, ya que todos necesitan una respuesta adecuada a sus necesidades, y no un grupo concreto de alumnos. En su artículo 71 recoge que "las Administraciones educativas dispondrán de los medios necesarios para que todo el alumnado alcance el máximo desarrollo personal, intelectual, social y emocional, así como los objetivos establecidos con carácter general en la presente ley". En su artículo 74, establece (...) con la debida cualificación y en los términos que determinen las Administraciones educativas". Por último, la ley que prevalece en la actualidad en España, la Ley Orgánica para la mejora de la calidad educativa (LOMCE, 2013) hace pocos cambios en referencia a la terminología expuesta de la ley anterior destacando en el artículo 57, añade el apoyo especialmente a los alumnos en situación de desventaja social. Además, nombra específicamente que se debe asegurar los recursos necesarios para alumnos con dificultades específicas de aprendizaje, TDAH, alta capacidad intelectual etc.

Se detallan a continuación las características de los CEE públicos en España (cuadro 10.3).

Cuadro 10.3. Características de los centros de educación especial (CEE) en España

Objetivo general	Desarrollar los procesos de enseñanza y aprendizaje que tiendan hacia la educación y el pleno desarrollo personal y social de sus alumnos y conseguir los niveles de autonomía e inserción social con la mejor calidad de vida. En este contexto, los alumnos constituyen la referencia sobre la que toda organización debe de girar.
Coordinaciones y colaboraciones	Con los servicios y organismos tanto hospitalarios (neuropediatría, ortopedia infantil, salud mental infantil, etc.) como extrahospitalario (atención primaria, servicios sociales, entre otros).

Cobertura edad	La cobertura de edad va desde los 3 a los 21 años.
Equipo profesional	Los CEE cuentan con distintos profesionales, que llevan a cabo diferentes tareas coordinadas y complementarias: 1. Equipo directivo: director, jefe de estudios, secretario. 2. Personal docente: profesores de tutores de pedagogía terapéutica, profesoras especialista de educación física y psicomotricidad, profesores de orientación educativa, profesores de audición y lenguaje, profesores especialista de música, técnicos de taller y formación profesional. 3. No docentes: fisioterapeuta, logopedas, auxiliares educadores, auxiliares, enfermeros y terapeuta ocupacional (en las comunidades autónomas que lo incluyan). A su vez, los padres de los alumnos colaboran de forma coordinada con la acción educativa del centro.
Funciones	Las enseñanzas escolares de los CEE se organizan en las siguientes etapas, cada una de las cuales tiene distintas funciones según la ley de educación: *a) Educación infantil.* Con carácter no obligatorio, establece entre sus objetivos generales la adaptación del niño al medio escolar, la progresiva adquisición de hábitos de autonomía y el desarrollo de la comunicación, las relaciones sociales y las pautas elementales de convivencia. Incluye de los 3 a los 6 años, y se puede prolongar un año más excepcionalmente, siempre que ello favorezca la integración socioeducativa del alumnado. *b) Educación básica obligatoria.* Tiene como meta esencial potenciar las capacidades de los alumnos en sus aspectos físicos, afectivos, cognitivos y sociales, proporcionando la máxima calidad de vida, desarrollo y preparación del alumnado para que pueda participar en el mayor número de situaciones y actividades sociales. Se inicia a los 6 años hasta los 16, con una ampliación máxima de dos cursos por niveles. Se organiza en dos niveles: de 6 a 12 años, que se corresponde con la ecuación primaria, y de 12 a 16, que se corresponde con la Educación Secundaria Obligatoria (ESO). El primer nivel se divide en tres ciclos: el primero es de 6 a 8 años, el segundo, de 8 a 10 años y el tercero, de 10 a 12 años. El segundo nivel se divide en dos ciclos: primer ciclo de 12 a 14 años y el segundo ciclo de 14 a 16 años. En este nivel se priorizan los contenidos que favorecen el paso a la etapa de transición a la vida adulta. *c) Programas de formación para la transición a la vida adulta.* Tienen carácter no obligatorio, se trata de una formación complementaria cuya meta es facilitar al alumnado que ha cursado la educa-

	ción básica obligatoria el desarrollo de la autonomía personal y la integración social. Podrán tener un componente de formación profesional específica. Se inician desde los 16 años y comprenden dos cursos académicos, que se pueden ampliar a tres cuando el proceso educativo del alumnado o las posibilidades laborales del entorno así lo aconsejen. El límite de edad es 21 años para poder permanecer escolarizado en un CEE. La oferta educativa se completa con programas de cualificación profesional inicial, en la modalidad de taller específico. Se podrán incorporar a estos programas los jóvenes menores de 21 años que al menos cumplan 16 años en el año natural en que inician el programa. Este se orienta a la consecución de los siguientes objetivos: ampliar la formación del alumnado, prepararlos para el ejercicio de actividades profesionales en oficios u ocupaciones acordes con sus capacidades y expectativas personales, desarrollar y afianzar su madurez personal.
Derivación a TO	La derivación de los pacientes a TO se realiza a través de la evaluación inicial de entrada al colegio, en la que intervienen el equipo de orientación educativa y otros profesionales no docentes, entre ellos el terapeuta ocupacional.
Programas de TO	Los alumnos que se consideran con necesidad de tratamiento de TO se proponen e incluyen en los tratamientos. También la derivación de casos puede ser a demanda del tutor si el alumno no está ya en tratamiento. En principio todos los alumnos de los CEE son susceptibles de ser tratados en TO. En este contexto, el terapeuta ocupacional da respuesta a las diversas necesidades que alteren el desempeño ocupacional en las distintas áreas (educativas, lúdicas, de accesibilidad, de autonomía, recreativas, emocionales y de relación) que presenten los alumnos. Se les proporciona los medios de adaptación y participación activa en su entorno maximizando sus niveles de funcionalidad e independencia. El terapeuta ocupacional colabora, asesora y se coordina con los demás profesionales del centro con el propósito de unificar criterios y establecer líneas estratégicas de tratamiento en todas las actividades escolares. Las intervenciones se realizan tanto individualmente, en el servicio de TO, el aula escolar o el comedor, como grupalmente, en las aulas escolares, el gimnasio y la sala de psicomotricidad o estimulación.
Indicaciones clínicas	Los alumnos que se atienden son los que están matriculados en este centro. La escolarización en el CEE se regirá por los principios de normalización e inclusión, siendo imprescindible para su matriculación que sus necesidades no puedan ser atendidas en el marco de las medidas de atención a la diversidad de los centros ordinarios. Se requiere además, la propuesta del Servicio de Atención a la Diversidad y la resolución administrativa del dictamen de escolarización, previo informe favorable del servicio de inspección educativa.

	Las patologías más frecuentes en los CEE son las siguientes: enfermedades del sistema nervioso, traumatismos craneoencefálicos, enfermedades neuromusculares, espina bífida, lesiones medulares degenerativas, malformaciones congénitas, distrofias óseas, amputaciones y traumatismos, reumatismo infantil, tumores, retraso mental, síndrome de Down, trastornos del desarrollo psicológico, trastornos sensoriales (ceguera, sordera), trastornos profundos del lenguaje, trastorno del comportamiento y de las emociones de comienzo habitual en la infancia o la adolescencia.
Funciones específicas de la TO	Como objetivo general, el terapeuta ocupacional realiza el plan de tratamiento orientado a entrenar las destrezas de ejecución para obtener la adquisición, mantenimiento y evolución del desarrollo biopsicosocial hacia la mejora de la capacidad funcional, las conductas motoras y la praxis, el desempeño conductual y postural, los hábitos normalizados en las áreas ocupacionales y la adaptación del entorno escolar acorde a la edad evolutiva del niño, en colaboración con los padres. Realiza la valoración funcional del desempeño ocupacional, el asesoramiento, la confección y el entrenamiento de prótesis, órtesis y ayudas técnicas o adaptaciones que sean necesarios. Realiza valoraciones específicas del desempeño educacional. La TO en centros de educación especial realiza las siguientes funciones: *a)* Reuniones internas de equipo para la derivación, coordinación, seguimiento de pacientes, supervisión de programas y asesoramientos: 1. Coordinación con el equipo para la derivación, evaluación y seguimiento del niño. 2. Participación con el resto del equipo en la programación general anual (PGA). 3. Colaboración en la elaboración de las adaptaciones curriculares individuales (ACI) y su posterior seguimiento. 4. Realización de intervenciones conjuntas con otros profesionales (en el aula, comedor, talleres u otros servicios) para favorecer la evolución de los alumnos. 5. Asesoramiento a los auxiliares educadores sobre el manejo de los alumnos en sus cuidados básicos y en la continuidad de su trabajo para conseguir la mayor autonomía de los alumnos en las AVD. 6. Participación en la evaluación conjunta con todos los profesionales que intervienen con el alumno. 7. Partición en las reuniones de departamentos y niveles educativos programadas al inicio del curso. 8. Asesoramiento de adaptaciones de actividades, ambientales, etc., a los padres, el personal docente y no docente, y otros profesionales.

b) Reuniones o seguimientos con la familia:

1. Reuniones o citas con los padres para el seguimiento e información de las terapias y evoluciones de los niños.
2. Entrevistas iniciales con la familia (recogida de datos).
3. Programas de trabajo para casa (los casos que lo requieran).
4. Elección de juguetes adecuados.
5. Instrucciones sobre "manejo en el hogar" y uso de productos de apoyo.
6. Realización de vídeos sobre manejo y actuación con el niño para apoyar en el hogar.
7. Estudio y consejo para la elección de productos de apoyo, para desenvolverse en su vida cotidiana.
8. Valoración periódica con los padres de la evolución de los alumnos.
9. Informe de fin de curso por escrito y comentado en entrevista.

c) Realización de informes:

1. Informes de alta o valoración, una vez llegado el término del programa de TO.
2. Realización de otros informes tipo: diseño de programas de apoyo para reforzar en casa, otros.
3. Diseño de programas y cronograma de actividades en el departamento de terapia ocupacional.
4. Informe de propuestas para la elaboración de la programación general anual (PGA).
5. Informe de propuestas de las adaptaciones curriculares individuales (ACI) y su posterior seguimiento.

d) Actividades administrativas e internas del centro escolar:

1. Facilitación de documentación e información sobre ayudas técnicas y su gestión con las casas distribuidoras y con otros organismos.
2. Aportación de indicaciones cuando se requiere para que la accesibilidad del centro se ajuste a las características de los alumnos y se realicen las adaptaciones para la movilidad y manejo de los mismos en el aula (mobiliario, material de trabajo y acceso al ordenador, indicaciones de actividades y de posicionamiento correcto, etc.), en el comedor (mobiliario, vajilla, preparación y texturas de los alimentos, programas de autoalimentación), en el resto del centro (aseos, patios, pasillos, otras aulas).
3. Revisión de material y pedidos para los programas de TO.

e) Formación continuada:

1. Formación e investigación continuada con el equipo.
2. Formación continuada como docente o discente en ciclos de formación interna que organice el propio centro escolar.
3. Formación específica de TO en educación especial.

Lo ideal sería que hubiera coordinación entre los terapeutas ocupacionales infantiles en salud mental, rehabilitación física y educación para realizar un seguimiento y tratamiento integral en todos los ámbitos acorde a las necesidades del niño. En la actualidad hay escasez de profesionales en algunos recursos, lo que hace difícil este tipo de coordinación.

Preguntas de autoevaluación

1. Define las funciones de la unidad de salud mental infantojuvenil.
2. Identifica y describe cuál es uno de los programas que se realizan en rehabilitación física en TO.
3. Describe las funciones específicas del terapeuta ocupacional en educación.
4. Enumera los distintos servicios que presta el terapeuta ocupacional infantil.
5. Describe las funciones específicas del terapeuta ocupacional en la USMIJ.

QUINTA PARTE

Casos prácticos

11
Caso clínico en salud mental infantil

A continuación, se detalla un caso clínico en salud mental infantil siguiendo el proceso metodológico en la práctica de la terapia ocupacional (TO), basado en el marco de trabajo de la AOTA (2008) (véase el capítulo 4). Se ha esquematizado en los siguientes pasos como guía práctica:

1. Motivo de consulta.
2. Proceso de evaluación.
3. Diagnóstico ocupacional.
4. Proceso de intervención.
5. Evolución y seguimientos.
6. Resultados y conclusiones.

Este esquema servirá de guía en todos los casos clínicos de esta publicación. Se recomienda seguir dicho esquema como metodología en la presentación de los casos clínicos en la práctica profesional.

11.1. Motivo de consulta

Daniel es un niño de 5 años de edad que llega a la Unidad de Salud Mental Infantojuvenil (USMIJ-HD) derivado del equipo de salud mental. Ya en la USMIJ-HD, es derivado por la psicóloga a la terapeuta ocupacional por problemas de conducta, sobre todo en el contexto escolar y familiar, que le dificulta en su desempeño ocupacional.

11.2. Proceso de evaluación

11.2.1. Recogida de datos

A) Fuentes de información directa: revisión de la historia clínica y entrevista a los padres

El terapeuta ocupacional recopila información de la historia clínica de la unidad sobre los antecedentes personales de Daniel. Es el mayor de dos hermanos, nació mediante cesárea con un test de Apgar de 10 a los 10 minutos de nacido. Los primeros tres meses mostraba dificultades para el sueño, solo dormía cuando salían a pasear con el carrito por la calle (movimiento lineal). En cuanto al desarrollo psicomotor, no gateó e inició la marcha a los 10 meses. En el desarrollo psicosocial, se recoge que con frecuencia rechaza el contacto físico con los adultos y otros niños, no toma iniciativa comunicativa, y es dependiente de sus padres. No tiene un juego imaginativo o creativo acorde a su edad. Asistió a la guardería sin presentar problemas.

En la entrevista con los padres, comentan que durante los primeros años es un niño inquieto, sufre muchas caídas y no muestra miedo, con 4 y 5 años se comporta como si no tuviera conciencia de los peligros. No juega mucho con juguetes y prefiere el juego solitario e independiente. Presenta conductas oposicionistas, como no sentarse para comer, pegar a otros niños y no hacer caso de las indicaciones de los adultos; sube sobre el mobiliario, como mesas y sillas, para saltar. También presenta dificultades para prestar atención y seguir instrucciones, con rabietas cuando no consigue lo que quiere y conductas disruptivas, como romper cosas. Comenta sus dificultades en las actividades de la vida diaria, la participación social y el juego.

B) Fuentes de información indirecta: datos de otros profesionales

El diagnóstico previo del equipo de salud mental de derivación es de "otros trastornos de las emociones y del comportamiento". La psicóloga de la USMIJ-HD, se plantea el diagnóstico diferencial de un posible "trastorno generalizado del desarrollo sin especificar".

Para la resolución de este caso, se propone trabajar desde la perspectiva del marco de referencia teórico o modelo de práctica de la integración sensorial y empezar por identificar las áreas ocupacionales que aparecen descritas con dificultad o restringidas.

11.2.2. Fases de evaluación

A) Evaluación del perfil ocupacional

Las experiencias ocupacionales de Daniel son poco satisfactorias y exitosas, por lo que normalmente tiene pocos refuerzos positivos a la hora de hacer cualquier actividad. Acompaña a esto una posible deficiencia psicomotora que lo hace ser poco hábil en el manejo de materiales y actividades, lo que conlleva que tenga frustraciones en sus desempeños ocupacionales y no intente repetir la experiencia, bien para su aprendizaje o bien para su entretenimiento.

Sus intereses son restringidos y poco acordes a su edad cronológica. Le gustan los minerales que ve en libros y los colecciona en cajas, sabe sus nombres y le interesa mucho saber más sobre este tema. Lo que más le gusta es jugar a batallas de Pokemon y ver estos dibujos en la televisión. Le gusta hablar con personas adultas más que con niños de su edad.

La rutina normal diaria de Daniel es ir al colegio por la mañana, lo lleva y recoge su madre junto a sus hermanos. Comen en casa y ve los dibujos de Pokemon en la televisión, para él es uno de sus momentos favoritos. Normalmente, por la tarde salen al parque y allí se relaciona con algunos compañeros de clase, aunque compartiendo poco tiempo de juegos juntos, ya que él pierde el interés y tiende a irse. Después llega a casa y hace las tareas del colegio (si tiene). Sobre las siete llega su padre a casa y se encarga de Daniel y sus hermanos. La cena la hacen en familia. Daniel se va a la cama y le leen un cuento antes de dormir. Los fines de semana suelen ir a comer fuera en familia, y quedan con familiares o amigos.

Las ocupaciones exitosas de Daniel son clasificar y guardar su colección de minerales, hablar de las batallas de Pokemon y jugar con los juguetes que tienen que ver con estas batallas. Lo que le causa problemas es relacionarse con sus iguales, hacer cosas que no quiere, fracasos continuos en sus desempeños ocupacionales.

Los valores de la familia, en particular de sus padres, son los relacionados con el tiempo que pasan en familia, y les gustaría que Daniel se comportara mejor y fuera más cariñoso y afectivo con sus hermanos.

Las preocupaciones de los padres son su socialización, su aprendizaje escolar y su autonomía personal. La madre demanda como prioridad el rendimiento escolar de Daniel, le preocupa que no pueda adquirir los conocimientos de su curso escolar, así como que lo rechacen sus compañeros de clase por la forma que tiene de jugar con ellos. También expone como problema la escasa participación de Daniel y el bajo nivel de autonomía en las actividades de la vida diaria, así como en la participación social y el juego con sus iguales. Les preocupa que su conducta no sea adaptativa en el funcionamiento en su vida diaria. En una segunda entrevista se valoran las dificultades de Daniel y se completa con la escala de juego de Knox y la evaluación de las Observaciones Estructuradas del Desempeño Motor en relación con los sistemas sensoriales de Blanche Imperatore, Reinoso y Blanche Kiefer, y con el Sensory Integration and Praxis Test (SIPT) del Modelo de integración sensorial (véanse en el capítulo 5).

B) Análisis del desempeño ocupacional

Los aspectos del desempeño ocupacional más deficientes son los relacionados con el desempeño de las áreas ocupacionales siguientes: actividades las básicas de la vida diaria (ABVD), las actividades instrumentales de la vida diaria (AIVD), la educación, el juego, el ocio y la participación social.

1. *Análisis de las aéreas ocupacionales afectadas.* En cuanto a las ABVD, Daniel presenta incontinencia fecal y urinaria, dificultades para abotonar y abrocharse la ropa, dificultad para utilizar de forma coordinada los cubiertos y dificultad para la higiene en el inodoro; estos déficits hacen que los padres lo tengan que ayudar o hacer estas actividades. En cuanto a las AIVD, presenta dificultad para la movilidad en la comunidad, porque se suelta de la mano del adulto y corre por la calle sin mirar a personas o coches. Además, no cuida de sus cosas, como su mochila, sus libros o su abrigo, sobre todo si se enfada. Se valorará la necesidad de apoyos constantes tanto verbales como físicos para ordenar sus materiales o juguetes. En cuanto al área educativa, una entrevista con su maestra reporta que presenta retraso académico, comentando que "es como si se olvidara de lo que aprende". Muestra desinterés por las tareas escolares y a veces incluso se escapa de clase. Se observa que no mantiene atención en las actividades del aula, no es capaz de seguir las instrucciones de la clase desde el inicio hasta el final, y además presenta problemas de conducta con agresiones hacia sus compañeros. En el aspecto no académico tiene muchas dificultades para seguir normas, con conductas negativistas y retadoras, así como agresividad hacia los iguales. También tiene episodios de incontinencia vesical. En cuanto al área de participación social, la madre informa de que lo más destacable en Daniel es que prefiere y busca más las relaciones con los adultos que con iguales. En la familia es afectivo a veces, no busca el contacto físico y le resulta difícil hacer amigos por su baja tolerancia a la frustración y la agresividad en sus juegos. En el juego según los resultados de la escala del juego de Knox, busca la estimulación vestibular y los juegos de fuerza, como lanzar, tirar o destruir construcciones, que son acciones con un componente de input propioceptivo importante. Se observa predominio de juego independiente. No interacciona con sus iguales. Tiene dificultad para seguir juegos de reglas y no deja jugar a los demás, interrumpiendo constantemen-

te el juego. Tira y rompe los objetos de juego cuando no consigue lo que quiere. Normalmente pide ayuda y solicita los objetos de juego que necesita, además muestra interés y pregunta por la función de los mismos, pero no está interesado en jugar junto al terapeuta ocupacional. Tiene dificultad para comprender las bromas de otros, pero le gusta hacerlas a él, aunque la mayoría de las veces no mide las consecuencias, ya que estropea cosas o hace daño a alguien.

En las observaciones clínicas en la disfunción de los sistemas sensoriales muestra los siguientes datos significativos:

a) Bajo tono postural: hiperextensión de la rodilla en las pruebas posturales, escápula alada e hiperextensión de los codos en cuadrupedia.
b) Baja coordinación bilateral y secuencia en pruebas de saltos.
c) Trastorno postural ocular; dificultad para mantener la cabeza en flexión y extensión contra la gravedad y mala ejecución de la prueba de seguimiento visual.
d) Signos de dispraxia; dificultad en la prueba de movimientos lentos, toque secuencial de los dedos, presencia de paratonías y sincinesias en la boca y fallo en las pruebas de acciones proyectadas en el tiempo y el espacio (anticipa los actos).
e) Se descarta la inseguridad gravitacional.

En los resultados del test SIPT, se observan en el perfil gráfico de las 17 pruebas los puntos fuertes y los puntos débiles de Daniel (figura 11.1).

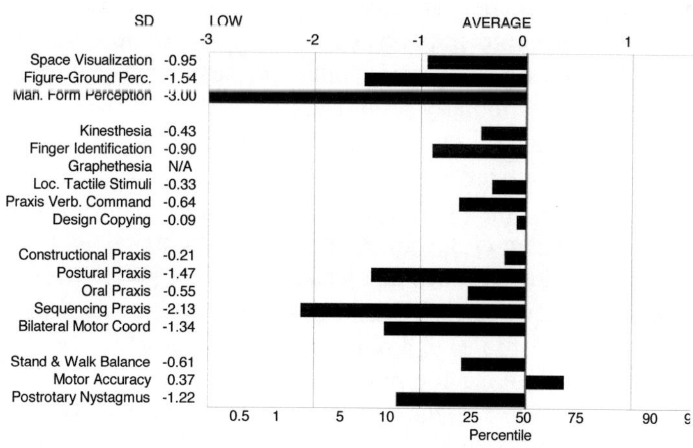

Figura 11.1. Perfil gráfico de las 17 pruebas del SIPT.

Los resultados están expresados en puntuaciones típicas. Siendo cero la media o parámetro normal, desde +1 a −1 están dentro de la media, unas por encima y otras por debajo, pero no indican disfunción. Las puntuaciones por debajo de −1 se salen de la curva normal y sí indican disfunción. En Daniel observamos muchas de las pruebas por debajo de la media, pero dentro de la muestra normal para su edad.

Las tres primeras pruebas evalúan las funciones visuales (percepción figura-fondo y orientación espacial de objetos) o en relación con otros sistemas, como el táctil (percepción manual de la forma). Daniel obtiene puntuaciones por debajo de −1, aunque se debe desestimar el resultado −3 de la prueba de percepción manual de la forma, porque no se pudo completar, ya que Daniel estaba muy cansado.

El segundo bloque de pruebas evalúa el sistema somatosensorial (input táctil y propioceptivo), en el que Daniel obtiene unas puntuaciones dentro de la norma. Donde volvemos a encontrar datos significativos es en las pruebas de evaluación de las praxis. La praxis constructiva bidimensional (copia de diseños) y la praxis constructiva tridimensional (praxis constructiva) se mantienen adaptadas a su edad de desarrollo. Las mayores dificultades se observan en la praxis postural y la praxis de secuenciación. Las pruebas que evalúan las funciones vestibulares y propioceptivas son, por un lado, la prueba de equilibrio estático y en movimiento, donde Daniel obtiene una puntuación dentro de la norma, y, por otro lado, la prueba de coordinación motora bilateral, en la que Daniel muestra una puntuación por debajo de −1. En la prueba de nistagmus posrotatorio, que es un reflejo que debe aparecer normalmente, la puntuación de Daniel es significativa, y en los estudios se ha encontrado correlación con daño neurológico o trastorno del espectro autista. Estos resultados nos hacen pensar que Daniel, tal como indicaban los datos de las observaciones clínicas, tiene disfunción de integración bilateral, secuencia y dispraxia, por una hiporrespuesta vestibular y propioceptiva.

2. *Factores del cliente.* Los factores del cliente deficitarios están relacionados con las destrezas de ejecución deficitarias (destrezas sensoriales-perceptuales, motoras-praxis, cognitivas, de regulación emocional y sociales), que interfieren en las áreas ocupacionales mencionadas anteriormente. Así mismo, los patrones de ejecución deficitarios repercuten en los hábitos y rutinas que no los tiene establecidos o con falta de límites, y el entorno más afectado es el ámbito personal y social, la escuela y los espacios donde se relaciona con niños.
3. *Puntos fuertes, puntos débiles.* Un punto fuerte destacable en Daniel es su interés en entablar conversaciones con adultos y en coleccionar minerales. Este interés puede servir de punto de partida para que le interese alguna

actividad social relacionada con el mismo. Igualmente, el apoyo de la familia es un punto fuerte, ya que puede ayudar a la generalización de los aprendizajes dentro del propio hogar y la adaptación de actividades en el mismo. Los puntos débiles son los relativos a los déficits de autonomía personal que presenta, la falta de hábitos en el comportamiento y con respecto a las habilidades sociales básicas, avanzadas, relacionadas con sus sentimientos y la agresión, así como la necesidad de refuerzos continuos.

11.3. Diagnóstico ocupacional

Las áreas ocupacionales que se identifican como áreas restringidas en el caso son las ABVD, las AIVD, las áreas educativas y de participación social, el juego y el ocio.

1. *Hipótesis primera.* Daniel tiene dificultad en algunas ABVD (control de esfínteres e higiene en el inodoro, vestido y alimentación) debido a la alteración de las habilidades motoras finas y la praxis, además del sentimiento de frustración ante el fracaso de las actividades que hacen que no se establezcan los hábitos adecuadamente, lo que produce dependencia de los padres.
2. *Hipótesis segunda.* Daniel tiene dificultad en algunas AIVD (cuidado y mantenimiento de pertenencias) debido a la alteración de las habilidades de procesamiento (organización temporal y del espacio) y cognitivas, como desatención y desinterés en las tareas. Puede también estar relacionada con sus problemas de praxis y planeamiento motor, así como la deficiencia en la adquisición de unos hábitos adecuados.
3. *Hipótesis tercera.* Daniel tiene dificultad en el área educativa, tanto en el aspecto académico como no académico, en el aspecto del aprendizaje, debido a las dificultades cognitivas de atención e interés en las clases; además, su disfunción de integración bilateral, secuencia y dispraxia puede estar dificultando los aprendizajes de las habilidades académicas, como la lectoescritura, el seguimiento visual, la copia, el dibujo, etc. Las conductas disruptivas y agresivas en la clase puede deberse a la incapacidad de desempeño ocupacional en las actividades escolares, que le producen ansiedad y sentimiento de incompetencia, y estas a su vez provocan dichas conductas como vía de escape.
4. *Hipótesis cuarta.* Daniel tiene dificultad en las áreas de juego y participación social debido a las deficiencias en sus habilidades sociales básicas (escuchar, iniciar conversación, formular preguntas) y avanzadas (pedir ayuda, participar asertivamente, seguir instrucciones, respetar turnos, disculparse), las habilidades relacionadas con los sentimientos (manejo del enfado, expresar afecto, resolver conflictos, autorrecompensarse) y habili-

dades alternativas a la agresión (pedir permiso, compartir, empleo del autocontrol); además, muestra interés restringido en el juego, baja tolerancia a la frustración y bajo nivel de disfrute o motivación intrínseca.

11.4. Proceso de intervención

11.4.1. Prioridades y objetivos

Establecimiento de objetivos:

a) Daniel adquiere y pone en práctica el manejo de uso de cubiertos de forma coordinada: cuchara y tenedor.
b) Daniel desarrolla y pone en práctica hábitos de higiene en el inodoro.
c) Daniel aprende a responsabilizarse del cuidado y orden de sus cosas, así como de los materiales y juguetes que utilice.
d) Daniel mejora y pone en práctica el desempeño en las actividades escolares, así como en la participación en las actividades extraescolares.
e) Daniel mejora y pone en práctica sus habilidades sociales, así como su gestión emocional en las áreas de participación social, juego y ocio.

11.4.2. Programa de intervención

Se realizan tres vertientes de programa, una en el hospital de día, otra en la casa y otra en el colegio.

A Daniel y a su madre se les plantea asistir al hospital de día dos días a la semana, en horario de mañana, y tres días a su centro escolar.

1. En casa, se mantiene la coordinación y el asesoramiento con los padres sobre consejos de dieta sensorial en juegos, juguetes y adaptaciones para realizar en casa. Además, se establece un programa de economía de fichas para realizar en casa, con los hábitos que hay que trabajar en las AVD, y se le recompensa con un mineral para su colección cuando consigue las conductas pactadas.
2. En el colegio, a su profesora se le informa de los resultados de las pruebas que pueden explicar muchas de las dificultades escolares. Esta información se transmite a través de la profesora del aula hospitalaria del hospital de día, que es la persona que se encarga de la coordinación con su profesora y orientador en el centro escolar.

3. En terapia ocupacional en el hospital de día se le proponen las siguientes intervenciones:

    - Entrenamiento individual del uso coordinado de la cuchara y el tenedor mediante apoyo físico (guía en los movimientos coordinados necesarios) y verbal (autoinstrucciones) durante el desayuno y la comida en el hospital de día. La consecución de este objetivo fue muy satisfactoria para Daniel, pues conseguía comer de forma limpia y se sentía orgulloso de ello. También fue algo muy reforzado en su contexto familiar.
    - Entrenamiento individual de la limpieza y cambio de ropa tras ocurrir algún episodio de incontinencia fecal en el hospital de día e instauración de la misma rutina en casa y el colegio a través de un programa elaborado en coordinación con su psicóloga. Daniel consiguió en dos meses limpiarse y vestirse solo, aunque continuaba necesitando ayuda con los broches y los botones. Los episodios de incontinencia fueron disminuyendo hasta desaparecer por completo a los cuatro meses de iniciar el programa.
    - En el programa grupal de TO básica en el hospital de día se asignó a Daniel un rol activo como responsable de la limpieza de su taza del desayuno y de la limpieza de las mesas después del "taller ocupacional grupal", en el que se realizaban actividades manuales diversas. También se le enseñó el hábito de elaborar una lista de pertenencias y repasarla siempre antes de marcharse a casa, y se le mostró la manera de gestionar sus emociones, así como aprender las habilidades sociales que le ayudaran a interaccionar mejor con los demás niños durante los talleres.
    - Sesiones individuales desde la perspectiva de la integración sensorial, de 45 minutos de duración, que se diseñaron de la siguiente manera: inicialmente, dos sesiones semanales, una en sala del hospital de día y otra en un parque cercano, para poder disponer de material móvil con input vestibular lineal y circular, puesto que la sala del hospital de día no dispone del mismo.

11.5. Evolución y seguimientos

Se observó mejoría en algunos de los aspectos de integración sensorial que se mostraban alterados (mejor coordinación bilateral, mejor seguimiento visual y puntería), y como consecuencia de esta mejoría se vieron los avances en sus tareas escolares, con mejoras en su escritura y mayor tolerancia ante la realización de las tareas escritas, con menos episodios de negación en la realización de las tareas escolares. También se obtuvieron buenos resultados en la realización de sus ABVD, con mejoras en la coordinación en el uso de cubiertos y mayor autonomía en el vestido (consiguió abrochar los cierres y los botones). En los seis meses de la intervención también se observó una mejoría en la interacción de Daniel con sus compañeros durante el juego y con la terapeuta ocupacional y desarrolló intereses más variados, como los juegos constructivos y simbólicos.

11.6. Resultados y conclusiones

Después de seis meses de tratamiento y la evolución positiva de Daniel, se plantea la asistencia al hospital de día solo un día a la semana. En la TO se inicia el entrenamiento del uso del cuchillo para preparar la tostada del desayuno y se incluye en un programa de sesiones de integración sensorial grupal, para continuar trabajando las dificultades que mantiene en la interacción con sus iguales. Los resultados de las escalas que se pasaron anteriormente, la escala de juego de Knox y la evaluación de las Observaciones Estructuradas del Desempeño Motor (SIPT), son satisfactorios y muestran buena evolución y mejora en el tono postural, la integración bilateral y la secuencia, así como en la interacción con otros niños. En este sentido, se recomienda a la madre que inicie una actividad extraescolar de natación o artes marciales, puesto que son actividades con mucho input propioceptivo que le van a beneficiar en el proceso de evolución. Se le recomienda hacer una adaptación progresiva de la actividad extraescolar elegida, en la que después de estar 30 minutos, pactados con la madre, y si lo solicita Daniel, se le permite salir antes de la finalización de la misma. De esta manera, el niño consigue adaptarse progresivamente a las exigencias de la actividad extraescolar y va modulando su tolerancia a la frustración. Pasados dos meses consigue permanecer toda la sesión sin dificultad.

Daniel continúa asistiendo al hospital de día un día cada dos semanas, es autónomo en higiene en el inodoro, el vestido y la alimentación, colabora en el orden y es responsable de sus pertenencias sin necesidad de apoyos. Continúa con dificultades en el área educativa, pero se han realizado adaptaciones tras una reunión con la responsable de problemas graves de conducta de la Delegación de Educación. Se ha descartado el posible diagnóstico de trastorno generalizado del desarrollo. Daniel ha iniciado una nueva actividad extraescolar, natación, en la que se ha adaptado bien. En esta actividad, además de los objetivos relacionados con la integración sensorial, se trabajan las habilidades sociales aprendidas en el hospital de día, relacionándose con los niños de la clase, y la autonomía del baño y vestido.

12
Caso en salud mental en la adolescencia

En este capítulo se presenta un caso clínico de salud mental en un adolescente desde el modelo de ocupación humana (MOHO), aplicando al mismo tiempo el proceso metodológico en la práctica de la terapia ocupacional (TO), basado en el marco de trabajo de la AOTA (2008), según se explica en el capítulo 4.

12.1. Motivo de consulta

Tomás es un adolescente de 15 años de edad que llega por derivación del psiquiatra a TO de la unidad de salud mental infantojuvenil-hospital de día (USMIJ-HD) por problemas cada vez más acentuados de pensamientos obsesivos e irracionales y temores y miedos que trascurren con cuadros de ansiedad y que le está dificultando su desempeño ocupacional. Él lo relaciona con su forma de ser, "obsesivo" y "miedoso".

12.2. Proceso de evaluación

12.2.1. Recogida de datos

A) Fuentes de información directa: revisión de la historia clínica y entrevista a los padres

El terapeuta ocupacional recaba información de la historia clínica de la unidad extrayendo los antecedentes personales de Tomás, que son los que se exponen a continuación. Tomás es el segundo de tres hermanos, nació con parto pretérmino a los siete meses y medio con un peso de 2,2 kg. Estuvo diez días en la incubadora y cuando salió del hospital pesaba 2,4 kg. No tuvo lactancia materna. Sin ningún problema somático excepto bajo peso. El desarrollo motor durante la infancia transcurrió sin hallazgos clínicos, la sedestación con apoyo la consigue a los seis meses y la marcha a los once meses. Su desarrollo socioafectivo cursa normalmente, sin problemas de relación con otros niños y con juegos normalizados en las distintas etapas evolutivas. Las primeras palabras se producen a los doce meses. La autonomía personal cursa con evolución normal. En el colegio siempre ha sido un chico responsable y ha tenido buen rendimiento escolar. No tiene antecedentes somáticos de interés ni antecedentes en salud mental.

Durante la entrevista con la madre se recoge la siguiente información. Desde siempre ha sido muy temeroso de las enfermedades, con rumiaciones mentales del tipo "si se rompía un cristal temía que pudieran quedar restos", también con huesos o con espinas tenía mucho cuidado. Desde hace una semana los cuadros de ansiedad se han acentuado y le están dificultando el desempeño ocupacional en su vida diaria. La convivencia con su familia y el desempeño en las actividades básicas de la vida diaria están siendo cada vez más dificultosas y complicadas. Se añade a este cuadro, falta de sueño, un rendimiento escolar por debajo de lo normal, inapetencia a asistir al instituto y, consecuentemente, absentismo escolar. Esta inapetencia se extiende también al ámbito de la participación social, por lo que no sale con sus amigos y evita a ir a los entrenamientos de fútbol.

B) Fuentes de información indirecta: datos de otros profesionales

El juicio clínico del psiquiatra es "trastorno de ansiedad y síntomas psicóticos". Para la resolución de este caso, la terapeuta ocupacional se propone trabajar desde la perspectiva del modelo de práctica del modelo de ocupación humana (MOHO).

12.2.2. Fases de evaluación

A) Evaluación del perfil ocupacional según el MOHO: preguntas de orientación y evaluación inicial

En la primera entrevista con Tomás se define a sí mismo como una persona "obsesiva, "lo piensa todo". Piensa que no puede respirar bien y teme morirse, experimenta sensaciones como presión en el pecho, taquicardia y sudor en las manos, y tiene insomnio debido al temor a dormirse y no despertarse. Se nota perplejo, con dificultad de coordinar movimientos, y estos son más lentos al realizar cualquier actividad. Relaciona lo que le está pasando con su forma de ser, dice: "Me da miedo todo". Este cuadro le está dificultando concentrarse en el instituto y en actividadesdes de entrenamiento de fútbol, que es su deporte favorito. Piensa que en parte lo que le está pasando es culpa de su familia, de su madre, por estar tan encima de él. El desencadenante del cuadro ansioso lo relaciona con el cansancio físico secundario a un sobreesfuerzo que hizo un día entrenando y él cree que lo que le pasa puede ser una posible "enfermedad". Se refiere a ello diciendo que está "malo".

B) Análisis del desempeño ocupacional

Los aspectos del desempeño ocupacional más deficientes son los relacionados con el desempeño de las áreas ocupacionales siguientes: las actividades de la vida diaria (AVD) básicas e instrumentales, el sueño, la educación, la participación social y el ocio.

La terapeuta ocupacional decide completar la escala de la OPHI-II, el listado de intereses y el listado de roles. Estas escalas del MOHO permiten comunicar activamente a Tomás sobre los aspectos principales de su vida, su desempeño ocupacional y registrarlos.

1. *Identidad ocupacional y competencia ocupacional de Tomás, según la OPHI-II.* Tomás comienza su narrativa ocupacional diciendo que antes vivían en un pueblo, pero a los 6 años, a causa de que su hermano mayor tuvo problemas de adaptación, se fueron a otro pueblo cercano un poco más grande. Él se adapto bien, en el colegio, aunque le costaba trabajo aprobar y tenía un profesor de apoyo. Se esforzaba mucho y aprobaba los cursos. Nunca repitió. Siempre le ha interesado estudiar, ahora está en cuarto de Secundaria (4.º de la ESO) y ha sacado buenas notas en el primer trimestre. Le gusta ir al instituto, tiene buenos amigos y se relaciona bien con los profesores.

   En el futuro le gustaría estudiar para ser policía, aunque últimamente está cambiando de opinión y le gustaría estudiar informática.

   Le interesa mucho el fútbol y va a entrenar tres días a la semana en un centro deportivo. Se lleva muy bien con los miembros del equipo y el entrenador. Pero desde que se "puso malo" ha dejado de ir y está perdiendo la relación con sus compañeros de equipo. A su padre también le gusta el fútbol y este es un punto de encuentro entre los dos.

   Ha tenido su grupo de amigos del colegio desde siempre. Suelen quedar para pasear, jugar a la Play, al fútbol y al escondite, o ir al cine.

   Últimamente ha cambiado todo. Su rendimiento escolar es casi nulo. Él quiere seguir el ritmo del instituto y quiere ir a las clases, pero no es capaz de atender y concentrarse en las tareas o las explicaciones. En casa, con las tareas escolares, le pasa lo mismo, no es capaz de terminarlas. Si esta mucho tiempo haciendo una tarea se desconcentra y se pierde, de repente se da cuenta que no sabe por dónde iba, o lo que tenía que hacer. Lo mismo le ocurre con los entrenamientos de fútbol o cuando sale con sus amigos: no se siente bien, no puede seguir conversaciones, y decide quedarse en casa y no salir a casi ningún sitio. Además, nota que no está bien y teme que le den las taquicardias y los cuadros de ansiedad en cualquier sitio, lo que le retrae aún más y decide no salir.

En casa le cuesta hacer las AVD básicas e instrumentales, y su madre le tiene que ir diciendo las cosas para que las haga, esto antes no le ocurría. Realiza las AVD básicas, como el vestido, la alimentación, la higiene y el aseo personal, pero con supervisión de la madre y teniéndole que decir varias veces que lo haga. Las AVD instrumentales, como ayudar en las tareas domésticas, la limpieza de su cuarto, ayudar a poner y quitar la mesa, tirar la basura, pequeñas compras o el uso de internet, lo hace pero no como antes, ahora necesita supervisión y ayuda verbal.

Ahora se pasa mucho tiempo jugando a la Play, otras veces se pone a correr por la casa o a jugar con una pelotita. Se siente perdido sin poder hacer lo que siempre ha hecho con normalidad.

2. *Volición.* Según el resultado del listado de intereses, a Tomás le gusta mucho el fútbol y sigue apuntado a los entrenamientos, pero está faltando últimamente. Le gustaría apuntarse al gimnasio al que van sus amigos, pero en casa no hay recursos económicos para ello.

   Otros intereses son los juegos de cartas, ir al cine con sus amigos, jugar al escondite, montar en bicicleta en la casa de sus abuelos, aunque últimamente no puede hacerlo como antes. También le gusta hacer manualidades.

   Otras ocupaciones en su tiempo libre es visitar a familiares o salir con su familia, es una de las cosas que más le gustan. Los domingos le gusta ir a misa con su familia. Últimamente está obsesionado con rezar, cree que le va a salvar Dios. La familia es muy creyente. Para él un día especial es salir al parque y llevar a la hermana pequeña de tres años, esto le encanta.

   Él valora la posibilidad de "volver a hacer" y "tener" un día normal, participar en casa como antes, ir al instituto, estudiar y, los días que le toca, ir a entrenar al fútbol y salir con sus amigos.

3. *Habituación.* En el listado de roles indica que valora su rol de amigo, deportista, estudiante, miembro de familia, participante religioso y cuidador de su hermana. Se muestra insatisfecho en la realización de roles que considera importantes, ya que ahora casi no los puede desempeñar, se está deshabituando a realizarlos, y esto le preocupa. Por ejemplo, le gustaría volver estudiar y sacar el bachillerato, pero ahora mismo no se siente capaz de lograrlo.

4. *Factores del cliente.* La competencia ocupacional de Tomás, es decir, el patrón de acción cotidiano que apoya ser productivo y estar satisfecho en

su vida cotidiana, está muy comprometido, ya que intenta realizar sus estudios, las tareas en casa, su participación en los entrenamientos y sus relaciones con sus amigos, pero sus intentos se frustran y no puede llegar a realizarlos. Está perdiendo la confianza en su capacidad de realizar sus estudios, que es una de las áreas más significativas en su vida. Recuerda cómo era antes de "estar malo" y siente decepción de sí mismo. Este déficit está relacionado con el deterioro de las destrezas de ejecución, cognitivas, pensamientos irracionales anticipatorios y de fracaso, así como alteraciones motoras y praxis relativas al movimiento que le repercute en las áreas ocupacionales de las AVD básicas e instrumentales, la educación, la participación social, el juego, el ocio y el sueño.

En cuanto a su volición y capacidad de desempeño, actualmente no se siente capaz de realizar su desempeño ocupacional en un día normal, como preparar su desayuno, vestirse e ir al instituto, ya que le cuesta concentrarse y seguir o terminar las tareas. Su causalidad personal, valores e intereses están disminuyendo, lo que repercute en la deshabituación de su vida "normal". Tomás tiene momentos de tristeza al verse que no hace las cosas de antes, él quiere pero no puede.

Su ambiente o contexto le favorece; en este sentido, en su casa sus padres lo animan y ayudan a poder realizar su desempeño ocupacional, sus amigos lo llaman para salir y compartir ocio, así como su familia.

5. *Puntos fuertes, puntos débiles.* Como punto fuerte destacable en Tomás, predomina su interés en el establecimiento de los hábitos y rutinas que él ve que está perdiendo, y conseguir hacer las cosas que hacía antes, como llevar la vida de estudiante, participar en el hogar, en sus actividades de ocio y juego, así como establecer sus roles de amigo, hijo, hermano, estudiante y deportista. Además, como punto fuerte se observa un adecuado entorno social y cultural, con el apoyo de su familia y amigos, así como un buen entorno físico donde desarrolla su vida, como su casa, el instituto, el polideportivo en que entrena al fútbol y los lugares de ocio que hay en la comunidad. Como puntos débiles se aprecian su falta de interés en hacer cosas y la valoración de sí mismo, sintiendo baja autoestima al de no ser capaz de conseguir lo que se propone. El resultado de esta situación es la deshabituación de sus rutinas y roles.

12.3. Diagnóstico ocupacional

1. *Hipótesis primera.* Tomás está teniendo dificultad en algunas AVD básicas (vestido, alimentación e higiene) e instrumentales (tareas del hogar, preparar el desayuno) debido a alteración de las funciones cognitivas su-

periores, pensamientos irracionales de temor y miedos que están provocando a su vez problemas con los patrones de ejecución: hábitos, rutinas y roles, y sentimientos de frustración.

2. *Hipótesis segunda.* Tomás está teniendo dificultad en el área de descanso y sueño debido a alteraciones de las funciones cognitivas superiores, pensamientos irracionales de temor y miedos que le producen ansiedad.
3. *Hipótesis tercera.* Tomás está teniendo dificultad en las actividades educativas, como seguir el ritmo en las clases, concentrarse y terminar las tareas, debido a alteraciones de procesamiento cognitivo, como la atención y la concentración, así como por sus pensamientos de no poder lograr hacer las tareas.
4. *Hipótesis cuarta.* Tomás está teniendo dificultad en realizar actividades de entrenamiento de fútbol debido a la funciones cognitivas superiores con pensamientos anticipatorios de fracaso relacionados con alteraciones motoras y praxis relativas al movimiento, con lenificación de movimientos, reflejos disminuidos y falta de coordinación.
5. *Hipótesis quinta.* Tomás está teniendo dificultad en realizar actividades en la participación social debido a alteraciones de las funciones mentales específicas, con pensamientos irracionales anticipatorios. Piensa que no va a ser hábil socialmente y que se le pueden producir cuadros de ansiedad inesperados en situaciones sociales.

12.4. Proceso de intervención

12.4.1. Prioridades y objetivos

La terapeuta ocupacional, junto con Tomás y sus padres, prioriza los objetivos en una serie de etapas, y entre ellos se incluyen objetivos a corto, medio y largo plazo. Se prioriza establecer la volición de Tomás y mejorar el patrón de pensamientos y sentimientos acerca de sí mismo, así como sus valores y compromisos. Así mismo, se trabajarán las habilidades de procesamiento, motoras y sociales con un entrenamiento según los niveles de función ocupacional (exploración, competencia y logro). Por último, se trabajará la mejora de su habituación (hábitos, roles y su organización) a través de algunos cambios de estrategias ambientales y sociales que le motiven a participar en las actividades que le gustan.

1. Objetivos a corto y medio plazo:

   a) Tomás logra mejorar la adaptación progresiva a los programas de TO en el hospital de día y su asistencia al instituto.

b) Tomás emprenderá un entrenamiento del desempeño ocupacional según los niveles de función (exploración, competencia y logro) para desarrollar estrategias en el desempeño de las destrezas motoras, praxis y cognitivas. Así mismo, se adaptará el entorno que fuera necesario para lograr su competencia ocupacional y sus habilidades sociales.

c) Tomás desarrolla estrategias para participar en actividades de ocio y participación social, como quedar con sus amigos y volver a entrenar fútbol en la medida de sus posibilidades. Para este objetivo se desarrollan estrategias en los amigos y el entrenador de motivación para la participación de Tomás.

d) Tomás desarrolla estrategias para la realización de las AVD básicas autónomamente en casa, como vestirse y asearse para salir y la alimentación, y de las AVD instrumentales, como ayudar en casa a poner y quitar la mesa, y ordenar su cuarto. Que mejore las destrezas de ejecución (destrezas motoras y praxis) que intervienen en la realización de las AVD, así como el grado de atención, concentración y aprendizaje de los pasos que intervienen en la tarea para su ejecución.

e) Tomás desarrolla estrategias para mantener el hábito de ir al instituto con adaptación curricular si lo precisa y sin saturarse en la realización de las tareas escolares.

f) Tomás desarrolla estrategias mediante entrenamiento en el desempeño ocupacional, para minimizar los pensamientos que le hacen sentir ansiedad y le provocan insomnio por medio de la relajación y la conciencia corporal.

g) Tomás logra su autogratificación, se siente capaz de sus logros, aumenta su autoestima y confianza por medio del autorrefuerzo y la satisfacción personal.

2. Objetivos a largo plazo:

a) Realiza AVD básicas e instrumentales de la vida diaria.

b) Asiste a clases normalizadas del instituto progresivamente.

c) Realiza actividades de ocio, entrenamiento de fútbol y de participación social con sus amigos y familia con satisfacción personal.

12.4.2. Programa de intervención

A Tomás se le plantea venir dos días en semana al hospital de día y tres al instituto. En el hospital de día se le propone hacer los siguientes programas, que se adaptarán según sus necesidades.

1. Programa grupal de desempeño ocupacional, juego y ocio. Se le da a elegir entre las actividades que más le pueden interesar a Tomás para realizar talleres ocupacionales en el hospital de día. Estas son: juegos de cartas, dominó u otros. En este programa se utilizan como estrategias los niveles de función ocupacional del MOHO (exploración, competencia y logro), para luego generalizar las estrategias aprendidas en otros contextos de participación social o desempeño ocupacional. Es un programa grupal en el que se hace hincapié en la toma de conciencia de las habilidades sociales que hay que poner en práctica en las actividades de grupo para su buen funcionamiento. Se interviene, además, en el ambiente o contexto social externo de Tomás a través de sus familiares, amigos y entrenador, implicándolos en el tratamiento y mostrándoles estrategias sobre cómo incentivar a Tomás para que sea más activo y participativo en su desempeño ocupacional.
2. Programa de planificación de actividades de la vida diaria, con autorregistros, seguimiento semanal y talleres en el hospital de día. Se practican los hábitos de las AVD básicas deficitarias en el hospital de día, se muestran sus puntos fuertes y débiles y el modo de realizar las actividades con una secuenciación estructurada.

   Para llevar a cabo estas actividades en su casa se le proporciona un autorregistro con las actividades estructuradas en un cronograma y se le enseña un plan para llevarlo a cabo. El autorregistro lo rellena en casa y lo trae al hospital de día para su revisión. Las actividades que se consensuan con él son las siguientes: prepararse el desayuno por la mañana, lavarse los dientes, vestirse, prepararse para salir de casa, ayudar en poner y quitar la mesa a medio día y por la noche. Estos hábitos se practican también en el hospital de día, donde la TO dirige y modula las actuaciones y expresiones de Tomas hacia una producción de actividades satisfactorias. Es decir, la TO "pone palabra" a estas, para que Tomas tome consciencia de sus acciones y sentimientos y los integre en su vida diaria como desempeños satisfactorios.
3. Programa de intervención de TO en actividades educativas y coordinación con los profesores de instituto. Se inicia un taller de actividades educativas en coordinación con el instituto, por el que trae las tareas de estudio y las hace en el hospital de día. Este programa se hace individual o grupalmente, en el primer caso para mejorar su atención y concentración en la realización de la tarea, y en el segundo para que se acostumbre a hacer la tarea con otros chicos o estímulos en un ambiente controlado.
4. Programa de relajación progresiva de Jacobson y conciencia corporal y automasaje. Se le entrena con este tipo de relajación para que la practique todos los días y la utilice en momentos en los que sienta que se pone nervioso. Tam-

bién antes de dormir, para que le ayude a conciliar el sueño. Se le explica la técnica de parada de pensamiento cuando tenga pensamientos negativos.

12.5. Evolución y seguimientos

La capacidad de desempeño de Tomás los primeros meses en el hospital de día es el siguiente:

a) En el programa grupal de desempeño ocupacional, juego y ocio, se observa que durante la realización de las actividades que se han elegido hacer conjuntamente comienza bien su desempeño, con un nivel de motivación alto, pero poco a poco va perdiendo la concentración y se frustra ante la imposibilidad de terminar lo que está haciendo. Se queja de estar agobiado, de que no puede tragar, no puede respirar, sudor en las manos y taquicardias, dolor y pesadez de estómago. A veces, le duele la cabeza, se encuentra mareado, dice que es como "si estuviera en un sueño". Pregunta frecuentemente cuándo se le va a pasar el efecto de las pastillas, piensa que estas le están produciendo estas sensaciones y le gustaría cambiarlas por productos naturales, como jalea real o infusiones. Se le explica que no es así, y que debe seguir tomándolas. Manifiesta verbalizaciones perspicaces, parece que no se fía del personal del hospital de día. e interpreta todo lo que se le dice con alusiones a su enfermedad. Por ejemplo, se comentó que su horóscopo era cáncer y se puso muy nervioso, preguntando si lo que tenía el era un cáncer. Durante los talleres de ocio y juego en el hospital de día se muestra perplejo, con comportamientos pasivos en la realización de las actividades, aunque le gusta participar de la conversación de los demás, pero normalmente está callado y cuando se le pregunta no sabe de lo que se estaba hablando, está como ausente. Tiene poco contacto social con los demás chicos que participan en este programa, y es en los juegos de mesa y cartas donde más animado y social parece. En la evolución de la intervención de la adaptación del ambiente a través de sus amigos, estos le llaman más por teléfono o le van a buscar a su casa para que salga. También su entrenador lo anima a que asista a los entrenamientos, estas modificaciones del entorno agradan y motivan a Tomás, y aunque no siempre acepta salir le satisface que lo llamen.

b) En el programa de planificación de actividades de la vida diaria del hospital de día su evolución es lenta, muestra movimientos lentificados en la planificación y coordinación motora, sobre todo en la realización de las actividades de la comida (manejo de cubiertos), la higiene dental y la recogida de la mesa. Además, se muestra apático hacia la comida y con poco apetito. Muestra poca iniciativa e interés en realizar la ejecución de las actividades consensuadas para su mejoría. Se le apoya en varios niveles, por un lado, explicando la importancia de realizarlas y supervisando la realización de las mismas y por otro, potenciando que "ponga palabra" a su ejecución para que exprese sus sentimientos y autosatisfacción al hacerlas. La evolución del autorregistro y seguimiento semanal es satisfactorio para Tomás, pues al ir registrando las cosas que hace en casa le es más fácil hablar sobre ello con la terapeuta ocupacional, lo que le hace darse cuenta de cosas que puede modificar en su vida diaria, aunque sigue necesitando ayuda de su madre para su realización.

c) En el programa de intervención de TO en actividades educativas y en coordinación con los profesores del instituto, la evolución es lenta, le cuesta mucho prepararse para salir de casa los días que va al instituto, suele llegar tarde o no llegar a ir. La terapeuta ocupacional coordina con su tutor la adaptación curricular y se entrena en el hospital de día para la realización de las tareas escolares. Al principio se observa que pierde constantemente la atención y la motivación, y el hilo de lo que está haciendo. Se coordina de nuevo con su tutor escolar una nueva adaptación curricular orientada a las posibilidades reales de Tomás para realizarla. Estas tareas debían entregarse al tutor para su revisión, lo que aumentaba la motivación de Tomás para acabarlas. En el hospital de día se adapta el tiempo de estudio en periodos más cortos y numerosos, esto hace que Tomás sea capaz de realizar la tarea sin perder la concentración, y se sienta capaz de terminarla. La evolución en esta actividad es lenta, le cuesta concentrarse y muestra una causalidad personal pobre con sentimientos de no ser capaz de poder hacer las tareas. Sin embargo, aprende y pone en práctica algunas estrategias para mantener la atención y paulatinamente aumenta la capacidad en la realización de las tareas, aumentando el tiempo concentrado en las mismas, así como su finalización.

d) La evolución del programa de relajación progresiva de Jacobson, conciencia corporal y automasaje es favorable. En él aprende y pone en práctica las técnicas aprendidas en su vida cotidiana, sobre todo antes de dormir, lo que le ayuda a conciliar el sueño. Además, anticipa las sensaciones de ansiedad y pone en práctica la parada de pensamientos negativos con la técnica aprendida.

12.6. Conclusión y resultados

Después de seis meses de tratamiento en el hospital de día, Tomás siente más control de su desempeño ocupacional y, aunque siga teniendo pensamientos irracionales de temores, los va regulando y controlando mejor. Está acudiendo al instituto cuatro días a la semana y al hospital de día un día a la semana. Se le sigue tratando con los programas de el hospital de día y está respondiendo bien. En el hospital de día se fueron cambiando las actividades del autorregistro en el programa de AVD en casa, y se notó en Tomás más interés y compromiso al ver los avances conseguidos. Cada vez creía más en su recuperación a la vez que mejoraban sus hábitos ocupacionales. Está más interesado en participar socialmente en actividades con su familia y amigos. Algunos días va a los entrenamientos de fútbol y, aunque no siempre entrena, está con los amigos del equipo. Los resultados en la escala de la OPHI-II y los listados de intereses y roles es positivo a los seis meses. Se recomienda continuar con el tratamiento de TO hasta lograr mayor adaptación a la nueva situación y mayor autonomía en las áreas de desempeño ocupacional afectadas.

13
Caso en rehabilitación física infantil

A continuación se presenta un caso clínico desde el punto de vista de la terapia ocupacional (TO) en rehabilitación física infantil desde el modelo de persona-entorno-ocupación de Law. Se aplica al mismo tiempo el proceso metodológico en la práctica de la TO, basado en el marco de trabajo de la AOTA (2008), según se explica en el capítulo 4.

13.1. Motivo de consulta

Cristina es una niña de dos años y nueve meses de edad que llega a la unidad de rehabilitación física, y desde allí su médico rehabilitador la deriva a TO, al programa de atención temprana, por un retraso psicomotor que afecta no solo a las adquisiciones motrices, sino también al ritmo de desarrollo de las habilidades para comunicarse, jugar y resolver problemas apropiados para su edad. El motivo de consulta, según relata la madre, es que la niña es torpe en los movimientos motores, tiene dificultades en la manipulación de objetos y escasa relación con los niños, y prefiere jugar sola y en ocasiones evitando interactuar con sus iguales. Esto la preocupa, pues cree que puede tener problemas de adaptación cuando entre en el colegio.

13.2. Proceso de evaluación

13.2.1. Recogida de datos

A) Fuentes de información directas: revisión de la historia clínica y entrevista con los padres

La terapeuta ocupacional accede a la historia clínica de Cristina y obtiene la información relativa a sus antecedentes médicos y su desarrollo psicomotor, que se resumen a continuación. Es hija única de madre española y padre inglés. Nace en Inglaterra y vive allí hasta los 18 meses. La madre decide venirse a España a vivir mientras que el padre se queda en Inglaterra. La niña nació con parto pretérmino, a las 30 semanas, con un peso de 2,1 kg y un el test de Apgar de 8 a los 10 minutos de nacida. Estuvo en la unidad neonatológica de cuidados intensivos durante 15 días, en los que respondió bien, y se le dio el alta con 2,4 kg. No tuvo lactancia materna.

Se observa un desarrollo psicomotor retardado. Sedestación sin apoyo a los 9 meses, bipedestación a los 12 meses, marcha a los 15 meses. A los 18 meses se observa que las reacciones posturales están lentificadas con predominio de hipotonía muscular generalizada, mala coordinación y dificultad en los cambios de posición, su desarrollo psicomotor evoluciona pero lentamente. A los 24 meses camina pero no corre, no es capaz de levantar un pie para dar una patada a un balón, le cuesta encajar piezas en tableros. El desarrollo del lenguaje y la comunicación está retardado, actualmente emite algunos sonidos para llamar la atención y tiene pocas palabras con significado (*mamá, papá*), señala imágenes que se le nombran o algo que quiere, y comprende órdenes sencillas. Participa en canciones y cuentos, pero pierde el interés rápidamente. El desarrollo psicosocial igualmente está afectado, con algunos rechazos al contacto de adultos y niños, pero buen contacto con los padres. El juego es simple, imita y golpea objetos para llamar la atención. Tiene poca iniciativa para jugar con el adulto o con niños, y prefiere el juego solitario. Se observa poca interacción y permanencia en los juegos y explora el entorno inmediato pasando continuamente de una actividad a otra.

Se entrevista a los padres con la niña. Ellos están preocupados por su próxima entrada a la guardería; temen que no se adapte. Cuando el padre se dirige a la niña en inglés lo entiende, e igualmente si la madre le habla en español; la están educando en un contexto bilingüe. En la entrevista la terapeuta ocupacional realiza algunas pruebas psicomotoras de manipulación y juego, en las que es difícil que participe, pues se distrae fácilmente y tiene dificultades psicomotoras para realizarlas. También se observa que cuando la terapeuta ocupacional la llama no se acerca, y parece que no le interesa el juego lúdico que le ofrece. Además, frecuentemente, coge la mano de la madre o el padre para que le ayude, y estos tratan de ayudarla en todo con conductas sobreprotectoras. Actualmente acaban de llegar de Inglaterra y, aunque la madre es del lugar y tiene alguna familia, no cuenta con un entorno específico en el que Cristina se relacione con más niños.

B) Fuentes de información indirecta: datos de otros profesionales

El diagnóstico del médico rehabilitador es un "trastorno específico del desarrollo psicomotor". Se sospecha de un "retraso en el desarrollo del lenguaje sin especificar", que ha de ser valorado por la unidad de salud mental infantil, a la que se deriva.

Para la resolución de este caso se propone trabajar desde la perspectiva del modelo de persona-entorno-ocupación (PEO) de Law (véase el capítulo 3), que permite la aplicación de las intervenciones cuando existe una problemática familiar, social y ambiental en los diversos entornos del niño con el objetivo de dar respuesta lo más pronto posible a las necesidades transitorias o permanentes de su desarrollo. Este enfoque se engrana perfectamente con el programa de atención temprana de la unidad de rehabilitación, donde se considera la coordinación del equipo interdisciplinar de profesionales en la planificación de la intervención global del niño.

El terapeuta ocupacional comienza con la identificación de las áreas ocupacionales afectadas, que desde un enfoque integrador focaliza la intervención considerando los múltiples entornos y roles de la niña, de tal manera que el alcance de las intervenciones ayuden a esta y su familia en todos sus ámbitos y mejoren así su participación y desempeño ocupacional.

13.2.2. Fases de evaluación

A) Evaluación del perfil ocupacional

Cristina es una niña que en su experiencia ocupacional se está desarrollando con claros roles de dependencia hacia sus padres. Ella, por un lado, carece de capacidad y estrategias de desarrollo (psicomotor, psicosocial, de lenguaje y comunicación) con las que tendría que desempeñar las áreas de actividades de la vida diaria básica e instrumentales, juego, participación social y ocio, teniendo cada vez más dificultad en realizarlas por el retraso de desarrollo que presenta. En este sentido, estos déficits aumentan según va creciendo, ya que, al no experimentar con éxito sus desempeños ocupacionales y carecer de estrategias para realizarlos, no consigue la retroalimentación adecuada de los mismos, lo que le conlleva no aprender las habilidades del desarrollo normal, o la participación en sus desempeños. Por otro lado, se observa que su entorno próximo, es decir, sus padres, le exigen poco esfuerzo en la realización de las actividades propias a su nivel de desarrollo, con claros matices de sobreprotección, lo que no favorece el aprendizaje de estrategias adecuadas para conseguir el desempeño.

Sus intereses son pocos y restringidos, y su disfrute personal en las actividades de juego o participación social son cortas en el tiempo y poco satisfactorias. Además, frecuentemente fracasa en las actividades, no las repite para su aprendizaje, y continuamente las cambia, sin llegar a vincularse con ninguna. Cuando ve que no puede conseguir algo, pide ayuda a sus padres, lo que le hace tener un rol dependiente. Le gusta jugar dando golpes con los juguetes, sin otra intención significativa, aunque también le gustan las muñecas e imita roles. Así mismo, le gustan los juegos motóricos que incluyen movimientos fuertes o sacudidas, pero no los que necesitan coordinación ojo-mano-pie, como lanzar una pelota y cogerla o montar en triciclo. En este sentido, se observa que tiene dificultades en transformar la información sensorial en movimiento funcional, que se traduce en dificultades a nivel del desempeño de actividades motoras finas y globales (dispraxia).

Las ocupaciones exitosas de Cristina son sacar todos los juguetes que tiene en su cuarto, jugar con sus muñecas poco tiempo, jugar con su padre o madre a que le hagan cosquillas, la lancen al sofá u otros juegos motóricos. Y las ocupaciones que le causan problemas son realizar actividades básicas de su vida diaria relativas a su edad, disfrutar del juego, el ocio y la participación social (relacionarse con sus iguales).

Los valores de la familia se centran en la calidad de vida que pueden ofrecer a su hija, pues se han trasladado a España desde Inglaterra para darle tratamiento aquí, ya que en Inglaterra era privado y no podían permitírselo. El padre aún trabaja en Inglaterra, y viene cada 15 días a visitarlas, por lo que valoran mucho el tiempo que están juntos.

Las preocupaciones de los padres están relacionadas con la buena adaptación al curso escolar que se aproxima, así como su buena evolución hacia el desarrollo normal y el desempeño ocupacional en todas las áreas afectadas.

En una segunda entrevista se valoran las áreas de desempeño de Cristina de acuerdo con dos métodos: por un lado, el programa de atención temprana para la estimulación del desarrollo infantil, editorial CEPE, utilizado por el equipo interdisplinar de la unidad. A través del inventario de desarrollo por edades de este programa se lleva a cabo la confección del programa interdisciplinar integral, la evaluación inicial y continua, así como el seguimiento consecutivo de los objetivos marcados. Por otro lado, se completa el Inventario para la Evaluación Pediátrica de la Discapacidad (PEDI).

B) *Análisis del desempeño ocupacional*

Las áreas del desempeño ocupacional más deficientes que se detectan *a priori* son las siguientes: las actividades básicas de la vida diaria (ABVD), las actividades instrumentales de la vida diaria (AIVD), la educación, el juego, el ocio y la participación social.

1. Análisis de las áreas ocupacionales afectadas:

   - *ABVD.* Muestra torpeza y lentitud para ejecutar movimientos coordinados. En la alimentación, come todo tipo de texturas, coge una galleta o pan y se lo come, pero no maneja la cuchara ni el tenedor. Le da de comer la madre. Bebe de una botella con tapón con pitorro. El baño y el aseo le gustan y colabora frotándose con la esponja, disfruta del baño y se entretiene con los juguetes. No le gusta que le caiga agua por la cara. Intenta peinarse, cepillarse, lavarse las manos y los dientes con ayuda de la madre. Se suena la nariz si le sujetan el pañuelo. En las tareas de ir al baño, ayuda para subirse y bajarse la ropa, pero no intenta limpiarse. Continencia: contiene el pipí por el día, pero por la noche no, le ponen pañal. No tiene problemas con el control intestinal. Vestido: colabora en desvestirse con ciertas prendas fáciles, como los calcetines y las chaquetas; en las demás, no. No se pone ninguna prenda por ella misma y cuando lo hace es con ayuda de la madre. No sube ni baja cremalleras, no se quita camisetas ni pantalones de cinturilla elástica. No maneja ningún tipo de cierres. Es capaz de quitarse los zapatos si están desabrochados.
   - *AIVD.* A veces ayuda a poner los cubiertos en la mesa si se le pide, recoge algunos juguetes de su cuarto con ayuda, pero se cansa y no quiere continuar.
   - *Juego.* Tiene juego motor torpe y lento sin arriesgar mucho, teme caerse, con dificultades en los movimientos y escasa coordinación. Sin embargo, busca estímulos de mucha intensidad o cantidad de estímulo para generar una respuesta, se mueve constantemente, pisa juguetes, busca movimientos de rotación, pero luego se cansa fácilmente (esta sintomatología corresponde a un desorden de modulación sensorial de hiporrespuesta). No junta materiales para construir algo y se observa dificultad en la manipulación fina con insertables o encajables. Le gusta jugar con plastilina y muñecas. No puede jugar con seguridad en la casa sin ser vigilada constantemente. En el juego utiliza el tipo de juego paralelo y usa objetos reales o sustitutivos en secuencias sencillas de juego simbólico, como peinar a la muñeca, por imitación. No

lleva a cabo rutinas de juego simbólico más amplias, incluyendo cosas que ya conoce. Tiene escasa comunicación verbal, pero realiza mímica o se comunica bien por gestos. En las interacciones con otros niños percibe la presencia de los mismos e interactúa en situaciones sencillas y breves, pero no intenta elaborar planes sencillos para jugar con ellos. Suele perder la atención y el interés en las interacciones con otros, sobre todo con sus iguales.

- *Participación social.* Interactúa con los demás por interés para conseguir algo y usa a los adultos para conseguir un fin; por ejemplo, que le alcancen un juguete cogiéndolos de la mano y llevándolos hacia él. Comprende órdenes de dos pasos, pero tiene dificultad en mantener información de una frase para interpretar una segunda. Nombra algunas cosas. No usa palabras específicas, pero sí gestos para dirigir o solicitar una acción por parte de otra persona. No busca información preguntando. *Ocio/tiempo libre*: tienen pocas alternativas de ocio con niños de su edad, uno de ellos es acudir al parque, esto en principio le gusta, pero cuando se junta con niños de su edad se acerca durante un corto periodo de tiempo, no habla ni se intenta comunicar con ellos, entonces pierde el interés y la motivación de seguir con ellos y se va. Suele pedir ayuda a los padres para subirse a los columpios. Corre y salta, pero poco y torpemente. En casa, le gusta mucho la música, y cuando le ponen canciones conocidas sigue el ritmo. Le gusta ver los dibujos infantiles de la televisión, aunque se levanta antes de que terminen. *Educación*: no se valora esta área, puesto que aún no acude a ningún centro educacional, pero se recoge en la historia la preocupación de los padres ante esta nueva situación y la posible falta de adaptación que pueda tener.

2. Los resultados de la evaluación pediátrica de la discapacidad (PEDI) son los siguientes:

   - En la escala de habilidades funcionales, dentro del dominio de *cuidado personal* obtiene 30 puntos sobre 73, colocándose en el percentil 32; en el *dominio de movilidad* obtiene 44 puntos sobre 59, situándose igualmente en el percentil 32, y en el dominio de *función social* puntúa como capaz en 24 de 65 ítems, lo que corresponde al percentil 26.
   - En la escala de ayuda al cuidador necesita ayuda entre moderada y máxima en todas las actividades de los *dominios cuidado personal, movilidad y función social*; y en la escala de modificaciones del *cuidado personal* y la *función social* necesita modificaciones de la niña en el dominio de movilidad.

Los resultados de la PEDI deben interpretarse con precaución, ya que está demostrado que no son aplicables los percentiles estadounidenses dentro de la población española (Santamaría-Vázquez, 2014). Con la PEDI podemos establecer la conducta previa que hace Cristina y la que no hace, lo que nos facilita el establecimiento de objetivos orientados a las etapas de desarrollo que debe conseguir. A veces, una conducta previa implica varias adquisiciones fundamentales que repercuten en otras áreas del desempeño ocupacional.

3. *Factores del cliente.* Los factores del cliente deficitarios están relacionados con las destrezas de ejecución con retraso en el desarrollo: las destrezas sensoriales-perceptuales, las motoras-praxis, las cognitivas, las de regulación emocional y sociales, que interfieren en las áreas ocupacionales mencionadas anteriormente. Así mismo, los patrones de ejecución deficitarios repercuten en los hábitos, rutinas y el rol de dependencia que se ha establecido con sus padres. El entorno más afectado es el ámbito personal y social; en este sentido, se observan déficits en los padres en la búsqueda de alternativas ofrecidas por la comunidad para llevar a Cristina a espacios donde se relacione con niños.
4. *Puntos fuertes, puntos débiles.* Se podría calificar como punto débil que se esté criando en un entorno bilingüe, ya que en ocasiones los niños bilingües pueden tener un retraso en la adquisición del lenguaje, de manera que se puede suponer que el hecho de comunicarse en dos idiomas dificulta un poco más la adquisición de ciertas destrezas comunicativas. Así mismo, un punto débil es la actitud de sobreprotección de los padres hacia la niña y la falta de estrategias para la estimulación adecuada de la misma. Y el hecho de que el padre esté ausente en largos periodos de tiempo.

   Como punto fuerte se observan los gustos y motivaciones de la niña, como su gusto por la música y seguir el ritmo de canciones, jugar con movimientos motores con los padres, ver los dibujos infantiles de la televisión, jugar con plastilina y muñecas e ir al parque. Así mismo, otro punto fuerte es la voluntad de los padres de informarse y pedir consejo para aportar a la niña los estímulos que necesite para que mejore su desempeño y desarrollo.

13.3. Diagnóstico ocupacional

Se identifican como áreas restringidas y prioritarias en el caso de Cristina, dentro de las actividades de la vida diaria (vestido, alimentación), juego y participación social, las siguientes:

1. *Primera hipótesis.* Cristina tiene dificultades en las actividades de la vida diaria, como ponerse y quitarse prendas de vestir, no lleva la cuchara o tenedor a la boca, debido a un déficit en las destrezas de ejecución motora y praxis (desórdenes de praxis, dispraxia). Presenta además escasa coordinación y fuerza en los movimientos de los brazos, así como dificultad en la prensión de los objetos pequeños debido a su bajo tono muscular o hipotonía. Tiene incontinencia urinaria por la noche debido a la falta de control de los esfínteres.
2. *Segunda hipótesis.* Cristina tiene dificultades en el desempeño del juego según su edad, debido a dificultades derivadas de su torpeza motora fina y gruesa y la escasa coordinación por el déficit en las destrezas de ejecución motora y praxis, que la hacen ser torpe psicomotrizmente. Así, no es capaz de realizar juegos que necesiten coordinación o movimientos finos ni obtener la retroalimentación adecuada para su aprendizaje. Además muestra dependencia para conseguir sus objetivos lúdicos y poco interés en interactuar con los demás debido a un entorno que le favorece la dependencia (sus padres) y la escasa capacidad de aprendizaje de estrategias para realizar el desempeño ocupacional. Así mismo, tiene déficit en las áreas del lenguaje y la comunicación y un desarrollo evolutivo por debajo de su edad cronológica.
3. *Tercera hipótesis.* Cristina tiene dificultades en la participación social, con conductas evitativas hacia los niños y los adultos, con poco interés hacia el juego asociativo y persistencia en el juego paralelo, debido a dificultades en las destrezas de ejecución de comunicación, lenguaje y regulación emocional.
4. *Cuarta hipótesis.* Los padres de Cristina anticipan un fracaso en el área escolar debido a las dificultades que presenta la niña en la actualidad.

13.4. Proceso de intervención

13.4.1. Prioridades y objetivos

A la hora de establecer objetivos, se priorizan junto con los padres las áreas que más les preocupan, y se identifican el área de ABVD (el vestido y la alimentación), el área del juego y el área de la participación social. La incontinencia urinaria no se prioriza como objetivo, y se pospone para más adelante.

a) *ABVD.* Cristina adquiere y pone en práctica el manejo de uso de cubiertos de forma coordinada, cuchara y tenedor, y que se vista autónomamente acorde a su edad, y esta habilidad la integra en sus hábitos diarios.

b) *Juego.* Cristina aprende a iniciar, mantener y terminar una comunicación sencilla relacionada con el juego y aprende a interaccionar en este contexto con otras personas, sobre todo con niños de su edad. Aprende a usar los juegos con significado intencionado y a disfrutar del mismo con motivación intrínseca y satisfacción personal.

c) *Participación social y ocio.* Cristina pone en práctica y mejora la participación social en actividades con sus iguales, poniendo en práctica las capacidades para regular y organizar las respuestas sensoriales adaptadas ante los estímulos del medio ambiente, las habilidades sociales básicas y su gestión emocional.

13.4.2. Programa de intervención

Es necesario establecer la línea base desde donde estén limitadas las actividades de Cristina según su edad de desarrollo para avanzar hacia su edad cronológica. Desde la perspectiva del modelo PEO de Law, dentro del programa de atención temprana de la unidad, se propone el aprendizaje y el desarrollo a través de tres mecanismos estratégicos:

1. La intervención en la comunidad, proporcionando programas de desarrollo y participación social que fomenten el desempeño ocupacional de Cristina.
2. La intervención del aprendizaje observacional o vicario a través de la observación de los demás, con programas especiales individuales y grupales en la unidad.
3. La intervención desde la participación en actividades novedosas dentro y fuera de la unidad, a través de las actividades significativas, divertidas y desafiantes proporcionadas, donde la niña reorganiza el aprendizaje de habilidades y su repertorio, desarrollando su motivación intrínseca y de satisfacción personal durante su realización.

Se diseñan, por lo tanto, tres programas de actuación desde la TO. Se les plantea venir tres días en semana a TO en horario de mañana, y dos días a programas de participación social y ocio en la comunidad que elijan los padres.

a) *Programa para las AVD:*

1. Sesiones individuales y grupales en la unidad de TO. En estas sesiones se practican las habilidades necesarias para ganar la independencia en las AVD del vestido y la alimentación. Se ensaya con actividades lúdicas y reales, como el vestido y desvestido de muñecos y de ella misma,

el juego con disfraces, dar de comer a los muñecos y a ella misma, etc. Se hace entrenamiento individual y grupal con niños de su misma edad.

2. Asesoramiento a los padres sobre la técnica de economía de fichas, con el objetivo de conseguir los hábitos de alimentación y vestido, y su entrenamiento en casa. Se dan pautas de actuación a los padres y se pacta, a través de un autorregistro, un número de caras contentas y un premio, que conseguirá o no según los resultados obtenidos. Este registro será revisado por la terapeuta ocupacional todas las semanas cuando venga a la unidad. Se recomienda a los padres que escojan como premio algo relacionado con las motivaciones y gustos de Cristina, como ir al parque, jugar con ellos o ver dibujos en la televisión, y se lo den inmediatamente después de realizar la conducta deseada, con el sentido de que la niña relacione la conducta que se le pide con la consecuencia o el premio obtenido, y que esta se repita.

b) Programa para el juego. Sesiones individuales de TO en la unidad con el objetivo de enseñar estrategias de juego según su edad. Se hacen sesiones individuales de psicomotricidad que le faciliten la exploración del entorno, las oportunidades de juego motor y la comunicación. Se le estimula y entrena, por un lado, el afianzamiento del juego exploratorio y paralelo, que ya tiene, y, por otro, las estrategias necesarias para que realice el tipo de juego asociativo –primer intento de actividad colectiva–, y el juego simbólico, para que genere esquemas simbólicos, evoque acciones distintas a un mismo objeto y que la imitación de acciones que se realicen estén en el ambiente que lo rodea. Se interviene, así mismo, desde la orientación del modelo *de playfulness* de Anita Bundy, o *juguetonería,* por el que se trabajan los aspectos del juego desde esta perspectiva o la forma en que un niño se acerca a jugar (y a otras tareas), teniendo en cuenta en la disposición para jugar los aspectos siguientes: la *percepción del control,* la *motivación intrínseca,* la *libertad para abstraerse de la realidad* y la *estructura o marco de juego en su conducta lúdica* (véase el capítulo 3).

Se realizarán *actividades de desarrollo*: el objetivo específico de estas actividades está orientado al aprendizaje y la adquisición de destrezas para lograr la conducta adecuada a cada edad en las áreas motora (gruesa, fina), de comunicación y cognitiva. Son actividades del desarrollo, por ejemplo, las siguientes:

- Para *la motricidad fina,* apilar objetos o tacos de madera, encajar piezas de madera en un tablero excavado, insertar bolas en un cordón, hacer puzles, recortar, pintar líneas horizontales, verticales, círculos, abrir y cerrar recipientes.

- Para *la motricidad gruesa*, las actividades lúdicas que incluyan subir y bajar escaleras, montar en triciclo, saltar, correr, juegos con pelota, subir a una espaldera, tirarse por un tobogán o juegos motores.
- Para la *comunicación*, cuentos, marionetas, juegos de participación social con otros niños, donde se estimule *el lenguaje expresivo,* como el uso de palabras para comunicar sus deseos, el nombramiento de objetos, la combinación de dos o más palabras, *y el lenguaje comprensivo,* como señalar partes en la muñeca y de su propio cuerpo, la participación en cuentos y canciones, seguir y responder a indicaciones de sencillas a complicadas.
- Para el *desarrollo cognitivo*, juegos que intervengan la *permanencia del objeto,* como conocer el lugar donde están los materiales; la *causalidad,* como aprender el funcionamiento de aparatos sencillos; la *resolución de problemas*, con la integración de la permanencia, la causalidad y el medio-fin, por ejemplo que coja una banqueta para alcanzar un juguete de un estante; y, por último, la *categorización*, con la discriminación e identificación de conceptos como emparejar figuras, colores, tamaños o la realización de puzles de tres o más piezas.

Además, se realizan actividades para *el desarrollo sensorial,* que proveen estímulos sensoriales para el desarrollo individual y la exploración de su cuerpo y el espacio. Son actividades que se perciben por los sentidos (vista, oído, olfato, gusto, tacto), como tocar distintas texturas, discriminar sonidos, seguir luces, balanceos o rodar en la colchoneta.

c) *Programa de participación social en la comunidad.* Se asesora a los padres sobre los lugares del entorno comunitario en los que hacen programas grupales, especiales para niños de la misma edad de Cristina, donde va a aprender las conductas sociales en contextos normalizados. Pueden ser programas de educación infantil, talleres deportivos, clases de artes plásticas, música o baile para niños. Ellos deciden dónde llevarla dos días a la semana.

13.5. Evolución y seguimientos

Se valoró la buena evolución de Cristina en los programas de TO y las áreas trabajadas. Se observó que los grados de desempeño mejoraron, así como el grado de satisfacción personal tanto de la niña como de los padres. Estos cambiaron sus pensamientos de frustración, preocupación y desapareció el pensamiento anticipatorio de que Cristina no se iba a adaptar al colegio.

Cristina se incorporó en dos programas de clases por la tarde en música y baile. Los profesionales de los programas de la comunidad proporcionaron una valiosa información sobre los comportamientos de Cristina en los talleres de música y baile, donde la evolución fue buena.

Otros profesionales del equipo interdisciplinar trabajaron paralelamente las áreas deficitarias del lenguaje y cognitivas con muy buena evolución.

13.6. Resultados y conclusiones

A los seis meses de tratamiento se volvió a pasar la PEDI y se comprobó el avance en las áreas trabajadas con el siguiente resultado:

a) En la escala de habilidades funcionales, dentro del dominio de *cuidado personal,* pasa a obtener 40 puntos, colocándose en el percentil 43 frente al 32 inicial; en el dominio de *movilidad* obtiene 51 frente a los 44 puntos previos, pasando del percentil 32 al 48; y en el dominio de *función social* puntúa como capaz en 32 de los 65 ítems, pasando del percentil 26 al 35.

b) En la escala de ayuda del cuidador necesitaba ayuda entre moderada (2) y máxima (1) en todas las actividades de los dominios *cuidado personal, movilidad* y *función social,* y ahora ha pasado a ayuda mínima (3); y en la escala de modificaciones en el cuidado personal y función social se mantienen modificaciones de la niña en el dominio de movilidad, y se recomienda seguir con el tratamiento.

Se concluye en este caso que el trabajo desde la perspectiva del modelo de Law, así como la coordinación con otros profesionales tanto del equipo interdisciplinar como de la comunidad, dan como resultado una amplia gama de abordajes en distintos ámbitos del entorno, que ayudan a recibir los apoyos necesarios para la buena evolución del desarrollo y la generalización de los aprendizajes en el desempeño ocupacional. Así mismo, se comprueba que es difícil aislar un programa de otro y el trabajo en un área repercute y favorece el desarrollo de las demás. Así, por ejemplo, las actividades propuestas para conseguir los objetivos del área del juego inciden en el área de la participación social. Esto demuestra que los tratamientos son dinámicos y las áreas ocupacionales están interconectadas, lo que hace que evolucionen rápidamente, sobre todo en niños pequeños en los que la evolución de desarrollo cambia constantemente e influyen unas sobre las otras.

A Cristina se le dio de alta al año de tratamiento y entró en la guardería. Se hizo seguimiento los primeros meses, apoyando algunos problemas de adaptación. Se dieron pautas a los padres y se aconsejó que las siguieran en la guardería.

14
Caso de rehabilitación física en la adolescencia

Se presenta un caso clínico de rehabilitación física en una adolescente desde el marco de referencia del aprendizaje motor y concretamente en el modelo orientado a tareas, apoyado con el uso de la Medida Canadiense de Desempeño Ocupacional. Se aplica al mismo tiempo el proceso metodológico en la práctica de la terapia ocupacional (TO), basado en el marco de trabajo de la AOTA (2008), según se explica en el capítulo 4.

14.1. Motivo de consulta

Julia es una adolescente de 14 años de edad que presenta secuelas de un daño cerebral a consecuencia de un accidente de tráfico sufrido hace un año y medio. Julia acude a revisión al servicio de rehabilitación de su hospital, después de que hace un año fuera dada de alta. El médico rehabilitador la deriva a terapia ocupacional (TO) porque, según refiere su madre, Julia "no hace nada", entre otras cosas, necesita ayuda para vestirse, no es capaz de hacerse su cama ni el desayuno.

14.2. Proceso de evaluación

14.2.1. Recogida de datos

A) Fuentes de información indirectas: revisión de la historia clínica y entrevista con los padres

Al recibir la derivación, el TO revisa algunos de los informes médicos, con el fin de conocer los antecedentes más significativos. De la lectura de dichos informes conoce que Julia sufrió un accidente de coche hace año y medio que supuso un traumatismo craneoencefálico de tipo difuso debido a una rápida deceleración. Estuvo en la unidad de cuidados intensivos dos días y fue pasada a la planta, donde permaneció hospitalizada durante un mes. Comenzó los tratamientos rehabilitadores durante la hospitalización y posteriormente los continuó durante seis meses más, asistiendo desde su casa. Recibió tratamiento de fisioterapia y de TO con una frecuencia de cinco y tres días por semana, respectivamente. Una vez finalizado este periodo no acudió más a ningún servicio de rehabilitación.

Entendiendo que la familia forma parte el entorno importante para Julia, el profesional concierta una entrevista con los padres. La madre cuenta que Julia se ha vuelto muy comodona. Los primeros meses tras el daño cerebral todos se volcaron en ella e intentaban hacerle las cosas para que se sintiera mejor y no viera lo afectada que estaba; pero ahora, que ha mejorado mucho y podría hacer cosas, no quiere hacerlas. Igualmente, se le pregunta a la madre sobre el rendimiento escolar, y esta dice que le está costando mucho. Perdió más de medio año de curso entre la hospitalización y la recuperación, y tuvo que incorporarse en otro grupo diferente, sin sus amigas. Además le cuesta seguir el ritmo de las clases, tiene problemas para terminar los exámenes, puesto que escribe más despacio y se cansa más que sus compañeros. La madre entiende que en el instituto Julia está atendida correctamente por el equipo de orientación, considera que se están preocupando por ella y que poco a poco irá superando estas dificultades. Lo que le "agobia" es que ahora se despreocupe de sus quehaceres y se acomode en que se lo hagan los demás. Comenta que Julia está muy motivada para irse a casa de su amiga a pasar unos días, y que esta circunstancia puede ser una buena motivación para que entienda la necesidad de ser autónoma en sus actividades básicas de la vida diaria (ABVD) y las haga por sí misma.

B) Fuentes de información indirecta: datos de otros profesionales

El juicio clínico del médico rehabilitador es "traumatismo craneoencefálico de tipo difuso, con secuelas de tipo neurológico". Para la resolución de este caso, la terapeuta ocupacional se propone trabajar desde la perspectiva del marco de referencia del aprendizaje motor y concretamente en el modelo orientado a tareas.

14.2.2. Fases de evaluación

A) Evaluación del perfil ocupacional

En la primera sesión con Julia, el terapeuta la entrevista para conocer sus intereses y preocupaciones. Hablando con Julia, le pide que explique un poco cómo es un día normal para ella y qué cosas hace y en qué cosas tiene más dificultades. Julia cuenta que un día normal se levanta, se toma el desayuno que le ha preparado su hermana mayor o su madre, se asea, se viste, aunque necesita ayuda para atarse los botones de los pantalones vaqueros o de alguna de sus camisas, así como enganchar los corchetes de algunas faldas que tiene. También le cuenta al terapeuta ocupacional que le cuesta mucho quitarse las camisetas. Después va al instituto acompañada de su hermana mayor, pues estudian en el mismo centro. Al salir del instituto va a casa con su hermana, ve un poco la tele mientras preparan la comida y ponen la mesa, come, descansa un poco en su cuarto, hace la tarea, estudia "lo que toque", chatea con sus amigas, mira internet, y poco más. Cuenta que tiene tres amigas con las que sale los fines de semana a dar una vuelta, y que suelen pasear e ir al cine, y de vez en cuando toman un refresco en algún sitio. El terapeuta se interesa igualmente por su rendimiento académico, y Julia evita responder. También se interesa por sus hábitos antes del sufrir el accidente, y Julia cuenta que claro que se vestía sola sin ayuda antes del accidente, y que se hacía la cama y el desayuno, entre otras cosas. En lo relativo al vestido, la propia Julia cuenta que se siente torpe con las manos y que las cosas que requieren fuerza o precisión no puede hacerlas bien. No sabe contestar por qué no colabora en la preparación de las comidas o en recoger por completo su habitación. Además, Julia le plantea al terapeuta ocupacional que su madre no la deja ir a casa de una amiga unos días de vacaciones mientras no consiga cosas como hacerse la cama o prepararse el desayuno.

B) Análisis del desempeño ocupacional

Se concluye hasta ahora que los aspectos del desempeño ocupacional más deficientes son los relacionados con las áreas ocupacionales de las actividades básicas de la vida diaria (ABVD) y las actividades instrumentales de la vida diaria (AIVD), la educación y la participación social.

El terapeuta ocupacional, apoyado en el modelo canadiense de desempeño, se plantea el uso de la Medida Canadiense de Desempeño Ocupacional (COPM, descrita en el capítulo 5) como herramienta evaluativa complementaria de la evaluación inicial, y concluye los siguientes resultados:

- Era de esperar que Julia mencionara las tres tareas que ha pactado con su madre (hacer la cama, el desayuno y vestirse) dentro de los problemas que tiene en el día a día y que las puntuara alto, con un 9 sobre 10 en la escala de Likert. Los otros dos problemas que identifica están relacionados con las tareas en el instituto y con salir con sus amigas, y los puntúa como 8. Por lo tanto, se pide que marque el desempeño de las tres tareas con mayor puntuación; Julia puntúa con 1 su desempeño en hacer la cama y preparar el desayuno, y con un 5 la actividad de vestirse. En satisfacción, puntúa como 5 las tareas instrumentales y con un 7 el vestido-desvestido (cuadro 14.1).

- Que Julia haya puntuado con 5 su satisfacción en actividades que no realiza puede interpretarse como que Julia está medianamente contenta en cómo se resuelven estas tareas actualmente, aunque ella no las lleve a cabo. Claramente su desempeño lo ha puntuado como 1 porque no lo hace, pero está relativamente satisfecha con que eso se lo hagan otras personas.
- Como la madre está muy implicada en este proceso, se decide pasarle a ella también la COPM en relación con cuáles son, desde su perspectiva, los problemas más importantes para Julia, y cómo califica ella el desempeño de las actividades de su hija. Los datos obtenidos relativos a las tres tareas que la inquietan son 1 para el desempeño de aquellas tareas que se ha comentado que no hace, y de 5 para el vestido.

Cuadro 14.1. Puntuaciones en la Medida Canadiense de Desempeño Ocupacional (COPM) antes de la intervención

Tarea	*Respuesta de Julia*			*Respuesta de su madre*	
	Importancia	*Desempeño*	*Satisfacción*	*Importancia*	*Desempeño*
"Cama"	9	1	5	10	1
"Desayuno"	9	1	5	10	1
"Vestido"	9	7	7	10	5

1. *Áreas ocupacionales.* Se identifican como áreas ocupacionales afectadas dentro de las actividades de la vida diaria el vestido, y como actividades instrumentales relacionadas con la gestión del hogar y la preparación de la comida, hacer la cama y prepararse un desayuno. Igualmente se identifican problemas dentro del área educativa.
2. *Factores del cliente.* Por las dificultades que cuenta Julia que tiene para abrochar cosas pequeñas (botones, corchetes) se puede inferir que tenga algunas dificultades relacionadas con el control motor fino, pero sin descartar que estén acompañadas de problemas en el ámbito de las funciones táctiles. La propia Julia considera que tiene poca fuerza en las manos. Por otro lado, si es capaz de ponerse abrigos o pantalones, se puede entender que las funciones más gruesas no tienen problemas, lo que descarta que sea ese el motivo de no hacerse la cama o el desayuno. El problema para

quitarse las camisetas puede tener que ver con falta de recorrido articular en los hombros, puesto que el gesto supone importantes grados de flexión y de rotación externa.

Es importante plantearse que quizás sea la falta de motivación la que lleve a Julia a no realizar estas actividades, o quizás esté relacionado con la falta de hábitos, rutinas y roles.

3. *Puntos fuertes, puntos débiles.* Como punto fuerte destacable hay que mencionar que Julia está motivada para conseguir el éxito en esas tareas. Igualmente, contar con el apoyo de la familia es un punto fuerte dentro de este caso, ya que puede ayudar a la generalización de los aprendizajes dentro del propio hogar. Como punto débil se observa la frustración que sufre cuando ve que no es capaz de lograr las actividades como las hacía y piensa que ya no va a poder hacerlas nunca, por lo que se rinde a ser dependiente de los demás.

14.3. Diagnóstico ocupacional

1. *Hipótesis primera.* Julia no se termina de vestir sola debido a las dificultades con las acciones que implican un control motor fino, debido a la alteración de las habilidades motoras finas y la praxis, además del sentimiento de frustración ante el fracaso de las actividades que hacen que no se establezcan los hábitos adecuadamente, provocando dependencia de los demás.
2. *Hipótesis segunda.* Julia no se hace la cama ni prepara su desayuno debido a la alteración de las habilidades de procesamiento (planificación) y habilidades de procesamiento cognitivo con pensamientos negativos ante los logros de su desempeño ocupacional y desinterés en realizar las tareas. Mantiene el rol de persona enferma y dependiente tras haberse recuperado bastante de las secuelas del traumatismo que sufrió hace dos años, y le cuesta adoptar un rol de independencia que podría lograr si se lo propusiera.

14.4. Proceso de intervención

14.4.1. Prioridades y objetivos

La COPM es una herramienta que permite al cliente identificar sus prioridades, de forma que en este caso las prioridades de Julia son hacerse la cama ella sola, prepararse el desayuno y ganar independencia en el vestido.

El siguiente paso consiste en concretar lo máximo posible qué se espera que Julia consiga hacer. La concreción y la máxima explicitación de la tarea ayuda a establecer más claramente el objetivo que hay que conseguir tras la intervención, así como a evaluar más objetivamente el resultado. De este modo, entre las dos (madre e hija), y con ayuda del terapeuta ocupacional, definen los siguientes aspectos:

a) La tarea 1 será "hacer la cama, estirando la sábana bajera y colocando el edredón nórdico también estirado, con la almohada por encima".
b) La tarea 2 queda como "prepararse un desayuno de leche caliente (calentada en el microondas) con polvos de cacao y unas galletas, y recoger tanto los ingredientes como la taza y la cucharilla después de terminar".
c) La tarea 3, "abrocharse todas las faldas y camisas que tiene".

14.4.2. Programa de intervención

Una vez identificadas las prioridades de Julia y su madre, y tras confirmar que están de acuerdo, se procede a plantear la intervención, basada en el marco de referencia del aprendizaje motor y concretamente en el modelo orientado a tareas.

El marco de referencia del aprendizaje motor sugiere, desde una perspectiva ecológica, que el aprendizaje de actos motores se hace gracias a la interacción de la percepción, la cognición y la acción. Algunas de sus asunciones son, por ejemplo, que el aprendizaje motor es un proceso activo, que se produce cuando quienes lo llevan a cabo son estimulados para encontrar sus propias soluciones de movimiento, y que cuando las condiciones para la práctica son difíciles dicho aprendizaje es mejor, puesto que implica un esfuerzo cognitivo intenso.

Siguiendo las recomendaciones de la evidencia científica disponible hasta el momento, se propone trabajar de forma intensiva una hora todos los días de la semana. Las sesiones quedarán estructuradas de forma que en principio se dedicarán 20 minutos al entrenamiento de cada una de las tareas. Se van a realizar en el domicilio de Julia. El tiempo estimado para la siguiente evaluación se establece en 10 sesiones.

El abordaje del entrenamiento de la tarea del vestido será diferente al abordaje de las tareas instrumentales seleccionadas. En el primer caso, se plantean diferentes tareas que supongan destrezas similares a la de abrocharse botones o corchetes. Las tareas pueden ser abrochar botones de tamaño mayor a los que ella tiene, y empezar por abrocharlos en ropa no colocada en el cuerpo. Luego pasar a colocarla en el cuerpo, intentar con botones más pequeños, de nuevo, fuera del cuerpo y luego colocarla en el cuerpo. Alguna tarea relacionada con poner y quitar chinchetas o coser puede ser alguna de las alternativas que haya que aplicar durante las semanas de entrenamiento.

Para las otras tareas se plantea una intervención semidirigida, dando protagonismo a Julia y dejando que ella vaya primero enumerando los pasos de cada una de las tareas, para que después empiece a realizarlas, dejando que encuentre ella misma los problemas y facilitando que sea ella quien encuentre la solución. Se trata de un planteamiento centrado en la tarea y que permita la exploración directa, así como el descubrimiento de los problemas y de las posibles soluciones, apostando por la implicación cognitiva para facilitar el aprendizaje de nuevos patrones motores.

14.5. Evolución y seguimientos

Se observa mejoría en los aspectos trabajados y mejor satisfacción personal al realizarlos tanto en Julia como en su madre. Se le pone como motivación extra que podrá ir a la casa de su amiga con la consecución de los objetivos estipulados, esto la anima más y se esfuerza más en lograrlos.

14.6. Resultados y conclusiones

Para la evaluación de los resultados de la intervención, se vuelve a pasar la COPM. En las segundas evaluaciones ya no se puntúa la importancia, puesto que lo que se pretende con esa puntuación es establecer las prioridades del cliente para la intervención. Así, después de las 10 sesiones, Julia está muy contenta con su desempeño en las tareas de la cama y el desayuno, y puntúa como 10 y 9 su desempeño en el vestido. Con respecto a la satisfacción, considera que está 8 satisfecha para las tareas 1 y 2, y 9 para la tarea 3.

Por otro lado, su madre puntúa con 8 el desempeño de Julia en las tareas instrumentales y con 7 la tarea del vestido. La satisfacción de la madre puntúa 8 en las tareas instrumentales y 6 en el vestido.

Cuadro 14.2. Puntuaciones en la COPM tras la intervención

	Respuesta de Julia		*Respuesta de su madre*	
Tarea	*Desempeño*	*Satisfacción*	*Desempeño*	*Satisfacción*
Tarea 1: “cama”	10	8	8	8
Tarea 2: “desayuno”	10	8	8	8
Tarea 3: “vestido”	9	9	7	6

Para el cálculo de las puntuaciones finales se efectúa la resta entre las puntuaciones iniciales y las finales de modo que un resultado igual o mayor de 2 se considera adecuado. A la vista de los resultados obtenidos en la COPM, se puede considerar que la intervención realizada con Julia ha sido satisfactoria. En todas las tareas, tanto en la valoración del desempeño como en la de la satisfacción, la resta es igual o mayor a 2, salvo en la satisfacción de la madre de Julia para la tarea 3 "vestirse", que solo hay un punto de diferencia. Las menores puntuaciones o cambios se observan en la tarea 3, definida como "abrocharse todas las faltas y camisas que tiene". Estas puntuaciones se podrían interpretar cómo que sí que ha habido una mejoría en la percepción del desempeño, así como en la satisfacción en la ejecución de dichas tareas, pero que tanto Julia como su madre todavía esperan una mayor calidad en la ejecución, especialmente su madre. Como recompensa ha logrado ir un fin de semana a la casa de su amiga, lo que ha permitido hacer dichas actividades en otro contexto, con un desempeño muy satisfactorio.

15
Caso en educación infantil

A continuación, se expone un caso clínico de rehabilitación infantil en un niño desde el modelo de referencia rehabilitador, desde un enfoque compensador apropiado a las necesidades del niño. Se aplica al mismo tiempo el proceso metodológico en la práctica de la terapia ocupacional (TO), basado en el marco de trabajo de la AOTA (2008).

Se ve conveniente que, al ser un caso de parálisis cerebral (PC), antes de comenzar con la presentación del caso, es necesario mencionar alguno de los cambios que se han producido tanto en la definición como en la clasificación de la PC. En la última década, la PC ha dejado de ser una discapacidad exclusivamente motórica, para pasar a asumir que las personas con PC conforman un colectivo muy diverso con mucha variabilidad fenotípica, y que además de los trastornos del tono, el movimiento y la postura, pueden presentar alteraciones a nivel cognitivo, perceptivo y epilepsia, entre otros.

Igualmente, si bien se mantiene la clasificación clásica de la PC atendiendo a criterios nosológicos, topográficos y de gravedad o funcionalidad, actualmente se clasifica a las personas con PC en relación con varias escalas centradas en el funcionamiento.

Así, la Gross Motor Function Clasification System (GMFCS) clasifica a las personas con PC en relación con la movilidad, y establece cinco grados:

- Grado I. La persona camina sin dificultades ni restricciones.
- Grado II. Camina sin restricciones, tiene limitaciones cuando camina en exteriores y en la comunidad.
- Grado III. Camina con productos de apoyo, tiene limitaciones cuando camina en exteriores y en la comunidad.
- Grado IV. La automovilidad está limitada, usa un dispositivo eléctrico o es transportado por una tercera persona.

- Grado V. La movilidad está muy limitada, incluso utilizando algún producto tecnológico.

La Manual Clasification System (MACS) establece la clasificación con relación a la capacidad de manipulación, y establece estos grados:

- Grado I. Manipula objetos exitosa y fácilmente.
- Grado II. Manipula objetos, pero con menor calidad y velocidad.
- Grado III. Manipula objetos con dificultad. Necesita ayuda.
- Grado IV. Manipula una selección de objetos adaptados.
- Grado V. No manipula.

Finalmente, la Bimanual Fine Motor Function (BFMF) diferencia, igual que las anteriores clasificaciones, cinco grados, y distingue entre la habilidad que presenta una mano independientemente de la otra, y ambas juntas:

- Grado I. Una mano manipula sin restricciones. La otra mano manipula con restricciones o limitaciones en las destrezas motoras finas avanzadas.
- Grado II. Una mano manipula sin restricciones. La otra mano solo tiene habilidad para agarrar o sostener. Ambas manos tienen limitaciones en las destrezas finas más avanzadas.
- Grado III. Manipula sin restricciones. La otra mano no tiene habilidad funcional. Una mano tiene limitaciones en las destrezas finas más avanzadas. La otra mano solo tiene habilidad para agarrar o incluso peor.
- Grado IV. En ambas manos, solo habilidad para agarrar, en una mano solo habilidad para sostener. La otra mano solo habilidad para sostener o peor.
- Grado V. Ambas manos solo tienen habilidad para sostener o peor.

15.1. Motivo de consulta

Alberto es un alumno de un centro de educación especial matriculado en la etapa infantil de 4 años. El caso de Alberto llega derivado a través de su profesora al equipo de orientación escolar (EOE) y a TO, cuando observa que a la hora del recreo el niño mira con atención el juego y las interacciones de sus compañeros, pero nunca participa con ellos, puesto que no puede desplazarse. El EOE, en colaboración con la terapeuta ocupacional, acuerdan la valoración y las recomendaciones de tratamiento en el centro escolar.

15.2. Proceso de evaluación

15.2.1. Recogida de datos

A) Fuentes de información indirectas: revisión de informes, entrevista con los padres y la profesora

Antes de valorar a Alberto, el terapeuta ocupacional reúne algunos datos de los informes que existen en el colegio, y obtiene información sobre sus antecedentes médicos y su desarrollo motor. Alberto es un niño de 4 años de edad, el segundo de dos hermanos; nació con complicaciones durante parto que le causaron *asfixia* (hipoxia cerebral). Registró un test de Apgar de 5 puntos a los 10 minutos de nacido, con necesidad de ayuda para respirar. Pesó 3,6 kg y estuvo tres meses en la incubadora, sin lactancia materna y un evidente *retraso del desarrollo motor grueso, con asimetría e insuficiente control de la cabeza a los tres meses, y déficits acusados en las habilidades motoras* de voltear, sentarse, gatear y caminar. En su desarrollo motor fino, destacan como afectados los dos miembros superiores que presentan hipertonía excesiva y las manos cerradas, con una mayor afectación en su miembro superior derecho. Su desarrollo socioafectivo está mermado por las continuas visitas al hospital y el proceso de rehabilitación desde su nacimiento, aunque es un niño que se muestra afectuoso y tiene buen contacto social. Su desarrollo cognitivo, de lenguaje y sensorial presenta algunos retrasos madurativos, pero sin mayor interés clínico.

En los informes relativos a la escolarización de Alberto, se recaba la siguiente información. Desde los 9 meses está escolarizado, primeramente en una escuela infantil pública y posteriormente en el centro de educación especial donde se le trata desde los 3 años. El colegio está totalmente adaptado y además cuenta con personal de apoyo dentro y fuera de las aulas.

En la entrevista con los padres de Alberto y la profesora, el terapeuta ocupacional incide en recopilar la información relativa al establecimiento de los patrones de movilidad dentro y fuera del centro escolar, así como para explorar su desempeño ocupacional.

Los padres acuden a la entrevista sin Alberto. De ella, el terapeuta ocupacional conoce que en casa el niño camina por sí mismo ayudado de su madre o de su padre, que le dan bastante soporte físico y que tiene una silla de ruedas de tipo autopropulsable para salir a la calle e ir al colegio. Sin embargo, a pesar de ser una silla con ruedas autopropulsables, es una tercera persona (sus padres u otro adulto) quien empuja la silla. El terapeuta ocupacional se informa sobre cómo se relaciona Alberto con otros niños de su edad, y conoce que normalmente comparte juegos con su hermano mayor, con quien suele tener las discusiones típicas entre hermanos. Con otros niños coincide en el colegio. No suelen bajar al parque porque de alguna manera les agobia que se les queden mirando. Además, él no pueda interactuar con los demás niños, debido a su dificultad en desplazarse solo y los tipos de juegos, propios de esta edad, que incluyen, además de desplazamientos, subir y bajar escaleras, toboganes y otros juegos que requieren movimientos motores.

De la entrevista con la profesora se recoge que tiene dificultades para el trazado de la escritura de las letras (han empezado con las mayúsculas), aunque es capaz de identificarlas sin problemas. El aprendizaje general es normal, aunque con algunas dificultades específicas; por ejemplo, la profesora tiene dudas sobre la capacidad de Alberto para identificar y clasificar los objetos por tamaños, aunque de momento lo justifica como una cuestión de madurez. Por otro lado, la relación con sus compañeros de clase es buena, se lleva bien y le gusta relacionarse con ellos; por ello para la profesora es más llamativo que durante el tiempo del recreo Alberto esté solo y no juegue con sus compañeros.

B) Fuentes de información indirecta: datos de otros profesionales

El diagnóstico clínico del médico rehabilitador en el hospital es una PC tipo tetraplejia espástica. Además, está clasificado con un GMFCS de IV-V, un MACS de III para la mano derecha y MACS II para la mano izquierda, y BFMF de III.

Para la resolución de este caso, la terapeuta ocupacional se propone trabajar desde el modelo de referencia rehabilitador, desde un enfoque compensador, presentado desde la perspectiva del marco de trabajo de la AOTA (2008). Se comienzan a identificar las áreas ocupacionales que aparecen descritas con dificultad o al menos restringidas. Se utilizarán, además, herramientas de evaluación de otros modelos para completar la evaluación.

15.2.2. Fases de evaluación

A) Evaluación del perfil ocupacional: preguntas de orientación y evaluación inicial

En la primera visita con el TO, este le pregunta al niño que le cuente qué cosas hace en su día a día, pero a Alberto le cuesta un poco narrar su rutina diaria, pues es un poco pequeño. Sí comenta que la hora del recreo para él no es satisfactoria, pues no puede jugar con otros niños y, aunque le gustaría, tiene asumido que no es capaz de hacerlo y tampoco lo intenta. También le preocupa tener dificultades para hacer las letras y piensa que no es capaz de estar a la altura de los demás cuando tienen que hacer las tareas, por lo que se siente frustrado y con baja autoestima. A su vez, los padres corroboran esta información y comentan que son conscientes de que en casa le suelen dar más apoyo y ayuda de la necesaria, lo que le hace ser más dependiente.

B) Análisis del desempeño ocupacional

Los aspectos del desempeño ocupacional más deficientes son los relacionados con el desempeño de las áreas ocupacionales siguientes: actividades de la vida diaria básica (movilidad funcional), el juego y la educación.

El terapeuta ocupacional decide utilizar la autoevaluación ocupacional infantil (Child Occupational Self Assessment, COSA), para conocer desde la perspectiva del niño su desempeño ocupacional. De esta manera puede identificar aquellas tareas en las que Alberto puntúa que es bueno y aquellas en las que considera que tiene un gran problema. Además, se obtiene información sobre las tareas que más preocupan a Alberto. Según los resultados del COSA, en la evaluación inicial se identifica que Alberto considera que le plantean un gran problema para la ejecución y son importantes para él los siguientes ítems: hacer lo que mis padres me piden, hacer actividades en la escuela y hacer cosas con mis amigos.

Para evaluar la movilidad funcional se usa la herramienta Functional Mobility Scale (FMS), a pesar de que se ha comentado en el capítulo 5 que no está validada en nuestro idioma.

En el cuadro 15.1 se puede observar cómo en la evaluación inicial Alberto obtenía una puntuación de 1 en la FMS, lo que indica que era capaz de andar 5 metros ayudado por otra persona, y una puntuación de N, es decir, "no aplicable", en las distancias de 50 y 500 metros, puesto que no era capaz de recorrer estas distancias de ninguna manera.

Cuadro 15.1. Puntuaciones obtenidas en la FMS

	5 metros	*50 metros*	*500 metros*
Evaluación inicial	1	N	N

Se completa la evaluación con una exploración física (rango de movimiento, tono muscular y fuerza muscular) para determinar las limitaciones que afectan a la función, determinar posibles metas para la intervención, y la necesidad de férulas, dispositivos de asistencia o ambos. Los resultados a modo global son los siguientes: el rango de movimiento (hombro, codo, muñeca y dedos) está limitado en la mayoría de sus movimientos. En relación con el tono muscular, en la escala de Ashworth (1964), modificada por Bohannon y Smith (1987), se observa un grado 2 en la muñeca y los dedos, con un aumento más pronunciado en el tono muscular a través de la mayor parte del rango de movimiento, pero la parte afectada se moviliza fácilmente. Además, se observa una espasticidad moderada. La fuerza muscular, según el examen muscular de Pedretti, puntúa 2+, "pobre más" (P+), en la fuerza de la mano, es decir, los segmentos evaluados se mueven a través de un rango de movimiento incompleto (menos del 50%) contra la gravedad.

1. *Áreas ocupacionales.* Se identifican, tras la información obtenida, las áreas ocupacionales en las que más dificultades presenta Alberto, y estas coinciden con la preocupación del EOE, la profesora y sus padres. Estas son las siguientes:

   Dentro de las ABVD, presenta dificultad en la movilidad funcional, incluyendo las transferencias, tanto para los desplazamientos en interiores (que lo hace con ayuda de sus padres) como en exteriores (usando silla de ruedas propulsada por un adulto). El juego también está restringido y además es el motivo de consulta; y dentro del área de educación, también se identifica un problema con el desempeño de la escritura.
2. *Factores del cliente.* La competencia ocupacional de Alberto de las áreas juego y educación están afectadas, lo que le limita en la participación de dos de las actividades más importantes para él. Esta situación hace que sienta insatisfacción personal ante la imposibilidad de realizar dicho desempeño ocupacional y un rol de dependencia. Este déficit está vinculado con la limitación de las funciones musculoesqueléticas y relacionadas con el movimiento provocadas por la PC. Por otro lado, el ambiente o contexto favorece su desempeño ocupacional, ya que tanto sus padres como el centro escolar disponen de los recursos necesarios para apoyar la autonomía de Alberto.
3. *Puntos fuertes, puntos débiles.* De la información que está descrita en el caso de Alberto, y centrándose en el problema planteado por la profesora, se puede identificar el contexto escolar como un punto fuerte. Alberto acude a un centro de educación especial adaptado, que cuenta con personal de apoyo dentro y fuera de las aulas. Otro punto fuerte sería que la silla de ruedas de Alberto sea de tipo autopropulsable, ya que abre una posibilidad a que sea él mismo quien pueda moverla.

   Se podría considerar como punto débil la actitud de los padres, quizás algo proteccionista, respecto a Alberto, concretamente al evitar bajar al parque para no afrontar las dificultades de Alberto y no permitir explorar nuevas formas de interacción con sus pares.

15.3. Diagnóstico ocupacional

1. *Hipótesis primera.* Alberto no juega con los niños de su clase durante el recreo debido a las dificultades físicas de las funciones musculoesqueléticas y relacionadas con el movimiento que dan lugar a que no pueda movilizarse para realizar la actividad de juego propia de su edad y relacionarse con sus compañeros, además tiene un sentimiento de frustración ante la imposibilidad de lograr el desempeño que le provoca tener un rol dependiente de los demás para su movilidad.
2. *Hipótesis segunda.* Alberto no puede propulsar su propia silla de ruedas, probablemente debido a la presencia de la alteración de las funciones musculoesqueléticas (rango articular y fuerza muscular insuficiente, aumento del tono muscular y falta de coordinación en sus miembros superiores).
3. *Hipótesis tercera.* Alberto no desempeña la escritura adecuada según su edad debido a las afectaciones de las funciones músculo-esqueléticas, motora fina de su mano derecha (falta de coordinación, tono muscular alto, rango articular y fuerza muscular insuficiente) y dificultad en la manipulación de objetos. En adición, tiene una postura global del cuerpo inestable, que le impide manipular y controlar el lápiz para lograr una adecuada escritura.

15.4. Proceso de intervención

15.4.1. Prioridades y objetivos

Se establece como prioridad que Alberto sea capaz de autopropulsarse, puesto que si consigue esta habilidad disminuirían previsiblemente y de acuerdo con el diagnóstico ocupacional, las restricciones en las áreas de juego y movilidad funcional. Además, también se actúa en el área de la educación interviniendo en la escritura.

Los objetivos son los siguientes:

a) Alcanzar la independencia en la movilidad funcional.
b) Mejorar la interacción de Alberto con su grupo de pares durante el recreo.
c) Facilitar la escritura.

15.4.2. Programa de intervención

A continuación se presenta el programa de intervención para el caso de Alberto, dividido en las áreas ocupacionales afectadas, identificadas en la evaluación ocupacional.

A) Propuesta para las dificultades con la movilidad funcional, el manejo de la silla de ruedas y el desempeño en el juego

Alberto tiene una silla de ruedas autopropulsable, y se evalúa su diseño, es decir, si la proporción altura asiento-altura ruedas-tamaño ruedas es la adecuada para que Alberto pueda alcanzar los aros y se gradúan los parámetros con la colaboración del técnico ortopeda.

Se comprueba el agarre de Alberto a la rueda de la silla para propulsarse. Se observa que su nivel de destreza manual es suficiente para la movilidad de la silla, pero tiene un agarre débil y solo llega a los aros con una de sus manos. De forma que la primera actuación es cambiar la silla por otra con doble aro en el lado izquierdo. Tras disponer de una nueva silla, se le entrena en el manejo de esta, presentando una fuerza y manejo adecuados.

Para la mejora de la fuerza, tono y resistencia en las manos se simplificarán las tareas que implican la actividad del manejo de la silla de ruedas, adaptándolas a los niveles de desempeño de Alberto. Se entrena primero con sesiones cortas que se alargarán paulatinamente según se progrese. También hará otros ejercicios o tareas que le ayuden a lograr una mejor habilidad y coordinación en el desempeño.

Se entrena la orientación espacial durante los traslados para favorecer la movilidad funcional. Alberto es capaz de moverse o propulsar su silla, pero si le solicitas que vaya a un sitio concreto pregunta cómo lo tiene que hacer y no sabe llegar. Ante esta situación, se decide realizar esta actividad con recorridos en el patio involucrando a sus compañeros para que Alberto tenga un objetivo claro y motivante y logre alcanzar el objetivo.

En el patio, durante el recreo del colegio se adoptan varias estrategias para el acercamiento de Alberto a los niños, adaptando algunos materiales lúdicos y juegos en los que Alberto pueda intervenir. La terapeuta ocupacional enseña a los amigos de Alberto algunos juegos, y les muestra la manera de hacerlos por sí mismos, disminuyendo intermitentemente su apoyo físico y verbal en la intervención. De esta manera se generaliza el aprendizaje del manejo de la silla de ruedas para su movilidad.

B) Propuesta para los problemas con la escritura

En relación con los problemas detectados en la escritura, concretamente en el trazado de las letras, se tiene en cuenta que es diestro y su mano derecha manipula objetos con dificultad y necesita ayuda en las destrezas motoras finas. Por lo tanto, se le proporciona un tipo de agarre o pinza que sea más acorde a sus capacidades y que procure que el agarre del utensilio requiera destrezas menos finas. Se le proporciona una ayuda técnica con las siguientes características: engrosamiento del lápiz con el uso de agarre pentadigital (tipo de agarre de una pelota), facilitar la sujeción del lapicero con gomas o cinchas.

Aunque en la etapa infantil no se tiene como objetivo curricular la adquisición de la escritura, lo cierto es que la mayoría de los niños terminan la etapa infantil sabiendo escribir tanto minúsculas como mayúsculas. Si bien no es recomendable que Alberto deje de intentar la escritura manual, hay que valorar que adquiera la escritura funcional a través de dispositivos electrónicos como el ordenador.

15.5. Evolución y seguimientos

Se observa mejoría en los aspectos trabajados y mejor satisfacción personal al realizarlos en Alberto.

La mejoría motora y de movilidad parte sobre todo de la motivación de Alberto en jugar en el patio con sus amigos; este hecho lo anima y se esfuerza más en lograr su movilidad funcional y la participación en los juegos. La escritura manual le resulta más dificultosa, aunque está avanzando en el control, la coordinación y la prensión del lapicero, con las adaptaciones diseñadas y entrenadas para él. Se observa que es más lento que sus compañeros para hacer las tareas escolares, por lo que también se requiere y recomienda el entrenamiento de la escritura con el ordenador, lo que va a motivar mucho a Alberto al verse capaz de realizar las tareas a tiempo.

15.6. Resultados y conclusiones

En la evaluación final a los ocho meses y tras la intervención realizada, Alberto es capaz de propulsar su silla de ruedas y puede completar las distancias de 50 y 500 metros, de forma que obtiene puntuación de 1 en cada una de las distancias.

Cuadro 15.2. Puntuaciones obtenidas en la FMS

	5 metros	*50 metros*	*500 metros*
Evaluación inicial	1	N	N
Evaluación final	1	1	1

A su vez, también mejoró sus funciones musculoesqueléticas, motora fina de su mano derecha (coordinación, tono muscular, rango articular y fuerza muscular insuficiente) y la manipulación del lapicero y el ordenador para realizar el desempeño de la escritura.

Mejoró también la puntuación en el COSA, en cuya evaluación final se identificó que Alberto consideraba que le planteaban pocos problemas y eran importante para él los ítems de hacer actividades en la escuela y hacer cosas con los amigos. Así mismo, mejoró su estado de ánimo y su satisfacción personal cambiando su rol de amigo participativo y desempeñando mayor independencia e implicación en las áreas importantes para él, el juego y la educación.

Para integrar a Alberto con el resto de compañeros durante el recreo, se organizó en todo el ciclo de Educación Infantil un pequeño proyecto transversal sobre juego adaptado, que sirvió para mostrar diferentes posibilidades que abrieran nuevas oportunidades de interactuación de Alberto con sus compañeros.

Con respecto a la escritura, por un lado se habló con los padres de la posibilidad de empezar a trabajar en casa con el manejo del ordenador, puesto que en educación infantil, al no ser parte del contenido curricular, no fue posible introducir un ordenador en el aula, situación que cambiaría en el momento en que Alberto iniciase el ciclo de Primaria. Con la colaboración de la familia, Alberto se entrenó en las habilidades básicas del manejo del ordenador. Y por otra, el terapeuta ocupacional realizó la adaptación del agarre del lapicero, cambiando la presa a una de tipo interdigital entre el segundo y el tercer dedo, que permitió a Alberto ser más funcional en las tareas escritas.

Alberto inició el tratamiento de terapia ocupacional durante seis meses en el curso de tercero de Infantil y comenzó al año siguiente primero de Primaria (educación básica obligatoria). Desde el inicio de este curso siguió asistiendo a las sesiones de TO. Para entonces Alberto manejaba la silla de ruedas autónomamente, se involucraba en las actividades de juego con sus iguales y se siguió trabajando la escritura con el ordenador, así como con adaptaciones de agarre del lapicero.

Es previsible que, a pesar de adaptarle tanto el agarre o pinza como el lapicero, Alberto sea más lento que sus compañeros, lo que le va a interferir en otras actividades escolares, como pueden ser los dictados o los exámenes propios de la educación primaria. Por tanto, antes de que llegue ese momento, se debe entrenar al niño en la adquisición de las destrezas necesarias para el manejo de estos dispositivos electrónicos.

Bibliografía

AOTA (American Coccupational Therapy Association) (2010). *Occupational Therapy Practice Framework: Domain and process (2nd ed). The American Journal of Occupational Therapy. 2008; (62): 625-683.* Adaptación al español de R. Mercado Padín y A. Ramírez Ríos: Marco de trabajo para la práctica de terapia ocupacional: dominio y proceso, 2.ª edición. Disponible en: http://www.terapia-ocupacional.com/aota2010 esp.pdf.

Atchison, B. T., Fisher, A. G. y Bryze, K. (1998). Rater Reliability and Internal Scale and Person Response Validity of the School Assessment of Motor and Process Skills. *American Journal of Occupational Therapy*, 52(10), 843-850.

Ayres, A. J. (1972). Improving academic scores through sensory integration. *Journal of Disabilities*, 5, 338 – 343.

Ayres, A. J. (1972). *Sensory integration and learnig disorders*. Los Ángeles: Western Psychological Services.

Ayres, A. J. (1978). Learning disabilities and the vestibular system. *Journal of Learning Disabilities*, 11, 18 – 20.

Ayres, A. J. (1979). *Sensory integration and the child*. Los Angeles: Western Psychological Services.

Ayres, A. J. (1989). *Sensory Integration and Praxis Test*. Los Angeles: Wester Psychological Services.

Ayres, A. J. y Mailloux, Z. K. (1981). Influence of sensory integrative procedures on lenguage development. *American Journal of Occupational Therapy*, 35, 383 – 390.

Ayres, A. J. (1989). *Sensory Integration and praxis test* (SIPT). Los Angeles: Western Psychological Services.

Barnett, L. (1990). Playfulness: Definition, design, and measurement. *Play and Culture*, 4, 319-336.

Barnett, L. (1991). The playful child: Measurment of a disposition to play. *Play and Culture*, 4, 51-54.

Barnett, L. y Kleiber, D. (1992). Concomitants of playfulness in early childhood: Cognitive abilities an gender. *The Journal of Genetic Psychology*, 141, 115-127.

Bernett, L. y Kleiber, D. (1984). Playfulness and the early play environment. *The Journal of Genetic Psychology*, 144, 153-164.

Bluma, S., Sherer, M., Frohman, A. y Hilliard, J. (1978). *Guía Portage de educación preescolar: TEA*.

Bower T. G. R. (1979). *El desarrollo del niño pequeño*. Debate: Madrid.

Bowlby, J. (1976). *El vínculo afectivo*. Paidós. Barcelona.

Bronfenbrenner, U. (1977). Toward and experimental ecology of human. *American Psychologist*, 32, 513-531.

Brunet-Lézine, O. (1978). *Desarrollo psicológico de la primera infancia*. Pablo del Río. Madrid.

Bucher. H. (1995). *Trastornos psicomotores en el niño. Práctica de la reeducación psicomotriz*. Masson, Barcelona.

Bundy, A. (1994). *Test of Playfulness (ToP)*. Fort Collins, CO: Colorado State University.

Campbell, P. H., Milbourne, S. y Wilcox, M. J. (2008). Adaptation interventions to promote participation in natural settings. *Infants y Young Children*, 21, 94-106.

Camus J. (1987). *La práctica psicomotriz en el niño poco hábil*. Marfil. España.

Canadian Association of Occupational Therapy (1997). *Enabling occupation: An occupational therapy perspective*. Otatwa, ON: Canadian Association of Occupational Therapists (CAOT).

Case-Smith, J. y O'Brien, J. C. (eds.) (2010). *Occupational Therapy for Children*. 6.ª ed. Missouri: Mosby Elsevier.

CEAPAT. (2010). *Acceso al juego mediante la innovación en diseños pensados para todos y la adaptación de juguetes para niños con discapacidad*. Madrid. Ministerio de Sanidad y Política Social.

Christiansen, C. H., Cark, F., Kielhofner, G. y Rogers, J. (1995). Position paper: Occupation. *American Journal of Occupational Therapy*, 49, 1015-1018.

Clark, F. A., Parham, D., Carlson, M. E., Frank, G., Jackson, J., Pierce, D., *et al*. (1991). Occupational science: Academic innovation in the service of occupational therapy`s future. *American Journal of Occupational Therapy*, 45, 300-310.

Clark, F., Parham, D., Carlson, M., Frank, G., Jackson, J., Pierce, D., *et al.* (1991). Occupational Science: Academic innovation in the service of occupational. *Therapy Journal of Research*, 9, 202-217.

Coster, W., Deeney, T., Haltiwanger, J. y Haley, S. (1998). *School function assessment*. San Antonio: Psycological Corporation.

Crepau, E. B. y Schell, B. A. B. (2008). Analyzing occupations and activity. In E. B. Crepeau, E. S. Cohn y B. A. B. Schell (Eds), Willard y Spackman´s occupational therapy (11th ed., pp. 359-374). Philadelphia: Lippincott Williams yWilkins.

Crepeau E., Cohn E., Schell B. (2005) *Terapia Ocupacional* (Willard y Spackman). Panamericana. Madrid.

Csikszentmihalyi, M. y Csikszentmihalyi, I. S. (1988). Optimal experience: Psychological studies in flow in consciousness. Cambridge, UK: Cambridge University Press.

De Grace, B. W. (2003). Occupation – based and family centered care: A Challenge for current practice. *American Journal of Occupational Therapy*, 57, 347-350.

Dickie V, Cutchin M, Humphry R. (2006) *Occupation as Transactional Experince: A critique of ondividualism in Occupational Science*. J. Occup Sci

Doltó, F. (2.000). Las etapas de la infancia. Paidós. Barcelona.

Domingo, M. A (2008) *Trastorno de déficit de atención e hiperactividad en Terapia Ocupacional*. TOG (A Coruña). Disponible en: http://www.revistatog.com/num8/caso1.pdf

Domingo, M. A, Ortega Valdivieso A., Navarrón Cuevas E. (2007) Temario de Terapia Ocupacional, parte específica, volumen I (capítulos 24, 25, 26, 28,29,31), volumen II (capítulos 36, 37, 38, 43, 45, 50) del SAS. MAD. Sevilla.

Dunn, W. (1999). *Sensory Profile: user's manual*. San Antonio: Psychological corporation.

Dunn, W. (1999). *The sensory Profile User's Manual*. San Antonio, TX: Psychological Corporation.

Dunn, W. R. (1919). *Reconstruction therapy*. Philadelphia: W. B. Saunders.

Dunn, W. y Brown, C. (1997). Factor analysis on the sensory profile from a national sample of children without disabilities. *American Journal of Occupational Therapy*, 51, 490-495.

Dunn, W., Brown, C. y McGuigan, A. (1994). The ecology of human performance: A Framework for considering the effect of context. *American Jounal of Occupational Therapy*, 48, 595-607.

Durante, P., Noya, B. (2001) *Terapia Ocupacional en Salud Mental: principios y práctica*. Masson. Barcelona.

Erikson, E. (1968, 1974). *Identidad, Juventud y Crisis*. Buenos Aires: Editorial Paidós.

Erikson, E. (1972). *Sociedad y Adolescencia*. Buenos Aires: Editorial Paidós.

Erikson, E. (1983). *Infancia y sociedad*. Buenos Aires: Horme-Paidós.

Erikson, E. (2000). *El ciclo vital completado*. Barcelona: Ediciones Paidós Ibérica.

Ermer, J. y Dunn, W. (1997). The Sensory Profile: A discriminant analysis of children with and without disabilities. *Amerian Journal of Occupational Therapy*, 51, 283-290.

Eyssen, M., Beelen, A., Dedding, C., Cardol, M., y Dekker, J. (2005). The reproducibility of the Canadian Occupational Performance Measure. Clinical Rehabilitation, 19(8), 888-894.

Federación Estatal de Asociaciones de Profesionales de Atención Temprana (GAT) (2.005). *Libro Blanco de la Atención Temprana*. Real Patronato de Discapacidad. Madrid.

Fidler, G. S. y Fildler, J. W. (1978). Doing and becoming: Purposeful action and self-actualization. *Amerian Journal of Occupational Therapy*, 32, 305-310.

Fisher, A. y Bray Jones, K. (2012). *Evaluacion de habilidades motoras y de procesamiento (AMPS),* (7.ª ed. Vol. 1). Colorado: Three Star Press.

Franz, L. (1963). Introduction. In R. Hartley y R. Goldenson (Eds.), *The complete book of children's play* (pp. V-vi). Nueva York: The Corwall Press.

García Bascones, M. (2013). Adaptación transcultural y versión española de la escala de discapacidad Pediatric evaluation of disability inventory (PEDI). Universidad Complutense, Madrid.

García, I., Fuente, R. y Fernández, M. (2010). Adaptation of the ABS-S:2 for use in Spain with children with intellectual disabilities. *Journal of Policy and practice in intellectual disabilities*, 7(3), 221-230.

Gassier, A. (2.002). *Manual del desarrollo psicomotor del niño*. Masson. Madrid.

Gaytán, R., Carabaña, J. y Redondo, J. (1997). *¿Jugamos? ? Manual de adaptación de juguetes para niños con discapacidad*. CEAPAT (Ed.)

Gémus, M.; Palisano, R. J.; Russell, D.; Rosenbaum, P. y Walter, S. D. (2001). Using the gross motor function measure to evaluate motor development in children with Down syndrome. Physical and Occupational Therapy in Pediatrics, 21(2-3), 69-79.

Gesell (1945). *The embryology of behavior: the beginnings of the human mind.* Nueva York: Harper y Brothers.

Gibson, E. (1988). Exploratory behavior in the development of perceiving, acting and acquiring of Knowledge. *Annual Review of Psychology*, 39, 1-41.

Gilfoyle, E. M., Grady, A. P., Moore, J. C. (1990). Children adapt (2nd ed.) . Thorofare. Nj. Slack.

Gimeno, H., Pérez Etxeberría B., Cirez Garayoa I, Berrueta Maeztu. L., Barragán C. *Terapia Ocupacional en Educación* (2006) Colegio de terapeutas ocupacionales de Navarra (COTONA) Disponible en: http://www.terapia-ocupacional.com/articulos /Educacion_Terapia_ocupacional_Navarra_06.pdf.

Graham, H. K., Harvey, A., Rodda, J., Nattrass, G. R. y Pirpiris, M. (2004). The Functional Mobility Scale (FMS). *Journal of Pediatric Orthopaedics*, 24(5), 514-520.

Haley, S., Coster, W., Ludlow, L., Haltiwanger, J., Andrellos, P. (1992). Pediatric Evaluation of Disability Inventory (PEDI). Development, standardization and manual administration. Boston: Trustees of Boston University.

Harvey, A., Robin, J., Morris, ME., Graham, HK. y Baker, R. (2008). A systematic review of measures of activity limitation for children with cerebral palsy. Developmental Medicine and Child Neurology, 50(3), 190-198.

Haytt, G. B. (1946). Occupational therapy : Can doses vbe exact. *Amerian Journal of Occupational Therapy*, 25, 57-61.

Hornedo, R. (2000) Terapia Ocupacional en Educación Especial. Monográfico sobre Terapia Ocupacional en Pediatría. *Revista informativa de la Asociación Profesional de Terapeutas Ocupacionales*. Madrid.

Humphry, R (2002). Young children´s occupations: Explicating the dynamics of developmental processes. *American Journal of Occupational Therapy.*

Humphry, R. y Wakeford, L. (2006). An ocupations for practice. *Amerian Journal of Occupational Therapy*, 60, 258-267.

Humphry, R. (2002). Young children´s occupations: Explic*ating the dynamics of developmental processes.* Amerian Journal of Occupational Therapy, 56, 171-179.

Humphry, R. (2009). *Occupation and development: A contextual perspective.* In E. B. Crepeau, E. S. Cohn y B. A. B. Schell (eds.), Willard y Spackman´s occupational therapy (pp. 22-32) Philadelphia: Lippincott Williams y Wlkins.

Humphry, R. y Wakeford, L. (2008). Development of everyday activities: A model for occupation-centered therapy. Infants y Young Children, 21(3), 230-240.

Humphry, R., Wakeford, L. (2008). Development of everyday activities: A model for occupation-centered therapy. Infants Young Children.

Johnson, J., Christie, J. y Yawkey, T. (1999). *Play and early childhood development.* Nueva York: Longman.

Josenby, A. L., Jarnlo, G. B., Gummesson, C. y Nordmark, E. (2009). Longitudinal construct validity of the GMFM-88 total score and goal total score and the GMFM-66 score in a 5-Year follow-up study. Physical Therapy, 89(4), 342-350.

Katz, N., Golstand, S., Bar-Ilan, RT. y Parush, S. (2007). The Dynamic Occupational Therapy Cognitive Assessment for Children (DOTCA-Ch): a new instrument for assessing learning potential. American Journal Occupational Therapy, 61(1), 41-52.

Keintz, M. A. y Dunn , W. (1997). A comparison of the performance of children with and without autismo on the Sensory Profile. *Amerian Journal of Occupational Therapy*, 51, 530-537.

Keller, J., Kafkes, A., Basu, S., Federeico, J. y Kielhofner, G. (2005). *The child occupational self assessment* (COSA version 2.1). Chicago: University of Illinois.

Keller, J., Kafkes, A. y Kielhofner, G. (2005). Psychometric characteristics of the Child Occupational Self Assessment (COSA), part one: An initial examination of psychometric properties. *Scandinavian Journal of Occupational Therapy*, 12(3), 118-127.

Keller, J. y Kielhofner, G. (2005). Psychometric characteristics of the Child Occupational Self-Assessment (COSA), part two: Refining the psychometric properties. *Scandinavian Journal of Occupational Therapy*, 12(4), 147-158.

Kielhofener, G. (2006). *A model of human occupation: Theory and application* (4th ed.). Baltimore, MD: Lippincott Williams y Wilkins.

Kielhofner G., (2006). *Conceptos fundamentales de Terapia Ocupacional*. 3.ª edición. Panamericana. Buenos Aires.

Kielhofner G., *Terapia Ocupacional. Modelo de Ocupación Humana. Teoría y Aplicación.* 3.ª edición, (2002). Panamericana. Madrid.

Kielhofner, G. (2011). *Modelo de Ocupación Humana: teoría y aplicación* (4.ª ed.). Buenos Aires: Panamericana.

Kielhofner, G. y Burke, J. (1980). A model of human occupation. Part 1. Conceptual framework and content. *American Journal of Occupational Therapy*, 34, 572-581.

Kielhofner, G., Forsyth, K., Clay, C., Ekbladh, E., Haglund, L., Hemmingsson, H., Olson, L. (2011). Hablar con las personas: instrumentos de evaluación que recogen información a través de entrevistas. En Kielhofner, G (Ed.), Modelo de Ocupación Humana: teoría y práctica. (pp. 262-287). Buenos Aires: Panamericana.

Knox V. Lloyd Evas A. (2002). *Evaluation of the functional effects o a course of Bobath therapy in children with cerebral palsy: a preliminary study*. Dev Med Child Neurol.

Knox, S. (1997). Development and current use of the Knox Preschooler Play Scale. En: Parham, LD y Fazio, LS, editores. Play in occupational therapy for children. Mossouri: Mosby.

Knox, S. (2010). Play. En Case-Smith, J. y O'Brien, J. C. (Eds.), Occupational Therapy for Children (6th ed., pp. 540-554). Missouri: Mosby Elsevier.

Kramer, J. M. (2011). Using mixed methods to establish the social validity of a self-report assessment: An illustration using the Child Occupational Self-Assessment (COSA). Journal of Mixed Methods Research, 5(1), 52-76.

Kramer, J. M., Coster, W. J., Kao y. C., Snow, A. y Orsmond, G. I. (2012). A new approach to the measurement of adaptive behavior: Development of the PEDI-CAT for children and youth with autism spectrum disorders. Physical and Occupational Therapy in Pediatrics, 32(1), 34-47.

Law, M. (2002). Participation in the occupations of everyday life. *Amerian Journal of Occupational Therapy*, 56, 640-649.

Law, M., Baptiste, S., Carswell, A., McColl, M. A., Polatjko, H. y Pollock, N. (2005). *Medida Canadiense de rendimiento ocupacional*. Otawa: CAOT.

Law, M., Cooper, B., Strong, S., Stewart, D., Rigby, P. y Letts L. (1996). The person – environment – occupation model: A transactive approach to occupational performance. *Canadian Journal of Ocupational Therapy*, 63(1), 9-23.

Levy, J. (1978). Play behavior. Malabar, FL: Robert E. Kruger.

Liebermann, J. (1977). *Playfulness: Its relationship to imagination and creavity*, Nueva York: Academic Press.

Linder, T. W. (2008). Transdisciplinary play – based assessment (2nd ed.) Baltimore, MD: Brookes.

Linder-Lucht, M., Othmer, V., Walther, M., Vry, J., Michaelis, U., Stein, S., Lütjen, S. (2007). Validation of the gross motor function measure for use in children and adolescents with traumatic brain injuries. Pediatrics, 120(4), e880-e886.

Llorens, L. A. (1976). Application of developmental theory for health and rehabilitation. Rockville, MD: Amerian Journal Therapy Asociation.

Llorens, L. A. (1991). Performance tasks and roles throughout the life span. In C. Chistiansen y C. Baum (Eds.) Occupational therapy: Overcoming human performance deficits (pp. 45-68).

Luria, A. (1961). *The role of speech in the regulation of normal and abnormal behaviors*. Nueva York: Liveright.

Maslow, A. H. (1968). Toward a psychology of being. Princeton. N.J.: Van Nostrand.

McColl, M., Law, M., Stewart, D., Doubt, L., Pollock, N. y Krupa, T. (2003). *Theoretical basis of occupational therapy* (2nd ed.). Thorofare, N. J.: Slack.

Milla, M. G.; Mulas F. (2.005). *Atención Temprana. Desarrollo infantil, diagnóstico, trastornos e intervención*. Promolibro. Valencia.

Miller, W. R.; Rollnick, S. (1999). La Entrevista Motivacional. Ed PAIDOS.

Miller, W. R.; Rolnick S, (1999), La entrevista motiviacional. Paidos. Barcelona.

Miller, L. J.; Coll, J. R. y Schoen, S. A. (2007). A randomized controlled pilot study of the effectiveness of occupational therapy for children with sensory modulation disorder. *Amerian Journal of Occupational Therapy*, 61, 228-238.

Miller, L., Anzalone, M., Lane, S., Cemak, S. y Osten, B. (2007). Typology and terminology of sensory integration. *American Journal of Occupational The*rapy, 61(2), 135-140.

Missiuna, C., Malloy-Miller, T. y Mandich, A. (1998). Mediational techniques: Origins and application to occupational therapy in pediatrics, *Canadian Journal of Occupational Therapy*, 65, 202-209.

Montero Centeno, D. (1999). *Evaluación de la conducta adaptativa en personas con discapacidades* (3.ª ed.). Bilbao: Ediciones Mensajero.

Moruno, P.; Romero, D. M. (2003). *Terapia ocupacional, teoría y técnicas*. Masson.

Moruno, P; Romero, D. M. (2005), Actividades de la vida diaria. Masson. Barcelona.

Moruno, P; Talavera, M. A. (2012) *Terapia Ocupacional en salud mental*. Masson Elsevier.

Msall, M., DiGaudio K, Duffy LC. (1990). Use of functional assessment in children with developmental disabilities. Physical Medicine and Rehabilitation Clinics of North America, 4, 517-527.

Msall, M. E., DiGaudio, K., Duffy, L. C., LaForest, S., Braun, S. y Granger, C. V. (1994). WeeFIM: Normative sample of an instrument for tracking functional independence in children. Clinical Pediatrics, 33(7), 431-438.

Mulligan, S. (2006). *Terapia Ocupacional en Pediatría. Proceso de evaluación* Panamericana. Madrid.

Neumann, E. (1971). *The elements of play*. Nueva York: MSS Information.

Newborg, J., Stock, J. y Wnek, L. (1998). *Inventario de desarrollo de Battelle*. Madrid: TEA.

Nudo, R. J. (2006). Plasticity. NeuroRX, 3, 420-427.

Oakland, T. y Harrison, P. (2013). *Sistema de Evaluación de la conducta adaptativa, ABAS-II*. Madrid: TEA ediciones.

Ottenbacher, K., Short, M. A. y Watson, P. J. (1979). Nystagmus duration changes in learning disabled children during sensory integrative therapy. Perceptual and Motor Skills, 48, 1159-1164.

Ottenbacher, K. J., Msall, M. E., Lyon, N., Duffy, L. C., Ziviani, J., Granger, C.V., Feidler, R. C. (2000). The WeeFIM instrument: Its utility in detecting change in children with developmental disabilities. Archives of Physical Medicine and Rehabilitation, 81(10), 1317-1326.

Paeth Rohlfs, B. (2006) Experiencias con el Concepto Bobath. *Fundamentos, tratamientos y casos*. Panamericana. Madrid.

Palisano, R. J., Walter, S. D., Russell, D. J., Rosenbaum, P. L., Gémus, M., Galuppi, B. E. y Cunningham, L. (2001). Gross motor function of children with Down syndrome: Creation of motor growth curves. Archives of Physical Medicine and Rehabilitation, 82(4), 494-500.

Papalia, D., Wendkos Olds, S. y Duskin Feldman, R. (2010). Desarrollo humano (11.ª ed.). McGraw Hill. México.

Parham, L. D. (2008). Play and occupational therapy. In L. D. Parham y L. Fazio (Eds.), Play in occupational therapy for children (2nd ed., pp. 3-42). St. Louis: Elsevier.

Parham, L. D. y Fazio, L. S. (2008). Play in occupational therapy with children (2nd ed.). St. Louis: Elsevier.

Parham, L. D., Cohn, E. S., Spitzer, S., Koomar, J. A., Miller, L. M., *et al.* (2007). Fidelity in sensory integration intervention research. *American Journal of Occupational Therapy*, 61, 216-227.

Piaget, J. (1952). *The origins of intelligence in children*. Nueva York: Viking Press.

Piaget, J. (1971). *Psychology and epistemology: Towards a theory of knowledge*. Nueva York: Viking Press.

Piper, M. C, Darrah J. (1994) *Motor Assessment of the Developing Infant*. Philadelphia: W.B. Sanders Co.

Polaino A., Orjales I. (2002). *Programa de Intervención congnitivo-conductual para niños con déficit de atención con hiperactividad*, 2.ª edición. CEPE.

Polatajko, H. J., Mandich, A. D., Missiuna, C., Miller, L. T., Macnab, J., Malloy-Miller, T. (2001). Cognitive orientation to daily occupational performance (CO-OP). Part 3. The protocol in brief. Plysical and Occupational therapy in Pediatrics, 20(2/3), 107-123.

Polonio B., Castellanos M. C., Viana I. (2008). *Terapia Ocupacional en la Infancia. Teoría y práctica*. Panamericana. Madrid.

Pousada, T., Vilaboa, C. *Terapia Ocupacional en el Sistema Educativo Gallego.* (2008) Asociación Gallega contra las enfermedades Neuromusculares. Disponible en: http://www.asemgalicia.com/biblioteca/estudios_sociosanitarios/La%20terapia%20ocupacional%20en%20el%20sistema%20educativo%20Gallego.pdf.

Recilly, (1974b). Occupational behavior: A perpective on work and play. *Amerian Journal of Occupational Therapy*, 25, 291-296.

Reilly, (1996). A psychiatric occupational therapy program as a teaching model. *American Journal of Occupational Therapy*, 20, 62-67.

Reilly, M. (1974). *Play as Exploratory learning*. Bverly Hils, CA: Sage.

Richmond, J. B. y Beardslee, W. R. (1998). Resiliency: Research and practical implications for pediatricians. *Journal of Developmental and Behavioral pediatrics*, 9, 157-163.

Rigby, P. y Letts, L. (2003). Environment and occupational performance: theoretical considerations. In L. Letts, P. Rigby y D. Stewart (Eds.), Using environments to enable ocupational performance (pp. 17-32). Thorofare, NJ: Slack.

Robles, A., Rodríguez, M., Zarco-Periñán, M. J., Rendón-Fernández, B., Mesa-López, C. y Echevarría, C. (2009). Spanish version of the gross motor function measure (GMFM): initial phase of its transcultural adaptation. Versión española de la Gross Motor Function Measure (GMFM): fase inicial de su adaptación transcultural, 43(5), 197-203.

Rogers, J. C. y Holm, M. B. (2009). The occupational therapy process. In E. B. Crepeau, E. S. Chon y B. A. B. Schell (eds.), Willard y Spackman´s occupational therapy (pp. 22-32). Philadelphia: Lippincott Williams y Wilkins.

Romero, D. M. y Moruno P. (2003) *Terapia Ocupacional. Teoría y técnicas*. Masson. Barcelona.

Romero, D. M. y Kramer, J. (2009). Using the spanish child occupational self-assessment (COSA) with children with ADHD. Occupational Therapy in Mental Health, 25(2), 101-114.

Rubin, K., Fein, G. y Vanderberg, B. (1983). Play. In P. Mussin (Ed.), handbook of child psychology (Vol. IV, pp. 694-774).

Russell, D., Rosembaum, P., Avery, L. y Lane, M. (2002). Gross Motor Function Measure: User´s Manual. Londres: MacKeith Press.

Santamaría-Vázquez, M. (2014). Aplicabilidad del inventario para la evaluación pediátrica de la discapacidad (pediatric evaluation disability inventory, PEDI), en la población española. Universidad Rey Juan Carlos, Madrid.

Schmidt R. A. y Lee T. D. (2011). Motor control and learning: A behavioral emphasis (5nded). Champaign, IL: Human Kinetics.

Schmidt, R. A. (1998). Motor control and learning: A behavioral emphasis. Champaign, IL: Human Kinetics.

Secadas, F. (2009). Escala observacional del desarrollo (3.ª ed.). Madrid: TEA ediciones.

Segovia, S., Ortiz Ortega, E. (2005). Evaluación del desempeño funcional de pacientes con parálisis cerebral severa con el instrumento WeeFIM en el CRIT Estado de México. *Revista Mexicana de Medicina Física y Rehabilitación*, 17(2), 54-59.

Shepherd, J. (2010a). Activities of daily living. En Case-Smith, J. y O'Brien, J. C. (Ed.), Occupational Therapy for children (6 ed., pp. 474-517). Missouri: Mosby.

Shepherd, J. (2010b). Activities of daliy living. En Case-Smith, J. y O'Brien, J. C. (Ed.), Occupational Therapy for children (6th ed., pp. 475-517). Missouri: Mosby-Elsevier.

Shumway-Cook A. y Woollacott MH. (2007).Motor control: translating research into clinical practice. 3nd. Ed. Philadelphia: Lippincott Williams y Wilkins.

Skinner, B. F. (1953). Science and human behavior. Nueva York: Free Press.

Skinner, B. F. (1976). Walden two. Nueva York: Macmillan.

Sperle, PA., Ottenbacher, K. J., Braun, S. L., Lane, S. J. y Nochajski, S. (1997). Equivalence Reliability of the Functional Independence Measure for Children (WeeFIM®) Administration Methods. *American Journal of Occupational Therapy*, 51(1), 35-41.

St. Louis, Mo. (2008) Play in occupational therapy for children, edited by L. Diane Parham, Linda S. Fazio ; primary phot: Mosby Elsevier.

Stewart, D. y Law; M. (2003). The environment: Paradigms and practice in health, occupational therapy and inquiry. In L. Letts, P. Rigby y D. Stewart (Eds.), Using environments to enable occupational performance (pp. 3-15). Thorofare, N. J: Slack.

Suárez, M., Aguilar, A., Rosell, C. y Basil, C. (1998). Ayuda de alta tecnología para el acceso a la comunicación y a la escritura. En Basil, Soro-Camats y Rosell (Eds.), Sistemas de signos y ayudas técnicas para la comunicación aumentativa y la escritura (pp. 43-62). Barcelona: Masson.

Sullivan, K. J., Kantak, S. S. y Burtner, P. A. (2008). Motor kearning in children: Feedback effects on skills acquisition. Physical Therapy, 88, 720-732.

Takata, N. (1971). The Play milieu-a preliminary appraisal. *Amerian Journal of Occupational Therapy*, 25, 281-284.

Takata, N. (1974). Play as a prescription. En: Reilly, M. Play as exploratory learning (pp. 206-246). California: Sage publications.

Tomchek, S. D. y Dunn, W. (2007). Sensory processing in children with and without austim: A comparative study using the Short Sensory Profile. *Amerian Journal of Occupational Therapy*, 61, 190-200.

Toro, J., Cervera, M. y Urío, C. (2002). Escala magallanes de lecto-escritura, EMLE-Tale2000. Bizkaia: Consultores en Ciencias Humanas, SI.

UDSMR. (2012). The WeeFIM II System. Retrieved 11.8.12, 2012, from http://www.udsmr.org/Documents/WeeFIM/WeeFIM_II_System.pdf

Vanderbilt-Adriance, E. y Shaw, D. S. (2008). Conceptualizing and re-evaluating resilience across levels of risk, time, and domains of competence. Clinical Child and Family Psychology Review, 11, 30-58.

Vargas, S. y Camilli, G. (1999). A meta-analysis of research on sensory integration treatment. *Amerian Journal of Occupational Therapy*, 53, 180-198.

Vidal, M.; Díaz Curiel, J. (1990). *Atención Temprana. Guía práctica para la estimulación del niño de 0 a 3 años*. CEPE. Madrid.

Viloca, L. (2003). *Infancia y desarrollo especial. El niño autista. Detección, evolución y tratamiento*. CEAC. Barcelona.

Vygotsky, L. S. (1978). Mind in society: The development of higher mental process. Cambridge, MA: Harvard University Press.

Wallon, H. (1987) *Psicología y educación del niño. Una comprensión dialéctica del desarrollo y la Educación Infantil*. Madrid, Visor-Mec.

Wilcock, A. (1993). A Theory of human need for occupation. Occupational Science: Australia, 1, 17-24.

Wistein, C. J., Merians, A. S. y Sullivan, K. J. (1999). Motor learning after unilateral brain damage. Neuropsychology, 37, 975-987.

Word Herald Organization. (2001). International classification of disability, functioning and health. Geneva Switzerland: World Health Organization.

Wright-Ott, C. (2010). Mobility. En Case-Smith, J. y O'Brien, J. C. (Eds.), Occupational Therapy for Children (6th ed., pp. 620-648). Missouri: Mosby Elsevier.

Yerxa, E. J., Clark, F., Frank, G., Jackson, J., Parham, D., Pierce, D., et al. (1989). Occupational sience: The foundation for new models of practice. Occupational Therapy in Health Care, 6, 1-17.

Yerxa, E., Clark, F., Frank, G., Jackson, J., Parham, D., Pierce, D., et al. (1998). An introducction to occupational science, a foundation for occupational therapy in the 21st century. Occupational Therapy in Health care, 6, 1-17.

Young, N. (2000). *The Activities Scale for Kids*. Ontario: Laurentian University.

Zulueta, I., Molla, M. T., Martínez, A. M, Lago C., Arrieta, F. (1974). Programa para la estimulación del desarrollo infantil. El niño en su primer, segundo, tercer y cuarto año de vida. CEPE. Madrid.